安徽省高等学校"十一五"省级规划教材

病理生理学

BINGLI SHENGLI XUE

第2版

主　编　张根葆

副主编　赵士弟　张　翠　李菲菲　李　曙

编　者　（以姓氏笔画为序）

王国光　孙　瑶　李菲菲　李　曙

李　言　李　伟　许　敏　张根葆

张　翠　吴　娟　杨　帆　周淑艳

赵士弟　赵　雪　赵　瑾　赵云霞

胡　敏　鲍能胜

U0259002

中国科学技术大学出版社

内 容 简 介

　　本教材是根据普通医学院校目前的教学组织形式、办学方向和特点,主要针对临床医学、麻醉医学、影像医学、检验医学、口腔医学、预防医学、法医学、护理学等专业学生而编写的基础课教材,主要内容包括:绪论;疾病概论;水、电解质代谢紊乱;酸碱平衡和酸碱平衡紊乱;缺氧;发热;应激;休克;弥散性血管内凝血;缺血-再灌注损伤;细胞信号转导异常与疾病;细胞增殖异常、凋亡异常与疾病;心力衰竭;呼吸衰竭;肝功能衰竭;肾功能衰竭;高血压。

图书在版编目(CIP)数据

病理生理学/张根葆主编. —2 版. —合肥:中国科学技术大学出版社,2017.1(2022.7重印)

ISBN 978-7-312-04043-6

Ⅰ.病… Ⅱ.张… Ⅲ.病理生理学—医学院校—教材 Ⅳ.R363

中国版本图书馆 CIP 数据核字(2016)第 268089 号

出版	中国科学技术大学出版社
	安徽省合肥市金寨路 96 号,230026
	http://press. ustc. edu. cn
	https://zgkxjsdxcbs. tmall. com
印刷	合肥市宏基印刷有限公司
发行	中国科学技术大学出版社
经销	全国新华书店
开本	787 mm×1092 mm 1/16
印张	15.75
字数	383 千
版次	2009 年 1 月第 1 版 2017 年 1 月第 2 版
印次	2022 年 7 月第 8 次印刷
定价	36.00 元

前　言

　　《病理生理学》第 2 版在充分总结第 1 版教材使用的基础上，结合病理生理学学科的发展和教学实践，对教材的内容体系做了一些适当的调整，如增加了"细胞信号转导异常与疾病""细胞增殖异常、凋亡异常与疾病"等章节，删除了"肿瘤"一章，将其部分内容并入相关章节；除了继续保持教材的科学性和先进性，内容简练、实用、易懂等特点外，还选择了部分相对简明的实际案例，案例内容紧扣知识点，以提高学生的学习兴趣和求知欲望，帮助学生更好地理解与认识病理生理学的基本观点、基本理论和基本病理过程，提升教材质量和教学效果。同时，在每章末增加了一些思考题，使学生在教学活动中变被动为主动，突出以学生为中心的教育理念。

　　病理生理学是一门以患病机体的功能和代谢变化为重点，研究疾病发生、发展和转归的规律和机制的科学，也是一门与其他基础医学学科相互渗透的综合性边缘学科，在医学教育体系中占有特殊而重要的地位。随着现代医学教育的蓬勃发展，编写不同层次、不同学制医学生的病理生理学教材以满足他们的学习需求是十分必要的。本教材是根据普通医学院校目前的教学组织形式、办学方向和特点，主要针对临床医学、麻醉医学、影像医学、检验医学、口腔医学、预防医学、法医学、护理学等专业学生而编写的。本版教材的编者都是来自病理生理学教学一线的教师，教学经验丰富。教材内容体系紧密结合相关医学课程教学大纲和计划，简明、易懂、实用，便于学生理解和记忆，同时兼顾该学科领域的新知识、新技术、新方法的应用。

　　本教材编写过程中参考了多种已出版的病理生理学教材和文献，谨在此一并致谢。教材各章节的具体内容虽经编者反复讨论和修改，但由于我们的水平有限，不妥之处在所难免，恳请使用本教材的师生和读者不吝指正。

张根葆

2016 年 6 月

目　　录

第一章　绪　论

病理生理学(pathophysiology)是研究疾病发生、发展及转归的规律和机制的学科,其任务是阐明疾病的本质,为疾病的预防、诊断和治疗提供科学理论依据。病理生理学重点研究患病机体功能和代谢的变化,是一门沟通基础医学与临床医学的"桥梁"性学科,它在医学教育体系中具有十分重要的作用和地位。

第一节　病理生理学的任务和内容

一、病理生理学的任务

病理生理学的任务是从功能与代谢的角度探讨疾病发生发展过程中一般规律和基本病理机制,科学地揭示疾病的本质和基本原理,为疾病的防治提供理论和实验依据。人体患病是一个复杂的过程,我们愈能明了其规律便愈能准确地诊断和治疗疾病。同时也能运用对疾病这个客观事物的认识去预防疾病。

二、病理生理学的内容

病理生理学的内容非常广泛,从常见的感冒到复杂的肿瘤,临床各科的任何疾病,都有病理生理学的问题。尽管疾病种类繁多,但是所有的疾病,或者是定位于不同器官的许多疾病,都可发生一些共同的变化,都具有一些共同规律。而同一器官的疾病以至每一种具体的疾病,又各有其特殊的变化和特殊的规律。因此作为一门医学基础课程,病理生理学主要包括以下三方面的内容:疾病概论、基本病理过程和系统器官病理生理学。

（一）疾病概论

疾病概论又称病理生理学总论,分为病因学和发病学两部分,主要论述的是疾病的概念、疾病发生和发展的一般规律。病因学是研究疾病产生的原因及条件的科学,即疾病是因何发生的;发病学是研究疾病发展及转归机制的科学,即研究在病因作用于机体后疾病是如何发展的,两者相互衔接又相互影响。

（二）基本病理过程

基本病理过程简称病理过程(pathological process),是指在多种疾病过程中可能出现的共同的成套的功能、代谢和形态结构的病理变化。例如,水、电解质及酸碱平衡紊乱、缺氧、发热、应激、休克、弥散性血管内凝血和炎症等。病理过程不是一个独立的疾病,但它与疾病密不可分。

（三）系统器官病理生理学

系统器官病理生理学又称病理生理学各论,主要讲述体内几个主要系统的某些疾病在发生发展过程中可能出现的一些常见而共同的病理过程,临床上称其为综合征(syndrome)。例如,心血管系统疾病时的心力衰竭、呼吸系统疾病时的呼吸衰竭、严重肝脏疾病时的肝功能衰竭、泌尿系统疾病时的肾功能衰竭等。

第二节　病理生理学的性质及其在医学中的地位

医学的各个学科,既各有专业范围,各有自身特点,又愈来愈明显地互相依赖、互相渗透、互相促进;而且,医学与数学、物理学、化学、生物学等一般自然科学的关系也日益密切。正因为如此,现代医学才能以前所未有的速度蓬勃发展。病理生理学是从机能和代谢角度揭示疾病本质的学科。与不少其他基础学科一样,病理生理学也是一门与多学科密切相关的综合性边缘学科,是知识更新最快的学科之一。为了研究患病机体复杂的功能、代谢变化及其发生发展的机制,必须运用有关基础学科的理论和方法。因此,病理生理学与解剖学、遗传学、免疫学、生理学、生物化学和生理物理学等有密切的关系。

病理生理学是一门理论性较强的学科,必须认真学习本学科和有关邻近学科的基础理论,并且应用这些基本理论,通过科学思维来正确认识疾病中出现的各种变化,不断提高综合分析和解决问题的能力。病理生理学又是一门实践性较强的学科,病理生理学的大量研究结果主要是来自实验研究,特别是来自动物实验研究。因此,在病理生理学的教学内容中也安排了一些动物实验,其目的在于通过实验设计和具体操作,以及对所得结果的综合分析,提高学生独立思考和独立工作的能力,为将来进行科学研究工作打下一定的基础。

第三节　病理生理学的主要研究方法

病理生理学主要是探讨疾病发生发展的一般规律以及患病时体内功能代谢的变化,然而有关患病机体生命活动规律的任何理论和假设,都只能来自实际观察和实验研究。病理生理学研究中采用的方法很多,主要的研究方法是动物实验、临床观察和流行病学调查等。

一、动物实验

动物实验是病理生理学最主要的研究方法,可分为急性和慢性动物实验。由于有关疾病的许多实验可能危害健康,是不允许在人身上随意进行的,因此需要在动物身上复制人类疾病的模型,或是观察动物的某些自发性疾病,人为地控制各种条件,对患病时动物体内的功能和代谢变化进行观察并研究其机制,即实验病理学。还可对动物的疾病进行治疗,观察药物的疗效及作用机制,即实验治疗学。需要指出的是,动物实验的结果是临床医学的重要参考和借鉴,但动物和人类不仅在形态和新陈代谢上有很大区别,而且由于人类神经系统的高度发达,具有与语言和思维相联系的第二信号系统,人与动物有本质上的区别,因此,动物实验的结果不能不加分析地生搬硬套,直接用于临床患者。只有把动物实验结果和临床资料相互比较、分析和综合后,才能被临床医学借鉴和引用,为探讨临床疾病的病因、发病机制及防治提供依据。

二、临床观察

病理生理学研究的是患病机体中的功能代谢变化,而人体是其主要对象。因此很多研究必须在对病人作周密细致的临床观察后得出结论,有时甚至要在对病人长期的随访中探索疾病动态发展的规律,为此应在不损害病人健康的前提下,进行一系列必要的临床检查与实验研究。

三、流行病学调查

为了从宏观和微观世界中探讨疾病发生的原因、条件和疾病发生发展的规律和趋势,从而为疾病的预防、控制和治疗提供依据,传染病和非传染病的群体流行病学研究和分子流行病学研究都已成为疾病研究中重要的方法与手段。

病理生理研究的实验手段很多,除了各种经典的功能测定外,近年来细胞培养、放射免疫、聚合酶链反应(PCR)、核酸探针、DNA 凝胶电泳、原位杂交等技术均已得到广泛应用。各种方法各有所长,可以解决不同层次的问题,但不能互相代替。因此,重要的是根据实验目的选用合适的方法。

第四节 病理生理学的发展简史

病理生理学是一门年轻的学科,它的发展历史是同人类对疾病本质的认识过程密切相关,是随着整个医学实践的需要逐渐发展起来的,因此病理生理学能够成为一门独立的学科是有其历史前提和条件的。

人们对疾病的研究,开始时用临床观察和尸体解剖的方法,但用这种方法不足以对疾病的本质获得较全面、深刻的认识。于是,在 19 世纪中叶,法国生理学家 Claude Bernard 开始在动物身上复制人类疾病的模型,用实验方法来研究疾病发生的原因和条件以及疾病过程中功能、代谢的动态变化,这就是病理生理学的前身实验病理学(experimental pathology)。进入 20 世纪以后,随着自然科学和临床各学科在诊治、研究技术等方面的不断开发、改进和应用,积累了大量资料,病理生理学的内容也不断扩大与更新。病理生理学作为一门新兴的学科,显示了其旺盛的生命力,它揭示了患病时各种临床表现和体内变化的内在联系,阐明了许多疾病发生的原因、条件、机制和规律。近些年来,由于分子生物学技术的发展,特别是 2000 年人类基因组计划(human genome project,

HGP)和功能基因组学(functional genome)的完成,使我们对疾病的认识已经深入到基因水平,对疾病本质的看法提高到更深的理性认识阶段。

病理生理学在医学教育中作为一门独立的课程,首先在 19 世纪 70 年代诞生于俄国的喀山大学,后来在德国、前苏联、东欧及西方一些国家都纷纷讲授病理生理学或设立病理生理学教研室。在我国,病理生理学作为一门独立学科和成立独立的教研室始于 20 世纪 50 年代。1956 年,全国省以上的医学院校相继成立了病理生理学教研室,并开始讲授病理生理学和进行病理生理学的科学研究。1961 年在上海召开了第一次全国病理生理学学术讨论会,并成立了中国生理科学会病理生理专业委员会筹委会。1980 年成立了中国生理科学会病理生理学会。1985 年经中国科协批准正式成立国家一级学会——中国病理生理学会(Chinese Association of Pathophysiology,CAP)。并先后成立了肿瘤、心血管疾病、动脉粥样硬化、微循环、休克、缺氧和呼吸、炎症发热和感染、实验血液学、消化、受体、免疫、中医、动物病理生理及危重病医学等专业委员会。1986 年创办了《中国病理生理杂志》,它在推动病理生理学学术交流方面做出了重要贡献。1993 年,我国病理生理学已被国家教育、卫生主管部门列为医学教学中的主干课程之一。

第五节　学习病理生理学的指导思想和方法

学习和研究病理生理学,必须自觉地以辩证唯物论的宇宙观和方法论作为指导思想。有人称病理生理学是"医学的哲学",所以,在学习病理生理学的过程中必须运用唯物辩证法的最根本的法则,即对立统一的法则或矛盾的法则,去看待疾病中的各种问题。唯有这样,才能更客观、更全面地认识疾病、理解疾病。

学习病理生理学,必须辩证地区别病因中原因和条件的作用;正确认识疾病的运动发展,区分患病过程中推动疾病发展的损害与抗损害的反应及其相互斗争的规律,往往是正确处理疾病的重要基础;正确认识形态、功能和代谢变化的辩证关系以及全身和局部变化的辩证关系是非常重要的。正常器官、组织、细胞的形态结构、功能和代谢是密切相关不可分割的统一体,而在所有疾病中,形态、功能和代谢的异常变化是互相联系、互相制约的。无论是在正常或患病时,机体的任一局部与全身之间以及各个局部之间,都是通过神经和体液的途径紧密地联系在一起的,不能孤立地看待疾病时的局部变化或全身变化。

病理生理学是一门与多学科密切相关的学科。它与基础医学各学科联系非常紧密,掌握和熟悉这些学科尤其是生理学和生物化学的有关理论和知识,是学好病理生理学的基础条件。同时,在学习过程中应注意掌握基本概念、病理变化的基本环节和疾病发生的基本机制,注意所学内容的相互联系,努力培养获得知识和运用知识的能力。

(张根葆)

第二章　疾　病　概　论

疾病是相对健康而言的一种异常生命状态,人们追求健康但又会经常面对疾病的问题。本章将侧重介绍有关疾病的概念、疾病发生的原因及发展过程的基本规律。虽然疾病发生的原因很多、种类各异,但疾病发展的过程和机体的病理变化及机制是有规律可循的。因此,病因与机体相互作用而产生的一系列临床表现和体征也是可以被认识的。

第一节　健康和疾病

一、健康

健康是维持人类生存、生活和工作的基础。世界卫生组织(World Health Organization, WHO)对健康的定义是:"健康不仅是没有疾病和病痛,而且是在躯体上、精神上和社会适应上的完好状态。"躯体上的完好状态是指躯体结构、功能和代谢的正常。精神上的完好状态是指人的情绪、心理、学习、记忆及思维等处于正常状态,表现为精神饱满、乐观向上、愉快地从事工作和学习,能应对紧急的事件,处理复杂的问题。社会适应上的完好状态是指人的行为与社会道德规范相吻合,能保持良好的人际关系,能在社会中承担合适的角色。同时,这个定义也隐含了医学模式的转变,就是从单纯"生物医学模式"向"生物-心理-社会医学模式"的转变。它强调健康不单是躯体上没有疾病,而且在精神上、社会功能上必须完好。

二、疾病

疾病(disease)是机体在一定病因的损害性作用下,因自稳调节紊乱而发生的异常生命活动过程。在多数疾病中,机体应对病因所引起的损害产生一系列抗损害反应。自稳调节的紊乱,损害和抗损害反应,表现为疾病过程中各种复杂的机能、代谢和形态结构的异常变化,而这些变化又可使机体各器官系统之间以及机体与外界环境之间的协调关系发生障碍,从而引起各种症状、体征和行为异常,特别是环境适应能力和劳动能力减弱甚至丧失。

从上述疾病的概念中可以认识到:① 疾病的发生都是有原因和条件的,没有原因和条件的疾病是不存在的,虽然有些疾病的原因目前还不清楚,但随着医学科学的发展,迟早总会被阐明的;② 自稳态紊乱是疾病发生的基础,在病因作用下,机体内环境的自身稳态被破坏,体内各器官系统之间的平衡关系以及机体与外界环境之间的平衡关系发生障碍;③ 患病时,体内发生一系列的功能、代谢和形态结构的变化,并由此而产生各种症状和体征,这是我们认识疾病的基础。

三、亚健康

亚健康(sub-health)是指介于健康与疾病之间的状态(包括躯体性、心理性、人际交往性亚健康状态)。亚健康发生率很高。根据 WHO 统计,人群中处于亚健康的人约占 75%。

亚健康可由多种原因引起。如工作、学习负荷过重导致人体身心疲惫;家庭、社会及个人的事务过多导致人烦躁、忧虑;环境污染导致体质下降;生活及工作方式不科学破坏人体正常的"生物钟"等等。某些遗传因素亦在亚健康的发生中起作用。

亚健康并不是一成不变的,它可以向健康或疾病转化。减轻工作负荷,化解心理矛盾,积极开展体育锻炼,改变不良的工作生活习惯,可促使亚健康向健康转化;长期忽视亚健康的存在,不处理,则亚健康向疾病转化。因此,我们要充分重视亚健康的危险性,促使亚健康向健康转化。

第二节 病 因 学

病因学(etiology)是研究疾病发生的原因与条件及其作用规律的科学。探索疾病的原因和条件对疾病的预防、诊断和治疗具有重要意义。

一、疾病发生的原因

(一)病因的概念

凡是能引起疾病发生并决定疾病特异性的体内外因素都可称为致病因素,简称为病因(cause of disease)。所有疾病都是有原因的,没有无原因的疾病。许多疾病已经找到了明确的发病原因,如疟疾由疟原虫引起;白喉由白喉杆菌引起。但还有许多疾病的发病原因不明,如肿瘤和动脉粥样硬化等。病因是引起疾病发生必不可少的因素,病因的种类和特性决定该疾病的特异性。

(二)病因的分类

1. 生物性因素

生物性因素主要包括各种病原微生物(如细菌、病毒、真菌、立克次体、衣原体、支原体、螺旋体)和寄生虫(原虫、蠕虫等)。这是临床上比较常见的病因。生物性病因对机体的致病作用与病原体致病力强弱、侵入宿主机体的数量、侵袭力、毒力以及逃避或抵抗宿主攻击的能力密切相关。

2. 理化性因素

物理性因素主要包括机械力、温度、气压、电流、电离辐射、噪声等。例如,机械暴力可引起损伤或骨折;低温引起冻伤;电离辐射可致放射病等。物理性病因的损伤作用取决于其作用于机体的强度、时间及范围等。

化学性因素包括无机及有机化合物、动植物毒性物质等。例如日常生活中一氧化碳与血红蛋白相结合,阻碍了血红蛋白和氧气的结合;某些化学元素或重金属,如铅、汞等引起的中毒;生物性毒素如蛇毒、毒蕈毒等。临床上使用的各种药物对机体亦有一定的毒副作用。化学性因素的致病作用与其性质、剂量(或浓度)及作用的时间有关。

3. 营养性因素

营养性因素是指机体必需或营养物质的缺乏或过剩。生命活动的基本物质(氧、水等)、各种营养素(糖、脂肪、蛋白质、维生素、无机盐等)及微量元素(铁、碘、铜、锌、氟、硒等)等缺乏,都可以引起细胞功能和代谢的变化而致病,严重时可以致死。如维生素 A 缺乏引起夜盲症,维生素 D 缺乏引起小儿的佝偻病。营养过剩也能导致疾病。例如,长期大量摄入高糖和高脂食物易引起肥胖病。

4. 遗传性因素

能引起遗传性疾病的因素称为遗传性病因,是由于遗传物质的改变造成的。遗传性因素的直接致病作用是通过遗传物质基因的突变或染色体的畸变发生的,常因遗传物质的缺陷而影响后代。基因突变可引起血友病、白化病等;染色体畸变可引起先天愚型、两性畸形。此外,某些家族成员有易患某种疾病的遗传素质称为遗传易感性,如精神分裂症、糖尿病等。

5. 先天性因素

先天性因素是指那些能够损害胎儿生长发育的有害因素。例如,妊娠早期被风疹病毒感染可能引起先天性心脏病。孕妇的不良习惯如吸烟、酗酒等也可以影响胎儿的生长发育。

6. 免疫性因素

免疫性因素是指因免疫功能异常而导致疾病的发生。免疫性因素致病主要有两种情况:① 变态反应或超敏反应。是指机体免疫系统对一些抗原刺激产生异常强烈的反应,致使组织细胞损伤和生理功能障碍。如青霉素引起的过敏性休克;某些花粉或食物引起的过敏性鼻炎、支气管哮喘等变态反应性疾病。② 免疫缺陷病。因体液免疫或细胞免疫缺陷可引起免疫缺陷病,例如艾滋病。

7. 精神、心理和社会因素

长期的忧虑、悲伤、恐惧等不良情绪和强烈的精神创伤易导致应激性溃疡、高血压病的发生。变态心理和变态人格也可导致身心疾病的发生。经济状况、教育水平和社会环境、政策等也与某些疾病的发生密切相关。通过开展各种健康教育,例如提倡低盐饮食、戒毒;改变不良的生活习惯,如吸烟和酗酒等可以有效地减少许多疾病的发生。

二、疾病发生的条件

疾病发生的条件是指能够影响疾病发生的各种因素。例如年龄、性别等体内条件,气温、地理环境等自然因素。有了病因的存在,并不一定会发生疾病。例如细菌和病毒在正常人的鼻咽部都是存在的,但并不是每一个人都会发生呼吸道感染,说明疾病的发生除一定要有病因存在外,还取决于条件的作用。

条件本身不能直接引起疾病,即不是疾病发生所必需的因素。但条件对许多疾病的发生发展有重要的影响。例如,结核杆菌是引起结核病的病因,但体外环境中存在的结核杆菌并不会使每个人都发生结核病,这时,条件往往影响疾病的发生率。

条件在疾病发生中的作用是促进或阻碍疾病的发生。例如,夏季高温潮湿既可以通过促进食物的腐败和细菌的繁殖增强肠道致病菌的致病力,又可以通过抑制肠道蠕动和消化液分泌降低机体的抵抗力。因此,夏季肠道传染病发生率高。能够加强病因或促进某一疾病发生的因素称为诱因(predisposition)。诱因是特殊的条件,它是促进疾病发生的因素。例如,昏迷病人容易发生上呼吸道带菌分泌物的吸入,因而昏迷可以成为吸入性肺炎的诱因。人们往往利用条件在疾病发生的作用,人为地改变条件来延缓或阻止疾病的发生。例如,头部冷敷降温或人工冬眠可以增强中枢神经系统对缺氧的耐受性;接种麻疹疫苗或牛痘,可获得对麻疹和天花的免疫力。

应当注意的是,同一因素,对一种疾病来说是条件,而对另一种疾病却可以是原因。例如营养不足使机体抵抗力降低,可以是结核病发生的条件,而长期严重的营养不足本身又是营养不良症的病因。还有许多疾病,尚无确切的原因,而是多种因素作用的结果。因而对"原因"和"条件"应当作具体分析。

第三节 发 病 学

发病学(pathogenesis)是研究疾病发生发展及转归的普遍规律和机制的科学。

一、疾病发生发展的一般规律

正常机体在不断变动的内外环境中能够维持各器官系统功能和代谢的正常进行,维持内环境的相对稳定性,即自稳态(homeostasis)。例如,正常机体的血压、心率、体温、代谢强度、腺体分泌、神经系统和免疫功能状态以及内环境中各种有机物质和无机盐类的含量、体液的 pH 等,保持在一定的波动范围内。机体的这种自稳态主要是在神经和体液因子的调节下,两者通过相互拮抗而又相互协调的作用来维持的。

疾病发生时,稳态调节的某一方面首先发生紊乱,原有的平衡被打破,机体通过反馈调节(特别是负反馈调节),在病理状态下建立新的平衡。各种新平衡的建立对疾病的发生发展发挥某些代偿作用,同时也形成了各种疾病不同的病理特点。病因作用于机体后,疾病的发生发展并不是杂乱无章地进行的,而是遵循一定的规律变化。

(一)损伤与抗损伤

病因作用于机体使机体的自稳调节发生紊乱,引起一系列功能、代谢与结构的变化。这些变化可分为两类:有些是病因引起的损伤性反应,有些是机体调动各种防御和适应功能而产生的抗损伤性代偿反应。两者既相互对立斗争,又相互依存联系,贯穿于疾病的全过程。例如,机械暴力引起的组织损伤和失血,失血可引起有效循环血量减少、心输出量减少及动脉血压降低等损伤性变化;而动脉血压下降和疼痛刺激引起的反射性交感神经-肾上腺髓质系统兴奋,儿茶酚胺分泌增多,进而引起心率加快、心肌收缩力增强、外周血管阻力增高等抗损伤反应。如果损伤较轻,则通过机体的抗损伤反应和适当的及时治疗,疾病沿着良性循环的方向发展,机体可恢复健康;如果损伤的力量占优势,机体的抗损伤措施不足以对抗损伤变化,又无适当的治疗,则疾病沿着恶性循环的方向发展,患者可因创伤性及失血性休克而死亡。在患病过程中,损伤与抗损伤斗争是推动疾病发展的基本动力,两者的强弱决定疾病的发展方向和结果。损伤与抗损伤也是疾病发生发展的普遍规律。它贯穿于疾病始终,其双方力量的对比决定了疾病的发展方向和预后(图 2-1)。

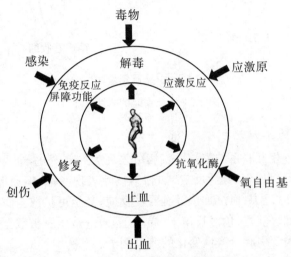

图 2-1 患病时体内的损伤与抗损伤反应

对各种损伤做出抗损伤反应是生物机体的重要特征,也是生物机体维持生存的必要条件。抗损伤反应对损伤因素具有一定的针对性,但有时也有交叉或非特异性抗损伤反应的存在。如毒物作用时,机体可同时激活解毒、应激反应、抗氧化酶等反应。

(二)因果交替

在疾病发生发展过程中体内出现的一系列变化,并不都是原始病因直接作用的结果,也可能是由于机体的自稳调节紊乱出现的连锁反应。在原始病因作用下,机体发生某些变化,前者为因,后者为果。而这些变化又作为新的发病学原因,引起新的变化,如此因果不断交替、相互转化,推动疾病的发生与发展。例如,外界创伤作为原始病因造成失血,创伤为原始病因,失血是其作用的结果;但失血又可作为新的发病学原因,引起心输出量的降低,心输出量降低又与血压下降、组织灌注量不足等变化互为因果,不断循环交替,推动疾病不断发展(图 2-2)。

因果交替规律是疾病发生发展的普遍规律。在疾病的发生发展过程中,正确认识因果的交替与转化,有利于正确认识和分析疾病的发展和推移,对疾病的发展趋势做到了然于胸,从而把握病情的发展方向。对于可能出现的恶性循环,采用正确的治疗措施,防止疾病的恶化,促进疾病向有利于康复的良性循环发展。

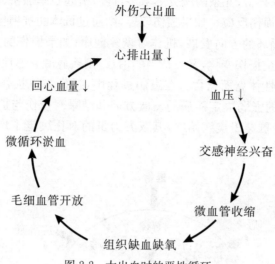

图 2-2 大出血时的恶性循环

（三）局部与整体关系

生物机体是一个相互联系的整体。疾病可表现为局部变化，全身变化，或二者兼有。一方面，局部的病变可引起全身性反应，如肺结核除表现咳嗽、咯血等局部症状外，还可导致发热、盗汗、消瘦、乏力、血沉加快等全身性反应，甚至可扩散至身体其他部位形成新的结核病灶。再例如，危险三角区长疖子（局部感染）→挤压→扩散至颅内→颅内感染→败血症。这是局部病变引起全身性变化的典型例子。

另一方面，全身性疾病亦可表现为局部变化。如糖尿病患者可出现局部疖肿，尿毒症患者可表现为病理性骨折等。因而机体局部病变和全身反应是密切相关和互相影响的，正确认识疾病过程中局部与整体的关系，对于指导临床治疗具有重要意义。

二、疾病发生的基本机制

疾病发生的基本机制是指参与很多疾病发病的共同机制。

（一）神经机制

神经系统在调控人体生命活动中起重要作用。致病因素可以直接或间接影响神经系统的功能而影响疾病的发生和发展。例如，侵犯神经系统的病毒或细菌可以直接破坏神经组织。更多的是致病因素通过改变机体的神经反射或影响神经递质的分泌，影响组织器官的功能状态。例如，失血引起的反射性交感神经兴奋，可以调节心血管系统的功能。

（二）体液机制

体液因子通过内分泌、旁分泌和自分泌的方式作用于局部或全身，影响细胞的代谢与功能。疾病中的体液机制是指致病因素引起体液因子数量和活性的变化，因体液调节紊乱导致疾病发生。

实际上，神经和体液机制是密不可分的。例如，某些人受精神或心理的刺激可引起大脑皮质和皮质下中枢(主要是下丘脑)的功能紊乱,使调节血压的血管运动中枢的反应性增强,此时交感神经兴奋,末梢释放去甲肾上腺素增多,导致小动脉紧张性收缩。同时,交感神经活动亢进,刺激肾上腺髓质兴奋而释放肾上腺素,使心率加快,心输出量增加,并且因肾小动脉收缩,肾素释放,血管紧张素-醛固酮系统激活,共同构成血压升高的神经体液机制。

(三)细胞机制

致病因素作用于机体后可以直接或间接作用于组织、细胞,造成某些细胞的功能代谢障碍,从而引起细胞的自稳调节紊乱。致病因素除直接破坏细胞外,主要引起细胞膜和细胞器功能障碍。如细胞膜的各种离子泵功能失调,可造成细胞内外离子失衡,细胞内 Na^+、Ca^{2+} 积聚,细胞水肿,甚至死亡。细胞器功能异常主要表现为线粒体功能障碍,能量生成不足。

(四)分子机制

即从分子水平来研究生命现象和解释疾病的发生机制。各种致病原因无论通过何种途径引起疾病,都会以各种形式表现出分子水平上的异常。反之,分子水平的异常变化又会在不同程度上影响正常生命活动。例如,由于低密度脂蛋白受体减少引起家族性高胆固醇血症;因肾小管上皮细胞转运氨基酸的载体蛋白发生遗传性缺陷,靠其转运的胱氨酸等不能被肾小管重吸收,随尿排出,形成胱氨酸尿症。

从分子水平研究生命现象和疾病的发生机制越来越受到人们的高度重视,它使我们对疾病时形态、功能、代谢变化的认识以及对疾病本质的认识进入了一个新阶段。这就是所谓分子病理学(molecular pathology)或分子医学(molecular medicine)。

第四节 疾病的经过与转归

疾病的发生发展是一个连续的过程,有其开始与终结。部分疾病特别是一些急性传染病,在疾病的过程中往往表现出一定的特性,将其划分成一定阶段有利于对疾病的认识和治疗。有些疾病的阶段性表现则不明显。

一、潜 伏 期

潜伏期是指从病因侵入机体到该病最初症状出现之前的一段时间。潜伏期患者没有症状和体征。传染病的潜伏期比较明显,数小时、数天、数月不等,随病因的特异性、疾病的类型和机体自身的特征而不同。

二、前 驱 期

前驱期是在潜伏期后到出现明显的症状之前的一段时期。此期主要表现出一些一般的症状,如全身不适、食欲减退、头痛、乏力等,缺乏特异性。

三、症状明显期

症状明显期是出现该疾病特征性临床表现的时期。病人所表现出的特殊的症状和体征是疾病诊断的重要依据。例如,急性大叶性肺炎患者,往往在头痛、乏力、发热等一般表现后,出现咳嗽、肺部啰音、X 线显示肺部阴影等特征性表现。

四、转归期

转归期是指疾病发展到最后终结的时期。疾病的最后结局取决于机体受到致病因素作用后所发生的损伤与抗损伤的斗争,及时的诊断和适当的治疗对疾病的转归有重要影响。

疾病的转归是疾病发展的最终结局,有康复和死亡两种形式。

（一）康复

根据康复的程度,可分为完全康复和不完全康复。完全康复是指疾病所致的损伤已完全消失,机体的功能、代谢及形态完全恢复正常。某些感染性疾病还可使机体获得特异性免疫力。不完全康复是指疾病所致的损伤已得到控制,主要症状消失,机体通过代偿机制维持相对正常的生命活动,但疾病基本病理改变并未完全恢复,有些可留有后遗症。例如,因心脏瓣膜病变引起的心力衰竭经治疗后,心力衰竭的症状和体征消失,但心瓣膜的病理改变依然存在,机体通过各种代偿才能维持正常的生命活动,如因负荷突然加重可再次发生心力衰竭。

（二）死亡

死亡是个体生命活动的终止,是生命的必然规律。按照传统的观点,死亡是一个过程,分为濒死期、临床死亡期及生物学死亡期。长期以来临床上判断病人死亡期标志是心跳停止、呼吸停止和各种反射消失。现在,学术界倾向于把死亡看成一个事件,以脑死亡作为该事件的标志。从 20 世纪 70 年代开始,由于社会、法律及医学的需要,特别是复苏技术的提高和器官移植的开展,人们对死亡的概念及判定死亡的标准提出了新认识。死亡是指机体作为一个整体的功能的永久性停止。整体死亡的判定标志是脑死亡(brain death),脑死亡是指全脑功能(包括大脑皮层和脑干)的永久性停止。脑死亡并不意味着各组织器官同时均死亡。例如死者除脑以外的重要生命器官还可以是存活的,并可供器官移植使用。

脑死亡的判断标准:

① 自主呼吸停止。

② 不可逆性深度昏迷和大脑无反应性。

③ 瞳孔散大或固定。

④ 脑干神经反射消失,如瞳孔反射、角膜反射、咳嗽反射、吞咽反射等均消失。

⑤ 脑电波消失。

⑥ 脑血液循环完全停止。

认识脑死亡的意义在于有利于判定死亡时间,对可能涉及的一些法律问题提供依据;确定终止复苏抢救的界线,停止不必要的无效抢救,节约医药资源;为器官移植创造了良好的时机和合法的依据。脑死亡并不意味着各器官组织同时都发生死亡。在整体死亡以后一定时间内,有些器官、系统和某些组织、细胞还能继续进行功能活动。例如,当一个病人作为一个整体的功能停止后,如果继续借助呼吸、循环辅助装置,在一定时间内还可维持器官、组织低水平的血液循环,为器官移植手术提供良好的供体。

同时,临床上要注意区别脑死亡和"植物状态",植物状态又称"植物人"。植物状态是因大脑皮层功能严重损害(颅脑外伤或大脑缺血缺氧等)导致的主观意识丧失,但仍保留皮层下中枢功能的一种状态。植物状态与脑死亡最根本的区别是植物状态患者保持有自主呼吸功能。

病例 2-1

　　某女,31 岁,痴迷网络,经常上网到深夜,久而久之,她逐渐感觉全身疲乏无力,颈肩关节肌肉酸痛,食欲不振,到医院做了全面体格检查之后,未发现阳性体征和检验结果。

分析:

　　1. 该患者的身体状况处于何种状态?

　　2. 是否需要治疗?

思考题

　　1. 举例说明疾病发生的原因和条件。

　　2. 什么是病因?病因的种类有哪些?

　　3. 举例说明患病过程中的损伤与抗损伤反应。

　　4. 举例说明因果交替规律在发病学中的作用。

　　5. 为什么心跳停止不作为脑死亡的诊断标准,而把自主呼吸停止作为临床脑死亡的首要指标?

(张根葆　周淑艳)

第三章 水、电解质代谢紊乱

水和电解质是机体的重要组成成分,广泛分布于机体细胞内外。水和电解质的代谢与生命活动息息相关。许多内外环境因素的变化都能引起水和电解质代谢紊乱并对机体的生理、生化过程产生有害影响。水和电解质代谢紊乱与很多疾病互为因果,是临床上最常见的基本病理过程。水和电解质代谢紊乱可作为病因引起机体的疾病过程,又可作为基本病理过程存在于许多疾病过程之中。在许多疾病的发生发展过程中,常常发生水和电解质的代谢紊乱。水和电解质的代谢紊乱又可进一步诱发酸碱平衡紊乱、缺氧、休克和弥散性血管内凝血等许多病理过程,从而使原发病的病情加重并形成恶性循环,严重时常导致死亡。因此,正确认识水和电解质代谢紊乱的基本知识,熟悉和掌握水、电解质代谢紊乱的演变规律以及发生机制对于疾病的预防和处理是非常重要的。

本章着重讨论水、钠和钾的代谢紊乱。

第一节 水、钠代谢紊乱

一、水、钠正常代谢

(一)体液的容量和分布

水是机体的重要组成成分,体内各种有机物和无机物均以水为溶剂溶解在其中,体内的这种水溶液即称为体液(body fluids)。体液在机体的含量因年龄、性别及胖瘦而异,正常成人的体液总量约占体重的 60%,其中占体重 40% 的体液在细胞内,称为细胞内液(intracellular fluid,ICF),与细胞的代谢和功能密切相关。其余约占体重 20% 的体液在细胞外,称为细胞外液(extracellular fluid,ECF)。细胞外液又分为细胞间液和血浆两部分,前者约占体重的 15%,后者约占体重的 5%。细胞外液是细胞浸浴的场所,是细胞生存的直接环境,也是沟通组织细胞之间和机体与外界环境的媒介,又称机体内环境。细胞外液还有一小部分,称跨细胞液(transcellular fluid),约占体重的 1%~2%。跨细胞液是由上皮细胞分泌的液体,分布于一些密闭的腔隙(如胃肠道、颅腔、胸膜腔、腹膜腔与关节囊)中,又称第三间隙液。这部分液体的大量丢失如腹泻、胸腹膜腔积液等也会引起细胞外液的减少(图 3-1)。

人体的新陈代谢是在体液中进行的,体液的含量、分布、渗透压、pH 及电解质含量必须维持正常,才能保证生命活动的正常进行。人体体液总量可因年龄、性别和体质的不同而有明显的个体差异。年龄愈小,体液占体重的百分比愈大。如新生儿、婴幼儿和学龄儿童的体液量依次约占其体重的 80%、70% 和 65%，成年人占 60%。不同组织的含水量也有差异，脂肪组织含水量仅为 10%～30%，而肌肉组织含水量则多达 75%～80%。因此，肥胖者体液含量比例较肌肉发达者明显低，对失水性疾病的耐受性也较差。

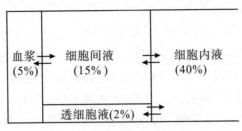

图 3-1　体液的分布与交流

（二）水的生理功能和水平衡

1. 水的生理功能

（1）促进物质代谢。水是一切生化反应进行的场所，又是良好的溶剂，能使许多物质溶解，加速化学反应，有利于营养物质的吸收、消化、运输和代谢废物的排泄，另外水本身还直接参与水解、水化和加水脱氧等重要反应。

（2）调节体温。水的比热值和蒸发热值大，能吸收代谢过程中产生的大量热能而使体温不会升高，也可以通过不感蒸发和汗液的蒸发使热量散失，从而在维持产热与散热的平衡中起重要作用。

（3）润滑作用。如泪液有助于眼球转动，唾液有助于食物吞咽等。

（4）结合水的特殊功能。体内部分水与蛋白质结合在一起，称为结合水，可使机体外表和组织器官保持正常的形态，并且在各种肌肉进行独特的机械活动中具有重要作用。

2. 水平衡

正常人每天水的摄入和排出处于动态平衡。表 3-1 是表示正常成人每日水的摄入量和排出量。饮水和食物是人体水分的主要来源。每天物质代谢产生约 300 mL 内生水。

表 3-1　正常成人每日水的摄入量和排出量

摄 入 量（mL）		排 出 量（mL）	
饮水	1000～1500	尿	1000～1500
食物中含水	700	粪含水	150
内生水	300	皮肤不显汗	500
		呼吸道蒸发	350
水的总摄入量：2000～2500		水的总排出量：2000～2500	

机体排水的途径有呼吸道、消化道、皮肤和肾脏。人体从肺呼吸蒸发的水蒸气是不含电解质的，通过皮肤蒸发（不显汗）含少量电解质，而汗腺分泌的汗液为低渗溶液，内含 0.15%～0.5%NaCl 和少量的 K^+。在给经皮肤丢失大量体液的病人补液时，应考虑到这部分电解质的丢失量。应当指出，肾是排水的最主要器官，正常成人每天至少必须排出 500 mL 尿量才能清除体内的代谢废物。因为成人每日尿液中的终末代谢产物一般不

少于 35 g,而每克终末代谢产物又需溶解于 15 mL 水中才能随尿排出体外(尿液中溶质的最大浓度为 6 g ‰～8 g ‰)。尿量的多少受饮水量和上述因素的影响。

综上所述,要维持水出入量的平衡,每天需给水 1500～2000 mL,为日需要量,对无尿液的病人,每天进水量亦不能少于 700 mL,否则将出现负平衡。

（三）电解质的生理功能与电解质的平衡

体液中电解质的含量见表 3-2。细胞内、外体液中各种电解质的分布有很大差别。细胞外液的阳离子以 Na^+ 为主,K^+、Ca^{2+} 和 Mg^{2+} 的含量极少;阴离子则以 Cl^- 和 HCO_3^- 为主。细胞内液的阳离子以 K^+ 为主,Na^+ 量较少;阴离子则以 HPO_4^{2-} 和蛋白质为主。

各种体液中阴离子与阳离子的当量总浓度是相等的,这是维持体液静电平衡,使体液处于电中性状态的基础。血浆的电解质成分除血浆蛋白含量较高外,与组织间液电解质成分含量相近,这是由于 Na^+、K^+、Cl^-、HCO_3^- 等电解质可自由通过毛细血管壁,而蛋白质不能通过。通常以血浆电解质浓度代表细胞外液电解质浓度。

1. 电解质的生理功能

机体内的电解质包括有机电解质和无机电解质两部分。前者包括蛋白质和多种有机酸等,后者主要是无机盐。形成无机盐的主要阳离子有 K^+、Na^+、Ca^{2+} 和 Mg^{2+} 等;主要阴离子为 Cl^-、HCO_3^- 和 HPO_4^{2-} 等。它们的主要生理功能如下。

（1）维持体液的水平衡、渗透平衡和酸碱平衡。

（2）维持神经与肌肉组织的兴奋性、传导性和收缩性并参与其静息电位和动作电位的形成。

（3）参与代谢。如 K^+ 和 Mg^{2+} 参与多种代谢过程,是一系列酶的激活剂或辅助因子。

表 3-2　细胞内、外液中主要电解质的含量

		血 浆		细胞间液		细胞内液	
		(mmol/L)	(mEq/L)	(mmol/L)	(mEq/L)	(mmol/L)	(mEq/L)
阳离子	Na^+	142	142	145	145	10	10
	K^+	4	4	4	4	160	160
	Ca^{2+}	2.5	5	1.5	3	极微	极微
	Mg^{2+}	1.5	3	1	2	17.5	35
	总计	150	154	151.5	154	187.5	205
阴离子	Cl^-	103	103	115	115	2	2
	HCO_3^-	27	27	30	30	8	8
	HPO_4^{2-}	1	2	1	2	70	140
	SO_4^{2-}	0.5	1	0.5	1		
	有机酸		5		5		
	蛋白质		16		1		55
	总计		154		154		205

2. 电解质的平衡

（1）钠、氯的平衡。正常成人体内含钠和氯的总量依次为 $40\sim50$ mmol/kg 和 50 mmol/kg，其中约 $60\%\sim70\%$ 的钠是可交换的，约 $20\%\sim40\%$ 是不可交换的（主要结合于骨骼的基质）。钠总量的 50% 左右存在于细胞外液，10% 左右存在于细胞内液。氯是血浆及组织间液中的主要阴离子，细胞内含量很少。血清钠浓度为 $130\sim150$ mmol/L，氯为 103 mmol/L。

成人每天从饮食中摄取钠约 $100\sim200$ mmol/L，全部经小肠黏膜吸收。Na^+ 和 Cl^- 主要经肾随尿排出体外，正常生理情况下"多食多排、少食少排、不食不排"，经尿排泄 Na^+ 和 Cl^- 的量近似于摄入量。此外，由皮肤通过汗液也可排出少量的 Na^+（每 100 mL 汗液中约含 NaCl $0.2\sim0.4$ g）；粪便中也含有少量的 NaCl。

（2）钾的平衡。成人体内含钾总量为 $50\sim55$ mmol/kg，其中 98% 左右存在于细胞内，其浓度为 160 mmol/L。其余 2% 左右存在于细胞外液中，血清钾的浓度为 $3.5\sim5.5$ mmol/L。细胞内的钾大部分是以离子形式存在的，其中少部分与蛋白质和糖原等相结合。

正常成人每天可从食物中获取 $2\sim4$ g 的钾（相当于 $50\sim100$ mmol），并在消化道内全部被吸收。钾的排泄途径有三条，即随尿液、粪便和汗液排出体外。肾是主要的排钾器官，对钾的排泄能力极强，其特点是"多食多排、少食少排、不食也排"，只要有尿液生成，就有钾的排泄。所以对长期不进饮食的病人，只要有尿，每天应考虑补给适量的钾。

（四）体液的渗透压

体液的渗透压是体液中电解质阳离子、阴离子与非电解质分子的个数加在一起所表现出来的渗透效应。溶液渗透压的大小取决于溶质分子和离子的数目，而与溶质的种类和颗粒的大小无关。体液中起渗透压作用的溶质主要是电解质。维持细胞内液渗透压的离子主要是 K^+，其次是 HPO_4^{2-}。血浆和组织间液的渗透压 $90\%\sim95\%$ 来源于单价离子 Na^+、Cl^-、HCO_3^-，其中 Na^+（140 mmol/L）占血浆阳离子的绝大部分，对血浆容量和渗透压的维持起决定性的作用；剩余的 $5\%\sim10\%$ 由其他离子、葡萄糖、氨基酸以及蛋白质等构成。由蛋白质等大分子产生的渗透压，称为胶体渗透压；而由其他离子和分子产生的渗透压，称为晶体渗透压。血浆蛋白质所产生的渗透压极小，仅占血浆总和的 1/200，与血浆晶体渗透压相比微不足道，但由于其不能自由透过毛细血管壁，因此对于维持血管内外液体的交换平衡和血容量具有十分重要的作用。通常血浆渗透压在 $280\sim310$ mmol/L 之间，在此范围内称等渗，低于此范围的称低渗，高于此范围的称高渗。细胞内、外的渗透压是相等的，当出现渗透压差别时，主要靠水的移动来维持细胞内、外液渗透压平衡（图 3-2）。

（五）水、电解质平衡的调节

水、电解质的平衡是通过神经-内分泌系统的调节来实现的，这种调节又主要是通过改变肾脏对水和电解质的重吸收而完成的。

1. 渴觉中枢

位于下丘脑的视上核和室旁核部位有渗透压感受器（渴觉中枢），它能感受血液中钠

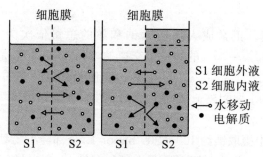

图 3-2　维持细胞膜两侧渗透压平衡示意图

浓度的变化。钠浓度升高 1%～2% 时,此感受器受刺激而兴奋,通过神经反射使神经垂体释放抗利尿激素(ADH)增多,ADH 促使肾远曲小管和集合管对水的通透性增加,导致水的重吸收增加而使尿量减少。

2. 抗利尿激素

抗利尿激素(ADH)由下丘脑视上核和室旁核的神经元合成,并沿神经元的轴突下行到垂体后叶储存。ADH 合成和释放的刺激因素有渗透性和非渗透性两类:血浆渗透压增高可以使丘脑下部神经核或其周围的渗透压感受器细胞发生渗透性脱水而引起 ADH 分泌增加,反之则降低。非渗透性因素主要是血容量和血压,当血容量下降和血压降低时,可通过左心房和胸腔大静脉处的容量感受器及颈动脉窦和主动脉弓的压力感受器,促进 ADH 的分泌,反之则抑制其分泌。通常渗透压调节较为敏感,仅偏离正常 1%～2% 就可引起 ADH 分泌量改变;相比之下,容量调节较为迟钝,变化需达 10% 左右才影响 ADH 分泌。抗利尿激素的主要作用是能提高肾远曲小管和集合管对水的通透性,从而增加水的重吸收,减少肾的排水量(图 3-3)。

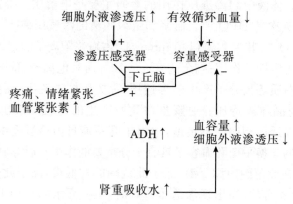

图 3-3　抗利尿激素的作用与调节

3. 醛固酮

醛固酮是肾上腺皮质球状带分泌的盐皮质激素,其主要作用是增加肾远曲小管和集合管对 Na^+ 的主动重吸收,随着 Na^+ 的主动重吸收,Cl^- 和水的重吸收也相应增加,并通过 Na^+-K^+ 和 Na^+-H^+ 交换促进 K^+ 和 H^+ 的排出。醛固酮的分泌主要受肾血流调节,当有效循环血量减少、血压降低及其他原因致肾血流减少时,位于肾入球小动脉处的球旁细胞分泌肾素增加,从而影响血液中的血管紧张素的浓度。血管紧张素Ⅱ和血管紧张素Ⅲ可刺激肾上腺皮质球状带,使其合成分泌醛固酮而发挥保钠(并引起保水)和排钾的作用,如图 3-4 所示。

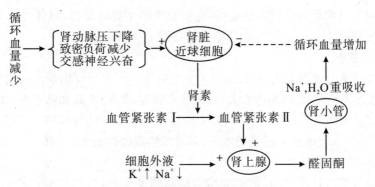

图 3-4 醛固酮分泌的调节及作用

4. 心房利钠肽(atrial natriuretic peptide, ANP)

ANP 是一组由心房肌细胞合成的多肽,由 21～33 个氨基酸组成。当心房扩张、血容量增加、血钠增高或血管紧张素增多时,可刺激心房肌细胞合成释放 ANP。ANP 的主要作用是强烈而短暂地利尿、排钠和松弛血管平滑肌。

ANP 排钠的机制是:① 抑制肾素分泌;② 抑制醛固酮分泌;③ 对抗血管紧张素的缩血管效应;④ 拮抗醛固酮的滞钠作用。

二、水、钠代谢紊乱的类型

临床上水、钠代谢紊乱常同时引起体液容量和渗透压(血钠浓度)的改变。两者的变化可有多种形式的组合。根据体液容量变化可分为脱水和水过多,参考其容量变化后血浆渗透压大小又分为高渗性、低渗性和等渗性;根据血钠浓度变化可分为高钠血症、低钠血症和血钠浓度正常的水钠代谢紊乱,又根据细胞外液容量的不同分为高容量性、低容量和等容量性。两种分类方法之间有一定的对应关系,见表 3-3。

表 3-3 水钠代谢紊乱的分类

		细胞外液容量		
		减少	正常	增多
血钠浓度 (渗透压)	降低	低渗性脱水 (低容量性低钠血症)	等容量性低钠血症	水中毒 (高容量性低钠血症)
	正常	等渗性脱水	正常	水肿
	增高	高渗性脱水 (低容量性高钠血症)	等容量性高钠血症	盐中毒 (高容量性高钠血症)

三、脱水

脱水(dehydration)系指体液量明显减少并出现一系列功能和代谢紊乱的病理过程,

是水、钠代谢障碍常见的临床表现形式。根据脱水引起血浆渗透压的变化特点,脱水可分为高渗性脱水、低渗性脱水和等渗性脱水。

（一）高渗性脱水

高渗性脱水又称低容量性高钠血症,此型脱水的主要特征是:机体失水大于失钠,病人血清钠浓度超过 150 mmol/L,血浆渗透压高于 310 mmol/L。

1. 原因和机制

（1）摄水不足。水源断绝、吞咽困难和频繁呕吐等因素均可影响水的摄取。

（2）失水过多。① 经胃肠道丢失,如呕吐和腹泻;② 经皮肤和肺丢失,如发热退热期大量出汗和过度通气等;③ 经肾丢失,如中枢性尿崩症、渗透性利尿等。在上述各种失水过多的情况下,如未及时补充适量的水分,即可发生高渗性脱水。

2. 对机体的影响

由于细胞外液渗透压增高,水由细胞内转移到细胞外,以致细胞内液的减少较细胞外液更为显著(图 3-5),临床上出现口渴、中枢神经系统功能障碍以及脱水热(多见于婴幼儿)等症状和体征(图 3-6)。一般病人因血容量减少不明显,可无外周循环障碍;但在严重脱水有血容量不足时,可引起低血压甚至休克。由于 ADH 代偿性分泌增多和醛固酮的变化,导致尿量减少,尿比重升高(尿崩症除外),尿钠浓度增高(轻度脱水)或减低(重度脱水)。

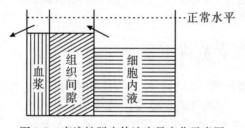

图 3-5　高渗性脱水体液容量变化示意图

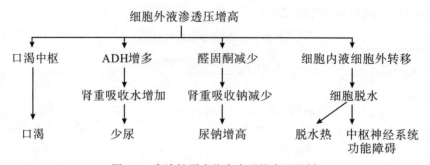

图 3-6　高渗性脱水临床表现的病理机制

3. 防治原则

（1）防治原发病,先以 5% 葡萄糖液补充水分。

（2）在补足水分的前提下,再酌情考虑适当补钠。

（二）低渗性脱水

低渗性脱水又称低容量性低钠血症,特点是机体失钠多于失水,病人血清钠浓度低于 130 mmol/L,血浆渗透压低于 280 mmol/L。

1. 原因和机制

主要见于水摄入不足或低渗性体液大量丢失。机体丢失体液后,由于处理不当(只补水而忽视补盐),从而造成低渗性脱水。体液丢失的常见途径:① 消化道失液,如严重呕吐、腹泻;② 大量出汗;③ 大面积烧伤和反复抽放胸、腹水;④ 肾性失液,如肾疾患、大量使用利尿剂。

2. 对机体的影响

因细胞外液低渗,水分向细胞内转移增多,以致原已减少的细胞外液量进一步降低(图 3-7),从而引起外周循环障碍(静脉塌陷、血压降低、脉搏细速、神志异常、尿量减少等休克表现,这是低渗性脱水主要的致死因素)、脱水体征(组织间液的严重不足,皮肤弹性降低,眼窝松软下陷,婴幼儿囟门塌陷等)和中枢神经系统功能障碍(脑细胞水肿等)临床表现。低渗性脱水早期(或轻症),因 ADH 分泌抑制,尿量可不减少或稍增多;晚期(或重症),由于 ADH 分泌增加和肾小球滤过率下降,尿量减少。该型脱水时,因醛固酮分泌增多,尿钠含量降低甚至消失。

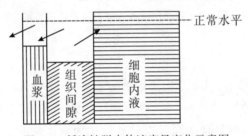

图 3-7　低渗性脱水体液容量变化示意图

3. 防治原则

(1) 防治原发病。

(2) 以补盐为主,一般补充生理盐水,极重者可先补充 3%～5%NaCl。然后再补充 5%～10%葡萄糖液。

(3) 如发生休克者,按休克处理。

病例 3-1

患儿,女,3 岁,剧烈腹泻 1 天,排水样便 20 余次。患儿精神萎靡,脉搏细速,尿量少,皮肤弹性差,双眼凹陷,呈明显脱水征。血清 Na^+ 125 mmol/L。

分析:

该患儿出现了何种水、电解质代谢紊乱?其症状出现的病理生理基础是什么?

（三）等渗性脱水

等渗性脱水是机体的 Na^+ 和水等比例丢失,病人的血清钠浓度和血浆渗透压仍在正常范围之内。

1. 原因和机制

任何等渗性体液（肠液、血浆等）在短期内大量丢失均可引起此类脱水。

2. 对机体的影响

该类型脱水以细胞外液量减少为主,细胞内液量变化不明显或有轻度减少(图 3-8),故临床上可发生外周循环障碍、脱水体征等变化,也可引起口渴、中枢神经系统功能障碍。由于血容量减少,醛固酮和 ADH 分泌增多,所以尿量减少、尿钠含量降低和比重升高。等渗性脱水时,如未及时处理或处理不当,可被转变为高渗性或低渗性脱水。因此,对于同一个病因(如腹泻)在不同的情况下,可发生不同类型的脱水,必须予以正确判断。

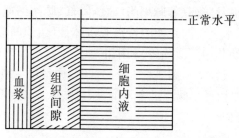

图 3-8　等渗性脱水体液容量变化示意图

3. 防治原则

(1) 防治原发病。

(2) 输注偏低渗的溶液,其浓度以等渗溶液 2/3～1/3 张力的电解质溶液为宜。

应该注意,上述三种类型脱水之间,除等渗性脱水可向高渗性脱水或低渗性脱水转化之外,高渗性脱水也可因只补水而忽视补盐转化为低渗性脱水。因此,在临床上判断脱水类型时,除根据脱水的原因与机制判断之外,还应了解脱水后水与盐的补充情况、病人血清钠浓度、血浆渗透压和病人临床表现后再综合分析,以便做出正确的判断(表 3-4)。

表 3-4　三种类型脱水的比较

	高渗性脱水	低渗性脱水	等渗性脱水
发病原因	水摄入不足或丢失过多	体液丢失而单纯补水	水和钠等比例丢失而未予补充
发病机理	细胞外液高渗,细胞内液丢失为主	细胞外液低渗,细胞外液丢失为主	细胞外液等渗,以后高渗,细胞内外液均丢失
主要表现和影响	口渴、尿少、脑细胞脱水	脱水体征、休克、脑细胞水肿	口渴、尿少、脱水体征、休克
血清钠(mmol/L)	150 以上	130 以下	130～150
尿氯化钠	有	减少或无	减少
治疗	补充水分为主	补充生理盐水或 3%氯化钠	补充低渗盐水

四、水中毒

水中毒（water intoxication）系指水的摄入量过多超过了肾的排水限度，造成体内水过多，致使细胞内、外液容量都扩大且渗透压降低，并由此产生一系列的临床症状和体征。

（一）原因和机制

1. ADH 合成和释放过多

见于外伤、大手术、恐惧、失血、休克、急性感染和使用止痛剂（吗啡、哌替啶）等引起的应激状态。

2. 肾的排水能力低下

见于急性肾功能衰竭少尿期、严重的充血性心力衰竭和肝-肾综合征等。

3. 低渗性脱水病人输水过多

低渗性脱水时，如果输入的液体或摄入的水过多，也可导致水中毒。

（二）对机体的影响

机体水分过多或轻度水中毒者，一般无明显影响。在严重水中毒（特别是急性水中毒）时，因低钠血症（特别是急性稀释性低钠血症）而引起脑水肿和颅内压增高，甚至死亡。但明显的皮下水肿少见。

（三）防治原则

（1）防治原发病。

（2）排水和控制摄水。轻症水中毒则应快速利尿并停止水的摄入，重度水中毒时，除禁水外，应立即给予降颅压和快速利尿剂，以便快速排水和减轻脑细胞水肿；当血清 Na^+ 浓度低于 110 mmol/L 时，可考虑给予 3％的高渗盐水，以使细胞内水分外移，但心功能不全和间质性或血管源性脑水肿者应慎用。

五、水肿

过多的液体在组织间隙或体腔内积聚称为水肿（edema）。水肿不是一个独立的疾病，是可在多种疾病过程中发生的一种病理过程。水肿发生在体腔时，又称为积水或积液（如胸腔积液、心包积液、腹水和脑积水等）。

水肿根据分布范围分为全身性水肿和局部性水肿；根据发生部位可分为脑水肿、肺水肿、皮下水肿和喉头水肿等；根据其原因可分为心性水肿、肾性水肿、肝性水肿、炎性水肿、营养不良性水肿和淋巴性水肿等；也可根据水肿液的存在状态和程度分为显性水肿和隐性水肿。

（一）水肿的发生机制

各类型水肿发生的原因和机制虽不完全相同，但其基本机制可概括为两大类：① 血管内、外液体交换失平衡，使组织液的生成大于回流；② 体内、外液体交换失平衡，致使体内钠水潴留。

1. 血管内外液体交换失衡

在生理情况下,组织间液的生成与回流保持着动态平衡(图 3-9),即血管内、外液体交换处于平衡状态。驱使血管内液向外滤出的力量是平均有效流体静压:

平均有效流体静压＝平均毛细血管血压(23 mmHg)－组织静水压(－2 mmHg)
＝25 mmHg

而促使液体回流至毛细血管内的力量是有效胶体渗透压:

有效胶体渗透压＝血浆胶体渗透压(25 mmHg)－组织胶体渗透压(8 mmHg)
＝17 mmHg

因此,平均实际滤过压等于有效流体静压减去有效胶体渗透压的差值,约为 8 mmHg。平均实际滤过压的存在说明正常情况下动脉端滤出的量略大于静脉端回吸量,但淋巴回流可把生成略多的组织液送回体循环,而且,可把毛细血管漏出的蛋白质、细胞代谢产生的大分子物质回吸入体循环。上述各种力量可维持血管内外液体交换的平衡状态。

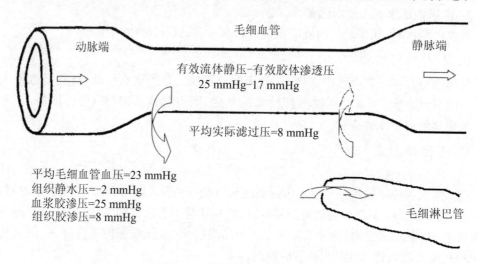

图 3-9　血管内外液体交换示意图

当上述任何一个或两个以上因素失常时,都可导致组织间液过多集聚而形成水肿。血管内外液体交换失衡的基本因素如下:

(1) 毛细血管流体静压增高。毛细血管流体静压增高可导致有效流体静压增高,使平均有效滤过压增大和组织液生成增多,超过淋巴的代偿能力时,引起水肿。常见原因是静脉压增高。如充血性心力衰竭引起全身性水肿;肿瘤压迫静脉和静脉血栓形成引起局部水肿。动脉充血也引起毛细血管流体静压增高(这常见于炎性水肿等),并引起水肿。

(2) 血浆胶体渗透压降低。当血浆白蛋白含量减少时,血浆胶体渗透压下降而使平均有效滤过压增大,组织液的生成增加,若超过淋巴的代偿能力,可发生水肿。主要原因有:① 蛋白质合成障碍,见于肝硬化和严重的营养不良等;② 蛋白质丢失过多,见于肾病综合征等;③ 蛋白质分解代谢增强,见于慢性消耗性疾病等。

(3) 微血管壁的通透性增高。正常毛细血管壁只能允许微量的小分子血浆蛋白滤出。因此,毛细血管内、外蛋白质浓度相差很大。当毛细血管壁通透性增高时,血浆蛋白不仅可从毛细血管壁滤出,还可以从微静脉壁滤出,使血浆胶体渗透压降低,而组织间液胶体渗透压升高,引起水肿。引起原因有:① 各种炎症性疾病;② 过敏性疾病;③ 组织缺血、缺氧。以上因素都可直接或间接使微血管的通透性增加。

(4) 淋巴回流受阻。淋巴回流是一种重要的抗水肿因素。当淋巴回流受阻或不能代偿性增加时,含蛋白质的液体即可在组织间隙中积聚而形成水肿,称之为淋巴性水肿。常见于淋巴管受肿瘤或瘢痕等组织的压迫、淋巴管被丝虫成虫或肿瘤细胞阻塞、乳腺癌根治术行局部淋巴结摘除等。

2. 体内外液体交换失衡

正常机体对钠和水的摄入量与排出量处于动态平衡状态,从而保持体液总量的恒定。这个动态平衡主要是通过肾、体液容量、渗透压等调节机制实现的。如果上述调节功能发生障碍,则可使体内、外液体交换失衡,引起钠、水潴留而发生水肿。常见情况如下:

(1) 肾小球滤过率降低。当肾小球滤过率降低时,若肾小管重吸收功能正常,就会导致钠、水潴留。常见原因有:① 广泛的肾小球病变导致滤过面积减小;② 各种引起肾血流量减少的疾病,如心力衰竭和休克等;③ 各种原因所致的有效滤过压降低。

(2) 肾小管和集合管重吸收钠、水增多。

① 滤过分数升高。肾小球滤过率与每分钟肾血浆流量之比称滤过分数,其正常值为15%～20%。心力衰竭和肾病综合征等疾病发生时,有效循环血量减少而引起肾血流量降低,由于出球小动脉的收缩程度较入球小动脉更为明显,肾小球滤过压升高,滤过率相对增加,滤过分数增加。此时,由于无蛋白质的滤液滤出相对增加使流经肾小管周围的毛细血管中血液的胶体渗透压增高。同时,毛细血管的流体静压因滤出滤液而降低,这两个因素的变化均能使近曲小管对钠、水的重吸收增加,引起钠、水潴留。

② 肾血流重分布。正常肾血流量的 90% 是流经皮质肾单位的。在某些病理情况下,如有效循环血量减少时,流经皮质肾单位的血流量明显减少,而流经近髓肾单位的血流量则明显增多,从而导致钠、水的重吸收增加。这种现象称肾血流重分布。其发生机制可能与皮质肾单位的交感神经纤维丰富和肾素含量较高等因素使肾血管易发生收缩有关。

③ 醛固酮和抗利尿激素分泌增多。醛固酮和抗利尿激素(ADH)在调节肾小管对钠、水重吸收方面具有重要作用。某些情况(如充血性心力衰竭或肝硬化腹水)引起醛固酮和 ADH 分泌增多,可导致体内的钠、水潴留。

(二) 常见水肿的特点

1. 水肿液的性状和特点

水肿液的性状可依据水肿发生原因不同区分为漏出液和渗出液(表 3-5)。渗出液见于炎性水肿。

表 3-5　漏出液和渗出液比较

	漏出液	渗出液
密度	<1.015	>1.018
蛋白量	<2.5 g/dL	3～5 g/dL
细胞数	<500/dL	多量白细胞

皮下水肿是水肿的重要体征。除皮肤鼓胀、光亮、弹性差、皱纹变浅外,用手指按压会出现凹陷,称凹陷性水肿或显性水肿。由于在组织间隙分布着凝胶网状物,其化学成分为透明质酸、胶原及黏多糖等,对液体有强大的吸附能力和膨胀性,只有当液体积聚超过凝胶网状物吸附能力时,才游离出来形成游离的液体,游离液体在组织间隙有移动性,用手按压皮肤时,游离液体从按压点向周围散开,形成凹陷。全身水肿病人在出现凹陷之前组织间液已增多,可达原体重 10%,这种情况称隐性水肿。

2. 水肿液的分布特点

不同种类疾病水肿液最先出现的部位是不同的,因为水肿液的积聚受如下因素影响:

(1)组织结构特点。水肿液易积聚在结构疏松处。肾功能不全时,钠水排出减少,钠、水潴留是主要机制,虽然增加的组织液可遍布全身,但眼睑结构疏松,更易收纳组织液,故肾性水肿首先发生在眼睑部。

(2)血流动力学特点。心功能不全时,全身毛细血管血压都增高,因为毛细血管血压属流体静压,其高低受重力影响,距心脏水平面垂直距离越远的部位,流体静压越高,故心性水肿首先出现在下垂部位;肝硬化导致肝内结构改变,使肝静脉和门静脉回流受阻,继而肝窦(肝内毛细血管)内压和肠系膜区毛细血管血压明显高于其他部位,故肝性水肿首先积聚在腹腔。

(三)几种常见水肿

1. 心性水肿

心性水肿发生时,水肿液的分布与心力衰竭的发生有关。左心衰竭主要引起肺水肿,也称心源性肺水肿;右心衰竭引起全身性水肿,习惯上称之为心性水肿。心性水肿的发生,钠、水潴留和静脉压升高是基本的机制。

心性水肿是典型的皮下水肿。轻度心性水肿时,由于重力的影响而发生低垂部位水肿;重度心性水肿时,水肿可波及肝、胃肠道和肾等内脏,甚至发生腹水、胸水和心包积液等。

2. 肾性水肿

是指肾的原发性功能障碍所引起的全身性水肿。肾性水肿多见于肾病综合征和急性肾小球肾炎等。肾性水肿往往起始于眼睑和面部,并随病情发展可扩展到全身其他部位。

肾性水肿可分为以蛋白尿导致低蛋白血症为主的肾病性水肿和以肾小球滤过率下降为主的肾炎性水肿。肾病性水肿是因肾丢失大量的蛋白质所致的水肿。多见于肾病综合征等疾病,本病常见于脂性肾病、膜性肾小球肾病和肾小球硬化等。肾炎性水肿主要见于急性肾小球肾炎病人。肾病性水肿的主要发生机制是低蛋白血症和继发性钠、水潴留。肾炎性水肿主要是球-管失衡导致的钠、水潴留所致。

3. 肝性水肿

是指肝脏原发性疾病所引起的水肿。肝性水肿最常见于肝硬化,以腹水最为常见,亦可有皮下水肿。肝性腹水的发生机制是肝静脉回流受阻、门静脉高压、肠系膜淋巴回流障碍和血浆蛋白浓度降低等。

4. 肺水肿

过量的液体积聚在肺间质和(或)肺泡腔内时,称为肺水肿。肺水肿发生时,水肿液先在组织间隙中积聚形成间质性肺水肿,然后再发展为肺泡水肿。可以见于原发性肺疾病和继发性肺功能异常。

急性肺水肿常突然发生或呈爆发性,表现为严重呼吸困难、端坐呼吸、响亮吸气和呼气性喘鸣、严重时咳无色或粉红色泡沫状痰。慢性肺水肿症状和体征往往不明显,水肿液主要在肺间质。

引起肺水肿的原因不同,其发病机制也不同,主要有肺毛细血管流体静压升高(如左心衰竭)、肺微血管壁通透性增高(如吸入毒气、呼吸道烧伤)和肺淋巴回流障碍。

5. 脑水肿

过多的液体在脑组织中积聚,使脑的重量增加,称为脑水肿。脑水肿可分为血管源性脑水肿、细胞性脑水肿和间质性脑水肿三种类型。除原发性疾病的临床表现外,脑水肿患者还可有颅内压增高综合征的表现,如剧烈头痛、呕吐、血压升高、视神经盘水肿以及躁动等。可出现轻瘫,严重者可发生脑疝,以致患者死亡。

血管源性脑水肿最常见,其发病机制主要是脑毛细血管壁通透性增高。

(四) 水肿对机体的影响和防治原则

1. 水肿对机体的影响

一般认为,除炎性水肿有稀释毒素、输送抗体的作用外,其他类型水肿和重要器官的急性水肿,对机体均有不良影响。水肿对器官组织功能活动的影响视水肿发生部位、发展速度及程度而定。水肿发生在四肢和体表时,则影响较小,可以引起局部组织受压,血液循环和淋巴循环障碍,而造成局部组织细胞营养不良,使组织抵抗力降低,易发生感染和伤口不易愈合等。发生在重要部位的水肿则影响较大,后果严重。

(1) 细胞营养障碍。水肿部位组织间液过多,压迫微血管,增大细胞与血管间物质弥散距离,影响物质交换,代谢发生障碍,局部抵抗力降低,易发生感染、溃疡,创面不易愈合。

(2) 器官功能障碍。水肿发生于特定部位时引起严重后果,如咽喉部,尤其声门水肿,可引起气道阻塞甚至窒息致死;肺水肿引起严重缺氧;心包积液,妨碍心脏的舒缩活动,引起心输出量下降,导致心力衰竭发生;脑水肿,使颅内压增高及脑功能紊乱,甚至发生脑疝,引起呼吸、心搏骤停。

2. 水肿的防治原则

(1) 重视病因治疗,积极治疗引起水肿的疾病或病理过程。

(2) 及时治疗或抢救喉头水肿、肺水肿和脑水肿等对机体危害严重的水肿。

（3）针对不同类型的水肿，采取相应的消肿措施。

病例 3-2

患者，男，56 岁，因突发心力衰竭急诊入院。检查发现，患者双下肢水肿，胸部 X 平片显示心脏扩大。

分析：

该病人水肿的发生机制是什么？

第二节　钾代谢紊乱

钾代谢紊乱主要是指细胞外液钾离子浓度异常而言，包括高钾血症和低钾血症。虽然人体钾主要分布在细胞内，但细胞外的钾浓度在一定程度上能指示钾自稳调节状态，而且易于快速测定，钾代谢紊乱是电解质代谢紊乱中常见的病理过程。

一、钾代谢及功能

（一）正常钾代谢

天然食物含钾很丰富，人体通过膳食摄取钾盐。成人每日摄入量波动在 $50\sim200$ mmol，90% 在肠道内吸收。正常人体含钾量约 $50\sim55$ mmol/kg，其中 98% 分布在细胞内，2% 分布在细胞外，一般细胞外的钾在合成代谢时进入细胞内，细胞内钾在分解代谢时释出细胞外。钾离子在细胞内、外的平衡极为缓慢。同位素示踪发现，细胞内、外水的平衡需 2 小时，而钾的平衡需 15 小时。

钾的排泄途径主要为肾，随尿排出的钾约 90%。肾排钾过程大致分为三个阶段，肾小球滤过；近曲小管和髓袢重吸收滤过钾的 90%～95%；随着钾摄入量的变化，远曲小管和集合管在醛固酮作用下改变钾的排泌维持体钾的平衡。肠道排钾占 10%，汗液只含少量钾（图 3-10）。

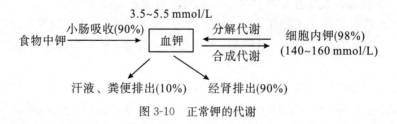

图 3-10　正常钾的代谢

（二）钾代谢调节

1. 胰岛素

胰岛素可通过激活 $Na^+ - K^+ - ATP$ 酶促使钾转移到细胞内，也可使 $Na^+ - K^+ - ATP$ 酶合成增加，使葡萄糖转运体增多，促进糖原合成，间接使血钾降低。

2. 儿茶酚胺

儿茶酚胺对钾分布的影响因受体不同而异。β受体兴奋能增强 Na^+-K^+-ATP 酶活性,促进钾离子进入细胞内,而 α 受体兴奋则促进钾离子自细胞内移出。儿茶酚胺还可促进糖原分解而刺激胰岛素分泌,间接促进钾进入细胞内。

3. 血钾浓度

血钾浓度升高可直接激活 Na^+-K^+-ATP 酶,促进钾进入胞内。反之,低钾血症发生时,钾从胞内溢出以维持血钾浓度。

4. 酸碱平衡状态

酸中毒时,血液中 H^+ 浓度增高,H^+ 进入细胞内,以减轻血液酸中毒的程度。为了维持电中性,钾离子移出细胞,导致血钾升高。碱中毒时正好相反,细胞内 H^+ 移出,补充血液中 H^+ 的不足。为了维持电中性,细胞外 K^+ 进入细胞内,导致血钾降低。因此,酸中毒时一般伴有高钾血症,碱中毒时一般出现低钾血症。

5. 渗透压

细胞外液渗透压急剧升高促进钾离子从细胞内移出,可能是因细胞外液高渗引起水向细胞外移动,细胞内钾因脱水而被浓缩,提高了细胞内外钾的浓度差,促进钾外移。

6. 运动

肌肉反复舒缩是建立在动作电位反复去极化和复极化的基础上的,复极化是钾外出的过程,细胞摄取钾需要消耗能量,而运动时肌肉能量相对不足,故钾漏出大于泵入,可出现血钾增高。血钾增高有扩血管作用,运动引发的血钾增高可增加运动肌肉的血供,是机体的适应性反应。

(三) 钾的生理功能

1. 调节细胞内外的渗透压和酸碱平衡

钾是细胞内主要阳离子,对维持细胞内渗透压有重要意义,体液钾离子浓度和体液酸碱度相互影响。

2. 参与物质代谢

细胞内一些与糖代谢有关的酶类,如磷酸化酶和含巯基酶等必须有高浓度钾的存在才具有活性。糖原合成有一定量的钾进入细胞内,分解时释出,其比例为 1 g 糖原：0.36～0.45 mmol 钾,蛋白质合成时也需要钾,1 g 蛋白质：30 mmol 钾。能量生成过程中丙酮酸激酶的激活也离不开钾。

3. 维持神经肌肉机能活动

可兴奋细胞的静息电位主要取决于细胞膜对钾的通透性和膜内外钾的浓度差,安静时细胞内钾离子外移,形成内负外正极化状态,即静息电位,其大小影响动作电位生成及传布,维持着神经、肌肉的机能。

二、低钾血症

血清钾浓度低于 3.5 mmol/L 者称为低钾血症(hypokalemia)。低钾血症多伴有体内钾总含量减少(即缺钾),但有时血清钾浓度与体内钾的总含量在某些病理情况下,并不一定是平行关系,如体内钾的总含量正常或偏高时,也可发生低钾血症(见于因某些原因所引起的细胞外的 K^+ 转入细胞内)。

(一)原因和机制

1. 钾的摄入不足

见于长期禁食、消化道梗阻、慢性消耗性疾病、恶性肿瘤、昏迷和某些精神病病人等。人体钾的排出量和摄入量相关,即多进多排,少进少排,不进也排。因疾病或治疗需要不能进食或禁食者,一周左右可发生低血钾。

2. 钾的丢失过多

(1)经消化道失钾。消化液中的钾浓度(见表3-6)和血清钾相近,甚至明显高于血清钾,因此频繁呕吐、严重腹泻、胃肠减压,肠瘘,胆瘘等患者,钾会随消化液大量丢失。

表 3-6　血浆及消化液电解质含量(mmol/L)

	Na^+	K^+	Cl^-	HCO_3^-
血浆	142	3.5~5.5	103	23~28
唾液	10~40	26	10~30	<10
胃液	20	10~20	150	0
胰液	140	5	40	110
胆汁	140	5	100	40
肠液	140	5~15	60~110	30~80

(2)经肾失钾。凡是能增强远曲小管排泌钾的因素均导致经肾失钾。应用噻嗪类利尿剂——依他尼酸、呋塞米等,由于它们皆抑制肾髓袢对氯化钠的重吸收,使到达远曲小管的钠离子增多,K^+-Na^+ 交换量增加,钾随尿排出增多。醛固酮分泌增多,如原发肾上腺皮质肿瘤或应激所致继发性醛固酮增多均促进尿钾排出。

(3)经皮肤失钾。炎热天气或剧烈运动时可大量排汗等。

3. 细胞外钾向细胞内转移

在机体含钾总量并未减少时,可由于细胞外液的 K^+ 向细胞内转移而引起低钾血症,如:低钾性家族性周期性麻痹、碱中毒等。

家族性低钾血症性周期性麻痹是一种少见的常染色体显性遗传病,发作时细胞外钾进入细胞内,出现低钾血症和骨骼肌瘫痪。补钾有助于纠正骨骼肌麻痹症状,轻症不经治疗可在 6~24 小时内自行缓解,重症抢救不及时可危及生命。

(二)对机体的影响

低钾血症对机体的影响取决于血清钾降低的速度和程度及持续的时间。

1. 对神经肌肉的影响

轻度急性低钾血症(钾浓度为 2.0~2.5 mmol/L)患者仅仅感到倦怠和全身软弱无力,肌无力多起于下肢。重度肌无力波及上肢、躯干及呼吸肌,腱反射减弱甚至消失,更甚者呼吸肌麻痹引起呼吸衰竭。胃肠道平滑肌活动减弱,出现食欲不振,恶心、呕吐,肠鸣音减弱、腹胀、严重者发生麻痹性肠梗阻。主要机制是低钾时神经肌肉细胞的兴奋性降低,严重低血钾时甚至不能兴奋。

2. 对心脏的影响

急性低钾血症发生时,虽然细胞内、外的钾浓度差增大,但此时心肌细胞膜对钾的通透性降低(与细胞膜钾通道功能有关),细胞内钾外流减少、静息电位负值变小(如 -90 mV 减到 -80 mV),兴奋性有所增高,容易引起心律失常,表现为期前收缩、心动过速甚至心室颤动。常见的心电图改变是 S-T 段下移,T 波低平,并出现明显的 U 波(图 3-11)。

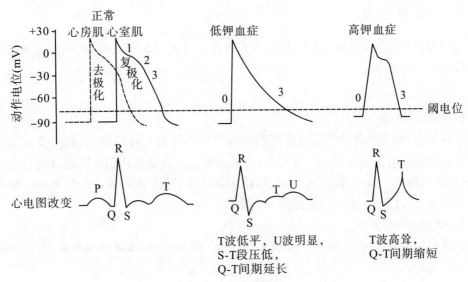

图 3-11　血钾浓度改变对心肌细胞膜电位及心电图的影响

3. 酸碱平衡紊乱

低钾血症(肾小管性酸中毒和腹泻引起的除外)本身可引起代谢性碱中毒和反常性酸性尿。

4. 其他

低钾血症还可引起肾功能障碍、胃肠运动减弱、中枢神经系统功能障碍等变化。

(三)防治原则

(1)防治原发病。

(2)补钾。严重低钾血症或伴有显著症状者应及时补钾。补钾以口服为主,必要时需谨慎采用静脉输入,静脉补钾浓度要低,速度要慢。严重缺钾(主要是细胞内钾不足)补钾要持续一段时间,使细胞内外 $[K^+]$ 达到平衡。尿少时不宜补钾(须每小时尿量 30 mL 以上),补钾时密切观察病情,防止高血钾发生。

(3)注意肌肉和心功能的变化。应密切注意肌肉和心功能的变化,防止出现呼吸肌麻痹。

> **病例 3-3**
>
> 　　患者,男,21 岁,腹泻 2 天,每天 6～7 次,水样便;呕吐 3 次,呕物为胃内容物,不能进食。患者自述全身软弱无力。血清 K^+ 3.0 mmol/L。
>
> **分析:**
> 　　该患者所出现的水、电解质代谢紊乱是哪种类型? 并阐明该电解质紊乱的发生机制。

三、高钾血症

血清钾浓度超过 5.5 mmol/L 则称为高钾血症(hyperkalemia)。高钾血症未必伴有体内钾的总含量增多。

(一)原因和机制

1. 肾排钾障碍

各种原因(如急性肾功能衰竭少尿期和慢性肾功能衰竭晚期等)引起的少尿或无尿是引起高钾血症的主要原因。大量失血、失液使血压显著降低均引起肾小球滤过率明显下降,钾滤过减少。另外,低肾素血症、醛固酮减少症、肾上腺皮质功能低下和保钾利尿剂的使用过多、过久等,也可致肾排钾功能障碍。

2. 钾的摄入过多

静脉补钾过多过快,误输钾盐或输入库存较久的血(一般库存两周的血,血清钾浓度增加 4～5 倍)。

3. 细胞内钾释出过多

酸中毒时细胞内外离子交换,K^+ 释出入血,肾脏排泌钾减少,使血钾增高。溶血,严重广泛的软组织损伤,如挤压综合征、大面积撕裂伤,细胞损伤释出大量的钾。

(二)对机体的影响

高钾血症对机体的影响与血钾增高的速度和严重程度密切相关,最主要是对心脏的影响。

1. 肌肉无力

急性轻度高钾血症,主要表现为感觉异常、肌肉疼痛、肌束震颤等症状,一般不易被发现。急性重度高钾血症,出现四肢软弱无力,甚至发生弛缓性麻痹。

2. 心律失常

高血钾对心脏有明显的毒性作用,可出现心率减慢、心室颤动等心律失常,甚至心搏骤停。后者是重症高钾血症的主要危险。心电图上重要而明显的改变是 T 波高尖,P－R 间期延长,P 波、QRS 波群低平增宽,Q－T 间期缩短。

3. 对酸碱平衡的影响

高钾血症可引起代谢性酸中毒和反常性碱性尿。高钾血症发生时,细胞外 K^+ 进入细胞内,细胞内的 H^+ 移至细胞外,导致代谢性酸中毒。由于细胞内的 H^+ 降低,肾脏远曲小管上皮排泌 H^+ 减少,使细胞外液的 H^+ 进一步增高。

（三）防治原则

（1）积极防治原发病。

（2）采用胰岛素和葡萄糖注入，促使钾进入细胞内。

（3）给予钙盐或钠盐，对抗高血钾的心肌损害。

（4）加速钾的排出。用阳离子交换树脂口服或灌肠，使钾从肠道排出或经人工肾，血液透析排钾。

病例 3-4

患者，女，33 岁，因车祸致大出血、昏迷。送至医院后，因血源紧张，紧急输入库存血抢救，抢救后患者逐渐清醒，但自述肌肉疼痛。检查后发现，患者心电图 T 波高尖、QRS 波变宽、P-R 间期延长，血清 K^+ 6.1 mmol/L。

分析：

该病人患有哪种水、电解质代谢紊乱？阐明心电图变化机理。

第三节　镁代谢紊乱

镁是机体内具有重要生理作用的阳离子。正常镁的代谢对于维持细胞正常代谢和遗传稳定性、维持神经肌肉和心脏的功能是十分必要的。镁代谢紊乱主要是指细胞外液中镁浓度的变化，包括低镁血症和高镁血症。

一、低镁血症

血清镁浓度低于 0.75 mmol/L 时，称为低镁血症（hypomagnesemia）。

（一）原因和机制

1. 镁摄入不足

一般饮食含镁也比较丰富，故只要能正常进食，机体就不致缺镁。营养不良、长期禁食、厌食、长期经静脉营养未注意镁的补充均可导致镁摄入不足，而少量的镁仍继续随尿排出，故可发生低镁血症。

2. 镁排出过多

（1）经胃肠道排出过多。正常饮食中镁的 40%～70% 随粪便排出体外。严重的腹泻和持续的胃肠吸引可使镁经消化道吸收减少而排出过多。

（2）经肾排镁过多。正常肾小球滤过的镁约有 25% 在近曲小管被重吸收，60%～70% 在髓袢升支和远曲小管重吸收。随尿排出的镁，大约相当于摄入镁量的 30%～60%。在下列情况下，肾排镁增多：① 利尿药。特别是髓袢利尿药如呋塞米、依他尼酸等可抑制髓袢对镁的重吸收而致镁丧失，长期使用时可引起低镁血症。由甘露醇、尿素或葡萄糖所致的渗透性利尿亦可引起镁随尿排出过多。② 高钙血症。钙与镁在肾小管中被重吸收时有相互竞争的作用,因而任何原因引起的高钙血症(如甲状旁腺功能亢进、维生素 D 中毒时)均可使肾小管重吸收镁减少。甲状旁腺激素本身有促进肾小管重吸收镁的作用,甲状旁腺功能亢进时,过多的 PTH 本应使更多的镁在肾小管内重吸收,但这种作用被高钙血症所完全抵消。③ 严重的甲状旁腺功能减退。由于甲状旁腺激素减少,肾小管中镁的重吸收减少。④ 醛固酮增多。醛固酮也能抑制肾小管重吸收镁,故原发性醛固酮增多症和各种原因引起的继发性醛固酮增多症均可能引起低镁血症。⑤ 肾疾患。急性肾小管坏死多尿期、慢性肾盂肾炎、肾小管酸中毒等疾病分别因渗透性利尿和肾小管功能受损而导致镁随尿排出增多。

3. 细胞外液镁转入细胞过多

用胰岛素治疗糖尿病酮症酸中毒时,因糖原合成需要镁,故细胞外液中的镁过多地转向细胞内液,可引起低镁血症。

（二）对机体的影响

1. 对神经-肌肉的影响

在正常情况下,Mg^{2+}抑制神经-肌肉接头处的兴奋传递。低镁血症发生时,这种抑制减弱,使神经-肌肉接头处兴奋传递加强,神经纤维和骨骼肌的应激性就增高,故在临床上可出现一系列神经-肌肉应激性增高的表现如小束肌纤维收缩、震颤等;中枢神经系统的兴奋可出现反射亢进,对声、光反应的过强、焦虑、易激动等症状;平滑肌的兴奋可导致呕吐或腹泻。

2. 对代谢的影响

（1）低钙血症。中度至重度低镁血症常可引起低钙血症。低镁使腺苷酸环化酶活性下降,导致甲状旁腺机能的障碍,甲状旁腺激素分泌减少,同时靶器官对甲状旁腺激素的反应性也减弱,肠道吸收钙、肾小管重吸收钙和骨钙的动员均发生障碍。

（2）低钾血症。镁缺乏时 $Na^+ - K^+ - ATP$ 酶活性降低,肾保钾功能减退,常可出现低钾血症。此类低钾血症如只补钾而不及时补镁,则血钾亦难以恢复。

3. 对心脏的影响

缺镁时心肌的兴奋性和自律性均升高,故易发生心律失常。除了直接作用外,缺镁也可通过引起低钾血症而导致心律失常,因为低钾血症也可使心肌的兴奋性和自律性增高,而且还能使有效不应期缩短,超常期延长。低镁血症心律失常严重时甚至也可发生心室纤维颤动。

除此以外,缺镁也可以引起心肌形态结构的变化。例如,因为镁是许多酶系所必需的辅因子,故严重缺镁可引起心肌细胞的代谢障碍从而导致心肌坏死。动物实验中,缺镁饮食引起的心肌坏死可能与低镁血症使冠状血管痉挛有关。

（三）防治原则

1. 防治原发疾病

防止或排除引起低镁血症的原因的作用。

2. 补镁

对于较轻的低镁血症,可通过肌肉内注射的途径补镁。严重低镁血症且有症状特别是各种类型的心律失常时必须及时补镁。对于缺镁引起的严重心律失常,其他疗法往往都无效果。只有静脉内缓慢注射或滴注镁盐(一般是用硫酸镁)才能奏效。

3. 纠正水和其他电解质代谢紊乱

包括补水,特别是补钾和补钙,因为低镁血症常伴有失水、低钾血症和低钙血症。

二、高镁血症

血清镁浓度高于 1.25 mmol/L 时为高镁血症。

(一)原因和机制

1. 镁摄入过多

见于静脉内补镁过快过多时。这种情况在肾功能受损的病人中更易发生。

2. 肾排镁过少

正常时肾有很大的排镁能力,故口服或注射较多的镁盐对于肾功能正常的人不致引起高镁血症。肾排镁减少是高镁血症最重要的原因。

(1)肾功能衰竭。急性或慢性肾功能衰竭伴有少尿或无尿时,由于肾小球滤过功能减弱等原因,肾排镁减少,故易发生高镁血症。此时如果不适当地给病人应用含镁药物,将加重高镁血症。

(2)严重脱水伴有少尿。随着尿量减少,镁的排出也减少,故易发生高镁血症。

糖尿病酮症酸中毒昏迷患者在治疗前,往往因为多尿、呕吐、入水减少而发生严重的脱水和少尿,因而血清镁可以升高。此外,在胰岛素治疗前,细胞内分解代谢占优势,故细胞内镁向细胞外释出,这也是引起高镁血症的一个原因。

(3)甲状腺功能减退。甲状腺素有抑制肾小管重吸收镁、促进尿镁排出的作用,故某些黏液水肿的病人可能发生高镁血症。

(4)醛固酮减少。醛固酮也有抑制肾小管重吸收镁、促进尿镁排出的作用,故某些 Addison 病患者可发生高镁血症。

(二)对机体的影响

在血清镁浓度不超过 2 mmol/L 时,临床上很难觉察高镁血症对机体的影响。只有当血清镁浓度升至 3 mmol/L 或更高时,才可看到高镁血症所引起的临床症状。

1. 对神经-肌肉接头处的影响

镁能抑制神经-肌肉接头处的兴奋传递,高浓度的镁有箭毒样的作用。故高镁血症病人可发生显著的肌无力甚至弛缓性麻痹,四肢、吞咽和呼吸肌都可以被波及,因而可导致弛缓性面瘫,吞咽和说话困难,严重者可因呼吸肌麻痹而死亡。

2. 对中枢神经系统的影响

镁能抑制中枢神经系统的突触传递,抑制中枢神经系统的功能活动。高镁血症因而也可以引起深腱反射减弱或消失,有的病人还可发生嗜睡或昏迷。

3. 对心脏的影响

高浓度的镁能抑制房室和心室内传导,并降低心肌兴奋性,故可引起传导阻滞和心动过缓。心电图上可见 P-R 间期延长和 QRS 综合波增宽。

4. 对平滑肌的影响

镁对平滑肌亦有抑制作用。高镁血症发生时血管平滑肌的抑制可使小动脉、微动脉等扩张,从而导致外周阻力降低和动脉血压下降。对内脏平滑肌的抑制可引起暖气、呕吐、便秘、尿潴留等症状。

（三）防治原则

（1）防治原发疾病,尽可能改善肾功能,包括纠正脱水。

（2）静脉内注射葡萄糖酸钙,因为 Ca^{2+} 在某些方面能与 Mg^{2+} 相拮抗。

（3）使镁排出体外,可用透析疗法以去除体内过多的镁。如肾功能尚好,也可以适当使用利尿药使肾排镁增多。

（4）人工呼吸,用于抢救呼吸肌麻痹患者。

（5）治疗其他电解质紊乱。引起高镁血症的原因往往也会引起高钾血症,因此应当及时检查血清钾,发现高钾血症后应积极治疗。

病例 3-5

史某,男,40 岁,因煤矿事故困于矿井 3 天,水源断绝。被救出后,患者自述口渴、头疼、腹胀、四肢无力。检查发现:T 39℃,血清 Na^+ 165 mmol/L,血清 K^+ 2.8 mmol/L。

分析:

1. 该患者出现了何种水、电解质代谢紊乱? 诊断依据是哪些?

2. 试述患者水、电解质紊乱的发生机制及临床症状的病理生理基础。

思考题

1. 高渗性脱水对机体的影响及其机制是什么?

2. 简述低钾血症的常见原因及对机体的影响。

3. 简述水肿发生的基本机制。

4. 简述高钾血症发生的主要原因及对机体的影响。

5. 醛固酮和抗利尿激素是如何调节水、电解质平衡的?

6. 常见水肿有哪几种? 各有什么特点?

7. 简述低镁血症的原因及其对心脏的影响。

（张根葆 吴 娟）

第四章　酸碱平衡和酸碱平衡紊乱

机体内组织、细胞需要在适宜的酸碱度环境中才能进行正常的生命活动。血浆的酸碱度取决于其 H^+ 的浓度。由于血浆 H^+ 浓度很低,故多以 H^+ 浓度的负对数即 pH 来表示。正常人血清$[H^+]$36～44 nmol/L,相当于 pH7.35～7.45,平均 7.40。在生命活动过程中,机体的物质代谢不断产生大量的酸性物质和碱性物质。此外,酸性物质和碱性物质可随食物进入体内。但正常生物体体液的 pH 总是相对稳定的。这主要是依靠体内各种缓冲系统、肺和肾等的调节功能实现的。机体通过处理酸碱物质而维持机体 pH 在恒定范围内的过程称为酸碱平衡(acid-base balance),在这种环境下,机体免疫力、蛋白质理化性质、酶活性、细胞活动均处于最佳状态。机体体液的酸碱平衡对保证生命活动的正常进行至关重要。

许多原因可以引起机体的酸碱平衡紊乱。酸碱平衡紊乱(acid-base disbalance)是指由于各种原因引起的酸碱超量负荷或严重不足或调节机制障碍,而导致体液内环境酸碱度稳定性的破坏。一旦发生酸碱平衡紊乱,病情就会加重和复杂化,有时可对病人的生命造成严重的威胁。

第一节　酸碱的概念、来源及调节

一、酸、碱的概念

酸是指在化学反应中,凡能释放出 H^+ 的化学物质称为酸。如: HCL、H_2SO_4、NH_4^+、H_2CO_3、CH_3COOH(乳酸)等。反之,能接受 H^+ 的物质称为碱,如: OH^-、NH_3、HCO_3^- 等。蛋白质(Pr^-)在体液中与 H^+ 结合成为蛋白酸(HPr),而且结合较牢固,所以 Pr^- 也是一种碱。体液中的酸性或碱性物质主要是细胞内物质在分解代谢过程中产生的,食物中也含有酸性或碱性物质,但量很少。

二、体内酸碱来源

(一)酸的来源

1. 挥发酸(volatile acid)

碳酸,主要由 CO_2+H_2O 在碳酸酐酶(carbonic anhydrase,CA)的作用下生成,可释放出 H^+,也可以变成 CO_2 由肺外排,故称挥发酸。成人静态日产 CO_2 300～400 L,可释放 H^+ 15 mol。

2. 固定酸(fixed acid)

由蛋白质分解代谢的产物(硫酸、磷酸、尿酸)、糖和脂肪代谢的中间产物,可释放出H^+,与其相应的酸根一道由肾外排,故称固定酸。固定酸日产H^+ 50～100 mmol。

(二) 碱的来源

食物摄入,蔬菜、水果中富含有机酸盐,如柠檬酸盐、苹果酸盐、草酸盐等,在物质代谢过程中与H^+反应分别转化为相应的有机酸和钠、钾、钙、镁等金属元素与HCO_3^-结合成碱性盐。

由于机体产酸量比血清实际$[H^+]$大几个数量级,若无强大的调节机制,仅3秒钟的产酸量即可使人致死(图 4-1)。

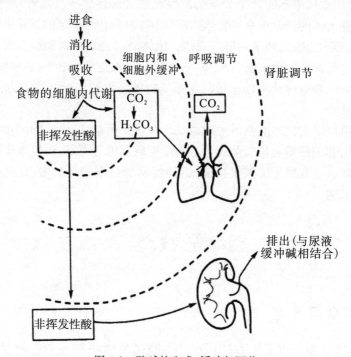

图 4-1　酸碱的生成、缓冲与调节

三、体内酸碱平衡代偿调节

尽管正常机体不断产生和摄取酸性及碱性物质,但血液的 pH 值是相对恒定的,并不随一般的生理活动而发生显著变化,这是由于机体内存在一系列强大而精细的酸碱调节机制,主要是体液的缓冲系统以及肺和肾脏对酸碱平衡的调节。

(一) 血液缓冲系统的调节

所谓血液的缓冲系统,是指由弱酸(缓冲酸)和相应的弱酸盐(缓冲碱)所组成的、具有缓冲能力的混合溶液。

血液的缓冲系统主要有碳酸氢盐缓冲系统($NaHCO_3/H_2CO_3$)、磷酸盐缓冲对(Na_2HPO_4/NaH_2PO_4)、血浆蛋白缓冲系统($Na-Pr/H-Pr$)、血红蛋白/氧合血红蛋白缓冲系统（KHb/HHb、KHbO$_2$/HHbO$_2$）（表 4-1）。

表 4-1 全血中缓冲系统及含量和分布

缓冲系统	缓冲酸		缓冲碱	占全血缓冲系统百分比（%）
碳酸氢盐缓冲系统	H$_2$CO$_3$	⇔	HCO$_3^-$ ＋ H$^+$	53
磷酸酸盐缓冲系统	H$_2$PO$_4^-$	⇔	HPO$_4^{2-}$ ＋ H$^+$	35
血浆蛋白缓冲系统	HPr	⇔	Pr$^-$ ＋ H$^+$	7
血红蛋白/氧合血红蛋白	HHb	⇔	Hb$^-$＋H$^+$	5
缓冲系统	HHbO$_2$	⇔	HbO$_2^-$＋H$^+$	

在上述的缓冲系统中以血浆中的碳酸氢盐缓冲系统和红细胞的血红蛋白和氧合血红蛋白缓冲系统最为重要，它们反应迅速，只要血液中酸或碱性物质发生改变，即可发挥作用。体内的挥发性酸主要由红细胞的血红蛋白和氧合血红蛋白缓冲，固定酸或碱能被所有缓冲系统所缓冲，其中以碳酸氢盐缓冲系统的缓冲能力最强。这是因为：① 含量最多，占血液缓冲总量的 53%。② 为开放性的缓冲系统，体内的碳酸与体液中溶解的 CO$_2$ 为取得平衡而受到呼吸的调节。③ 缓冲潜力大，它通过肺和肾脏对血液中 CO$_2$ 及 HCO$_3^-$ 浓度的调节，使缓冲物质易于补充和排出。④ 碳酸氢盐缓冲系统中的 H$_2$CO$_3$ 和 HCO$_3^-$ 的比值与细胞外液的 pH 值的变化密切相关。HCO$_3^-$ 为代谢性因素，H$_2$CO$_3$ 为呼吸性因素，两者任何一方的浓度发生变化时，只要另一方发生相应的增加或减少，则可使两者比值维持在 20∶1，血浆 pH 值则为 7.40。

（二）肺的调节

肺在酸碱平衡中的作用是通过改变 CO$_2$ 的排出量来调节血浆中碳酸的浓度，使血浆中 HCO$_3^-$ 与 H$_2$CO$_3$ 比值接近 20∶1，以保持 pH 值相对恒定。肺的这种调节发生迅速，数分钟内起效，30 分钟即可达高峰。呼吸运动的调节是通过中枢和外周两方面来调节的。

呼吸运动的中枢调节：延髓化学中枢接受来自中枢化学感受器和外周化学感受器的调节。当血中 CO$_2$ 增高时，改变了脑间质或脑脊液的 pH 值，使 H$^+$ 增加，进而兴奋呼吸中枢。当 $PaCO_2$ 增高到 8 kPa（60 mmHg）时，肺通气量可增加 10 倍，但 $PaCO_2$ 增高大于 10.7 kPa（80 mmHg）时，呼吸中枢反而抑制，产生"二氧化碳麻醉"。

呼吸运动的外周调节：缺氧、$PaCO_2$ 增加和 H$^+$ 升高均可刺激位于主动脉体和颈动脉体的外周化学感受器，反射性地兴奋呼吸中枢，呼吸加深加快，使肺泡通气量增加。

（三）肾脏调节

肾脏主要是对固定酸的调节，通过肾脏排酸保碱的作用来维持 HCO$_3^-$ 的浓度，调节 pH 值使之相对恒定。肾脏对酸碱的调节能力非常强大，但发挥调节作用的速度很慢，通常在数小时之后才发挥作用，3～5 天达高峰。NaHCO$_3$ 可自由通过肾小球。肾小球滤液中 NaHCO$_3$ 含量与血浆相等，其中 85%～90% 在近曲小管被重吸收，其余部分在远曲小管和集合管被重吸收。正常情况下，随尿液排出体外的 NaHCO$_3$ 仅为滤出量的 0.1%，即

几乎无 $NaHCO_3$ 的丢失,肾脏在酸碱平衡中的主要调节作用机制如下:

1. 近曲肾小管对 $NaHCO_3$ 的重吸收

近曲小管调节碱的功能主要是重吸收 HCO_3^-,其泌 H^+ 作用也是为了辅助 HCO_3^- 重吸收。

2. 远端肾单位的泌氢和 HCO_3^- 重吸收

远曲肾小管和集合管对酸碱平衡的调节是通过泌 H^+ 和重吸收 HCO_3^- 来调节的。当原尿流经远曲肾小管和集合管后,通过泌 H^+,使尿液的 pH 值显著下降,即尿液的远端酸化作用(distal acidification)。这一作用主要是由远曲肾小管和集合管的闰细胞承担,此细胞又称为泌 H^+ 细胞,它不转运 Na^+,是一种非 Na^+ 依赖性的泌 H^+ 细胞。

3. 铵盐的生成和排出

肾脏内铵(NH_4^+)的产生和排出是 pH 依赖性的,即酸中毒越严重,尿中排 NH_4^+ 量越多,近曲和远曲肾小管都泌 NH_3 和 NH_4^+,但近曲肾小管上皮细胞是泌 NH_4^+ 的主要场所。在近曲小管上皮细胞内谷氨酰胺在谷氨酰胺酶的作用下水解成氨(NH_3)和谷氨酸,谷氨酸又分解为 NH_3 和 α-酮戊二酸,α-酮戊二酸经代谢转化为 $2HCO_3^-$。HCO_3^- 则通过基侧膜上 $Na^+-HCO_3^-$ 载体,Na^+ 和 HCO_3^- 同向转运进入血液循环,而 NH_3 与细胞内碳酸解离的 H^+ 结合生成 NH_4^+,通过 $Na^+-NH_4^+$ 交换进入肾小管腔(图 4-2)。

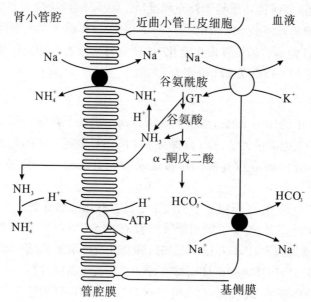

○表示主动转运;●表示继发性主动转运;GT 表示谷氨酰胺转运酶

图 4-2　近曲小管上皮细胞泌 NH_4^+ 重吸收 HCO_3^- 示意图

(四)组织细胞的缓冲作用

机体大量的组织细胞内液也是酸碱平衡的缓冲池,细胞的缓冲作用主要是通过离子交换进行的,细胞外液中 $[H^+]$ 的变动会影响到细胞内,特别是大量肌肉组织细胞是巨大的酸碱缓冲池,酸中毒时,H^+ 可由细胞外进入细胞内增多,而细胞内的 K^+ 则从细胞内移出,故酸中毒时常可伴有高钾血症,反之,碱中毒时,$[H^+]$ 降低,H^+ 由细胞内移向细胞外增多,而细胞外的 K^+ 则进入细胞内,故碱中毒时常可伴有低钾血症。

第二节 酸碱平衡的常用指标及其意义

一、pH 值和 H^+ 浓度

pH 和 H^+ 浓度是酸碱度的重要指标,由于血液中 H^+ 很少,因此广泛使用 H^+ 浓度的负对数,即 pH 来表示体液的酸碱度。动脉血中 pH 受血液缓冲对的影响,血液中的缓冲对以碳酸氢盐缓冲对为主,故根据 Henderson-Hassalbalch 方程式,血液的 pH 值为:

$$pH = pKa + lg \frac{[HCO_3^-]}{[H_2CO_3]}$$

此公式反映了 pH 值、HCO_3^- 和 $PaCO_2$ 三者之间参数的相互关系。这在酸碱平衡紊乱的判别中具有重要意义。从这个公式可知 pH 值主要取决于代谢性成分(HCO_3^-)和呼吸性成分(H_2CO_3)的比值,其正常比值为 20：1。正常人动脉血 pH 为 7.40 ± 0.05,pH<7.35 为酸中毒,pH>7.45 为碱中毒。血浆 pH 的变动是酸碱平衡紊乱的总结果,但仅凭动脉血 pH 本身并不能区别酸碱平衡紊乱的类型,即不能判定酸碱平衡紊乱是代谢性还是呼吸性。pH 在正常范围内,可以表示体内酸碱平衡正常,但并不能排除酸碱代谢异常的存在,如代偿性单纯型酸中毒或碱中毒时,血浆的 pH 可在正常范围内。同一病人同时存在酸中毒和碱中毒时,pH 也有可能在正常范围内。

二、二氧化碳分压

二氧化碳分压(PCO_2)是指物理性溶解在血浆中的 CO_2 分子所产生的压力或张力。临床上常以动脉血测定,正常值为 $4.39\sim6.25$ kPa($33\sim46$ mmHg),平均值为 5.33 kPa(40 mmHg)。由于 CO_2 通过肺泡膜的弥散速度很快,所以动脉血二氧化碳分压($PaCO_2$)与肺泡气中的二氧化碳分压(P_ACO_2)基本相等,因此测定 $PaCO_2$ 可了解肺泡通气情况,即 $PaCO_2$ 与肺泡通气量成反比,高于正常值可反映肺泡通气不足,CO_2 蓄积,又称呼吸性酸中毒。若 $PaCO_2$ 低于正常值时,反映肺泡通气过度,CO_2 排出过多,称呼吸性碱中毒。所以 $PaCO_2$ 是反映呼吸性酸碱紊乱的重要指标。在代谢性酸中毒或代谢性碱中毒时,由于呼吸的代偿作用,$PaCO_2$ 也可继发性低于和高于正常范围。

三、标准碳酸氢盐和实际碳酸氢盐

标准碳酸氢盐(standard bicarbonate,SB)是指全血在标准条件下,即 $PaCO_2$ 为 5.33 kPa(40 mmHg),温度 38 ℃,血红蛋白氧饱和度为 100％测得的血浆 HCO_3^- 含量。因该测定方法标准化后 HCO_3^- 不受呼吸因素的影响,故为判断代谢性因素引起酸、碱平衡紊乱的重要指标。正常值为 $22\sim27$ mmol/L,平均值为 24 mmol/L。在代谢性酸中毒时 SB 降低,代谢性碱中毒时 SB 升高。呼吸性酸中毒或碱中毒时,由于肾的代偿作用,SB 也可发生相应的代偿性升高或代偿性降低。

实际碳酸氢盐(actual bicarbonate,AB)是指隔绝空气的血液标本,在实际 $PaCO_2$ 和实际血氧饱和度条件下测得的血浆 HCO_3^- 含量。AB 因为是在实际状态下测定的,因而受代谢因素和呼吸因素两方面的影响。SB 与 AB 之差可反映出呼吸性因素对酸碱平衡的影响。正常人 AB 与 SB 相等,AB>SB 表明有 CO_2 蓄积,见于急性呼吸性酸中毒。反之,AB<SB 表明有 CO_2 排出过多,见于急性呼吸性碱中毒。AB 与 SB 两者均降低见于代谢性酸中毒或代偿性呼吸性碱中毒,两者均升高则见于代谢性碱中毒或代偿性呼吸性酸中毒。

四、缓冲碱

缓冲碱(buffer base,BB)是指血液中一切具有缓冲作用的负离子碱的总和,其中主要包括血浆和红细胞中的 HCO_3^-、Hb^-、HbO_2、Pr^- 和 HPO_4^{2-} 等。通常以氧饱和的全血在标准条件下测定,正常值为 45~52 mmol/L。平均值为 48 mmol/L。BB 不受呼吸因素的影响,是反映血液代谢因素变化的指标。代谢性酸中毒时,BB 减少;代谢性碱中毒时,BB 升高。

五、碱剩余

碱剩余(base excess,BE)是指在标准状态下,用酸或碱滴定全血标本至 pH 7.40 时所需的酸或碱的量(mmol/L)。如用酸滴定,表明受测血样本中缓冲碱含量高,为碱剩余,用正值表示(即+BE),见于代谢性碱中毒;如用碱滴定,表明受测血样本中缓冲碱含量低,为碱缺失,用负值表示(即-BE),见于代谢性酸中毒。但在呼吸性酸中毒或碱中毒时,由于肾的代偿作用,BE 也可分别出现正值增加或负值增加。全血 BE 的正常值为(0±3) mmol/L。BE 也是反映代谢性因素的指标,不受呼吸因素的影响。

六、阴离子间隙

阴离子间隙(anion gap,AG)是近年来很受重视的评价酸碱平衡的重要指标。AG 是指血浆中未测定的阴离子(UA)与未测定的阳离子(UC)的差值,即 $AG=UA-UC$。正常机体细胞外液中阳离子总和与阴离子的总和是相等的,从而维持着正负电荷平衡。细胞外液中主要的阳离子是 Na^+,约占全部阳离子总和的 90%,为可测定阳离子,而 Cl^- 和 HCO_3^- 则是血液中主要的阴离子,约占全部阴离子总和的 85%,为可测定阴离子,此外血浆中还含有未测定的阴离子(如 HCO_3^-、Pr^-、HPO_4^{2-}、SO_4^{2-} 和有机酸根等)和未测定的阳离子(如 K^+、Ca^{2+}、Mg^{2+} 等)。

即得

可测定阳离子 + 未测定阳离子 = 可测定阴离子 + 未测定阴离子

Na^++未测定阳离子= Cl^- + HCO_3^- + 未测定阴离子

即

$$Na^+ - (Cl^- + HCO_3^-) = UA - UC = AG$$
$$AG = Na^+ - (Cl^- + HCO_3^-)（图 4-3）$$

AG 的正常值为 $10\sim14$ mmol/L，平均值为 12 mmol/L。AG 包括各种有机酸，如乙酰乙酸、β-羟丁酸、丙酮酸和乳酸等。AG 增大（>16 mmol/L），多数是由于有机酸在体内蓄积所致，常作为判断是否有 AG 增高型代谢性酸中毒的界线，还可见于与代谢性酸中毒无关的情况，如脱水后使用大量含钠盐的药物、骨髓瘤患者释出本周蛋白过多等。因此，AG 的测定对于代谢性酸中毒的判断与分型和某些混合型酸碱平衡紊乱的判断具有重要意义。AG 值降低在判断酸碱平衡紊乱方面的意义不大，仅见于未测定阴离子减少或未测定阳离子增多时如低蛋白血症等。

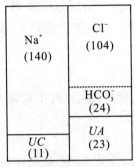

（单位 mmol/L ）

图 4-3 血浆阴离子间隙图解

第三节 单纯型酸碱平衡紊乱

根据 Henderson-Hassalbalch 方程式可知

$$pH = pKa + lg\frac{[HCO_3^-]}{[H_2CO_3]}$$

简化为

$$pH \propto \frac{[HCO_3^-]}{PaCO_2}$$

从简化式中可知：pH 值、$[HCO_3^-]$ 和 $PaCO_2$ 是决定体液酸碱平衡状态的三个基本参数。pH 值取决于 $[HCO_3^-]$ 和 $PaCO_2$ 的比值。根据 pH 值可将酸碱平衡紊乱分为酸中毒和碱中毒。$[H_2CO_3]$ 是反映酸碱平衡的呼吸性因素，$[HCO_3^-]$ 是反映酸碱平衡的代谢性因素。根据原发性变化可将酸碱平衡紊乱分为代谢性酸碱平衡紊乱和呼吸性酸碱平衡紊乱。则 $PaCO_2$ 原发性升高或降低所引起的酸碱平衡紊乱称为呼吸性酸中毒或呼吸性碱中毒；由 $[HCO_3^-]$ 原发性升高或降低所引起的酸碱平衡紊乱称为代谢性酸中毒或代谢性碱中毒。结合上述分类方法，单纯性酸碱平衡紊乱可分为 4 种类型，即代谢性酸中毒、代谢性碱中毒、呼吸性酸中毒、呼吸性碱中毒（图 4-4）。

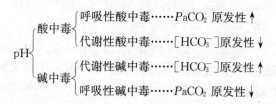

图 4-4 pH、[HCO_3^-]、$PaCO_2$ 和变化与酸碱平衡紊乱类型

一、代谢性酸中毒

代谢性酸中毒(metabolic acidosis)是细胞外液 H^+ 增加或 HCO_3^- 丢失而引起的以血浆 HCO_3^- 浓度原发性减少为特征的酸碱平衡紊乱,是临床上最常见的一种单纯型酸碱平衡紊乱类型。

（一）原因和机制

根据阴离子间隙 AG 的改变,可将代谢性酸中毒分为两种类型,即 AG 增高型代谢性酸中毒和 AG 正常型代谢性酸中毒。

1. AG 增高型代谢性酸中毒

凡能引起血浆中任何固定酸如乳酸、酮酸、硫酸和磷酸等的浓度增加,均可致 AG 值增大,血浆[HCO_3^-]因中和 H^+ 而降低,由于固定酸中含有未测定的阴离子,故 AG 值增高,而 Cl^- 浓度无明显变化。这种酸中毒称 AG 增高型正常血氯性代谢性酸中毒。其主要见于固定酸产生过多或肾排出固定酸的能力下降。

（1）乳酸酸中毒。常由休克、心搏骤停、心力衰竭等原因所致的缺氧所引起；由于缺氧,细胞内糖的无氧酵解增强,乳酸产生增多。严重肝脏病患,肝脏功能代谢异常,对乳酸的利用障碍,而使血中乳酸增多。

（2）酮症酸中毒。常见于糖尿病、饥饿和酒精中毒等原因。由于葡萄糖的利用减少或糖原耗尽等情况下,引起脂肪动员,大量脂肪分解代谢加速,大量脂肪酸进入肝脏而形成过多的酮体(酮体包括：丙酮、β-羟丁酸及乙酰乙酸),当酮体的产生超过了外周组织对其的氧化能力及肾的排出能力时,则可产生酮症酸中毒。

（3）肾排酸减少。常见于严重急、慢性肾功能不全。严重肾功能衰竭患者,肾小球滤过率严重降低,体内固定酸如磷酸、硫酸等不能由尿中排泄,在体内蓄积,AG 值升高,H^+ 浓度增加导致 HCO_3^- 降低,从而引起代谢性酸中毒。

（4）酸性物质摄入过多。外源性固定酸的摄入过多,常见于水杨酸中毒、阿司匹林大量摄入、甲醇中毒等,使体内大量酸根增多,未测定的阴离子增多,AG 值增大。

2. AG 正常型代谢性酸中毒

常由于 HCO_3^- 丢失过多,血浆 HCO_3^- 浓度原发性减少,不伴有未测定阴离子增加,故 AG 值正常,但血浆 Cl^- 浓度会代偿性增高,称为 AG 正常型高血氯性酸中毒。

（1）HCO_3^- 直接丢失过多。人体的肠液、胰液、胆汁等的 HCO_3^- 浓度均高于血浆,因此,严重腹泻、肠道造瘘、肠道引流等消化液的大量丢失,均可引起 $NaHCO_3$ 大量丢失。

Ⅱ型肾小管性酸中毒时,由于近曲肾小管病变,Na^+-H^+ 转运体功能障碍,碳酸酐酶活性降低,HCO_3^- 重吸收减少,尿中排出增多,导致血浆 HCO_3^- 浓度降低。大量使用碳酸酐酶抑制剂如乙酰唑胺可抑制肾小管上皮细胞内的碳酸酐酶活性,使 H_2CO_3 生成减少,泌 H^+ 和重吸收 HCO_3^- 减少,大量的 HCO_3^- 从肾脏丢失。大面积烧伤时,大量血浆渗出,伴有 HCO_3^- 丢失。

（2）肾脏的泌氢功能障碍。如轻、中度肾功能衰竭时,肾小球滤过率尚未降至正常的 25％以下,不会引起固定酸在体内的潴留,但此时肾小管上皮细胞产 NH_3 和泌 H^+、泌 NH_3 减少,肾小管对 HCO_3^- 重吸收减少,随尿液排出的 HCO_3^- 过多。Ⅰ型肾小管性酸中毒时,由于远曲肾小管、集合管的泌 H^+ 功能降低,尿液不能酸化,H^+ 在体内蓄积,HCO_3^- 重吸收减少,导致血浆 HCO_3^- 浓度进行性降低,尿液呈碱性。

（3）含氯的成酸性药物摄入过多。长期或大量服用含氯的盐类药物,如氯化铵、盐酸精氨酸、或盐酸赖氨酸等,在体内易解离出 HCl,引起血 Cl^- 增高。

（4）血液稀释性 HCO_3^- 浓度降低。见于大量快速输入无 HCO_3^- 的液体或生理盐水,使血液中 HCO_3^- 稀释而降低。

（5）高血钾。各种原因引起细胞外液 K^+ 增多时,K^+ 与细胞内 H^+ 交换,引起细胞外 H^+ 增加,导致代谢性酸中毒。这种酸中毒时体内 H^+ 总量并未增加,H^+ 从细胞内逸出,造成细胞内 H^+ 下降,细胞内碱中毒,远曲肾小管上皮细胞泌 H^+ 减少,尿呈碱性,出现反常性碱性尿。

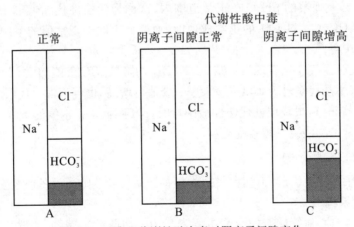

图 4-5　正常和代谢性酸中毒时阴离子间隙变化

（二）机体的代偿调节

代谢性酸中毒时,机体的代偿调节主要表现为:

1. 血液的缓冲作用

血浆中过量的 H^+ 可立即与 HCO_3^- 和非 HCO_3^- 缓冲碱如 Na_2HPO_4 等结合而被缓冲,使血液中的 HCO_3^- 及其他缓冲碱不断被消耗。血液的代偿能力是有限的,随着 HCO_3^- 的不断消耗而失去作用。

2. 肺的代偿调节

血液的 H^+ 浓度增高、pH 值降低,刺激中枢化学感受器并反射性地兴奋延髓呼吸中枢,使呼吸加深加快,CO_2 排出增多和血浆 CO_2 浓度降低,使 HCO_3^-/H_2CO_3 的比值接近 20∶1,从而维持 pH 在正常范围内。肺的代偿作用是早期的代偿机制的重要力量。其起效快,数分钟即可出现明显的代偿效应,但只能对 CO_2 的变化起代偿作用。

3. 肾的代偿调节

除因肾排酸保碱功能障碍引起的代谢性酸中毒之外,在其他原因引起的代谢性酸中毒中,肾均发挥重要的代偿调节作用。此时,肾脏通过增强碳酸酐酶和谷氨酰胺酶的活性,加强肾小管上皮细胞的泌 H^+ 和泌 NH_4^+ 的作用而大量排酸和对 $NaHCO_3$ 重吸收,从而随尿排出的 NH_4Cl 和 NaH_2PO_4 增多。尿液 pH 降低,表明肾排酸增多。可见,肾的代偿调节能力是相当强大的,然而,肾的代偿作用较慢,一般要 3~5 天才能达高峰。但因肾功能障碍所引起的酸中毒,肾不能代偿,故对机体的危害常较为严重。

4. 细胞内外离子交换

约有 1/2 的 H^+ 通过离子交换的方式进入细胞,被细胞内缓冲碱(HCO_3^-、Pr^-、HPO_4^{2-} 和 Hb^- 等)缓冲。H^+ 主要与细胞内 K^+ 进行离子交换,引起细胞外液 K^+ 增多,常可导致高钾血症。此缓冲作用一般在酸中毒后 2~4 小时才能完成。

5. 骨骼的缓冲作用

严重的慢性代谢性酸中毒,经过上述各种代偿调节后,血浆中 H^+ 浓度仍然很高时,骨骼中的磷酸钙和碳酸钙可释放入血,以与过量 H^+ 作用并缓冲之。

通过机体的上述代偿调节,特别是肺脏和肾脏的调节,如能使 HCO_3^-/H_2CO_3 的比值维持至 20∶1,则血浆的 pH 可在正常范围内,这称为代偿性代谢性酸中毒。否则,若不能维持血浆 HCO_3^-/H_2CO_3 的正常比值时,血浆 pH 低于正常值的下限时,称为失代偿性代谢性酸中毒。

此外,其动脉血气变化表现为血浆 *SB* 和 *BB* 均降低,*BE* 负值加大,*AB*、*PaCO₂* 可代偿性降低,若来不及代偿时 *PaCO₂* 可不变。*AG* 值可增高,也可正常。代偿性代谢性酸中毒时,pH 可维持正常,失代偿性代谢性酸中毒时,pH 则低于正常值的下限。代谢性酸中毒是临床上最常见的酸碱平衡紊乱类型。

(三)对机体的影响

代谢性酸中毒主要引起心血管系统、中枢神经系统功能障碍及骨骼改变等。

1. 心血管系统

重度酸中毒对心血管功能的影响主要表现为心肌收缩力减弱、心输出量减少、微血管扩张、回心血量减少、心力衰竭和心律失常等,甚至可发生休克。

(1)室性心律失常。代谢性酸中毒时出现室性心律失常与血钾升高密切相关,代谢性酸中毒时细胞外[H^+]升高,在细胞的缓冲作用下,H^+ 进入细胞内与 K^+ 交换,K^+ 逸出细胞,以及肾小管上皮细胞泌 H^+ 增加,而排 K^+ 减少。重度高血钾由于严重的传导阻滞和心室纤维颤动,心肌兴奋性消失可造成致死性心律失常和心跳停止。

(2)心肌收缩力降低。酸中毒时心肌收缩力减弱主要由于 H^+ 增多可竞争性抑制 Ca^{2+} 与心肌肌钙蛋白亚单位结合,从而抑制心肌的兴奋—收缩耦联,降低心肌收缩性,使心输出量减少;[H^+]增高可影响 Ca^{2+} 内流以及[H^+]能抑制心肌细胞肌浆网释放 Ca^{2+}。

(3)血管系统对儿茶酚胺的反应性降低。酸中毒时,毛细血管前括约肌对儿茶酚胺反应性降低,血管扩张,血管容量扩大,回心血量减少,加上心肌收缩力减弱,易导致血压下降。

2. 神经系统

代谢性酸中毒时,神经系统功能障碍主要表现为抑制效应。可出现乏力、倦怠、嗜睡或昏迷等一系列症状。其发生可能与下列因素有关:

(1) 酸中毒时,生物氧化酶的活性受抑,ATP 生成减少,脑组织能量供应不足。

(2) 酸中毒时,脑内谷氨酸脱羧酶活性增强,谷氨酸分解产生 γ-氨基丁酸增加,使脑内抑制性递质增多,对中枢神经系统的抑制作用增强。

3. 骨骼系统

慢性代谢性酸中毒时,如慢性肾功能衰竭或肾小管性酸中毒时,由于$[H^+]$不断进入骨细胞被缓冲,骨骼不断将磷酸钙和碳酸钙释放入血,中和过量的 H^+ 而起缓冲作用。这不仅影响骨骼发育和延迟小儿的生长,而且还可引起纤维性骨炎和佝偻病等,成人则可发生骨质软化症。

(四) 防治原则

1. 积极治疗原发病

以消除引起代谢性酸中毒的原因是治疗的基本原则和主要措施。如纠正水和电解质紊乱,恢复有效循环血量和改善肾功能等。

2. 纠正酸中毒

代谢性酸中毒是 HCO_3^- 的原发性减少,对严重的患者可给予一定量的碱性液体,首先,多选用碳酸氢钠溶液,因其可直接补充血浆中缓冲碱,作用迅速。补充碱的剂量和方法应根据酸中毒的严重程度区别对待。一般原则是在血气监护下小量多次补碱。对轻度代谢性酸中毒时可少补,甚至不补,因为轻度患者一方面通过原发病的防治会减轻;另一方面通过肾脏的排酸保碱作用,通过自身调节,也可减轻。其次,可选用乳酸钠。因乳酸钠经肝脏代谢生成乳酸和 $NaHCO_3$,是作用较缓慢的碱性药物。还可用三羟甲基氨基甲烷(THAM),是不含钠的有机胺碱性药,在体内的作用是 THAM 与碳酸作用生成 HCO_3^- 和 THAM·H^+,即 THAM 不仅可缓冲挥发性酸,生成的 HCO_3^- 还可中和固定酸。但其对呼吸中枢有抑制作用,治疗时要注意输入的速度。

病例 4-1

某糖尿病患者动脉血浆 pH 7.25,$PaCO_2$ 30 mmHg,*SB* 15 mmol/L,*AB* 15 mmol/L,*BE* -5 mmol/L,血清 Na^+ 142 mmol/L,血清 Cl^- 102 mmol/L。

分析:

该患者酸碱平衡紊乱类型及其诊断依据是什么?

二、呼吸性酸中毒

呼吸性酸中毒(respiratory acidosis)是 CO_2 排出障碍或 CO_2 吸入过多引起的以血浆

H_2CO_3浓度原发性增高为特征的酸碱平衡紊乱。

（一）原因和机制

许多原因能引起呼吸性酸中毒，主要是CO_2排出障碍或CO_2吸入过多引起。

1. CO_2排出障碍

（1）呼吸中枢抑制。如颅脑损伤、脑炎、脑血管意外、麻醉药或镇静药过量等均可抑制呼吸中枢，使肺泡通气不足或呼吸停止，CO_2潴留。

（2）呼吸肌麻痹。见于急性脊髓灰质炎、重症肌无力、重度低钾血症或家族性周期性麻痹的脊髓高位损伤等，因呼吸动力不足而导致肺泡扩张受限，CO_2排出减少。

（3）呼吸道阻塞。如喉头痉挛、喉头水肿、溺水等，导致呼吸道阻塞引起CO_2排出障碍。

（4）胸部疾病。如胸部创伤、严重气胸、胸廓畸形等，使胸廓活动受限而影响肺的通气功能，CO_2排出障碍。

（5）肺部疾病。如肺气肿、支气管哮喘、急性呼吸窘迫综合征（ARDS）等广泛肺组织病变，由于肺泡通气量减少，CO_2排出障碍。

（6）人工呼吸机使用不当。因呼吸机通气设置过小，使肺通气量过小，CO_2排出障碍。

2. CO_2吸入过多

吸入过多较为少见，在通气不良的环境中，如矿井塌陷等意外事故，空气中CO_2增多使机体吸入CO_2过多。

（二）机体的代偿调节

由于呼吸性酸中毒的共同发病原因是通气功能障碍或吸入CO_2过多，因此，呼吸性酸中毒时，肺的代偿调节往往不起作用。而血中H_2CO_3浓度增高，血浆碳酸氢盐缓冲系统不能缓冲挥发酸，血浆中其他缓冲碱含量较低，缓冲H_2CO_3的能力极为有限。因此，主要的代偿调节作用是靠细胞内、外离子交换后，经细胞内缓冲物质的缓冲作用和肾的代偿调节作用完成的。

1. 细胞内外离子交换与细胞内缓冲

此为急性呼吸性酸中毒时的主要代偿方式。当体内CO_2潴留时，H_2CO_3浓度不断升高，H_2CO_3解离为H^+和HCO_3^-。

（1）CO_2在血浆中转变成HCO_3^-。细胞外液H^+与细胞内K^+交换，进入细胞的H^+可被蛋白质缓冲，同时可引起血浆K^+浓度升高。H_2CO_3解离时所产生的HCO_3^-则留在细胞外液中，也起一定的代偿作用。

（2）CO_2弥散进红细胞。血浆中的CO_2可以弥散的方式迅速进入红细胞，在红细胞内，由碳酸酐酶催化而生成H_2CO_3，H_2CO_3又解离为H^+和HCO_3^-，H^+与Hb结合生成HHb，而HCO_3^-则移出红细胞外，进入血浆，使细胞外的Cl^-进入细胞内，结果使血浆Cl^-浓度降低，而血浆中HCO_3^-浓度增加。由于肾的调节作用启动较缓慢，细胞内缓冲代偿能力有限，因而急性呼吸性酸中毒常为失代偿性的。

2. 肾的代偿调节作用

这是慢性呼吸性酸中毒的主要代偿方式。肾的代偿调节主要通过肾小管上皮细胞中的碳酸酐酶和谷氨酰胺酶活性增高,使 H^+ 和 NH_3 生成增加,从而导致肾小管分泌 H^+ 和 NH_4^+ 增加。与此同时,重吸收 $NaHCO_3$ 增加,从而达到排酸保碱的代偿作用。

通过上述代偿机制,如能维持血浆 HCO_3^-/H_2CO_3 的比值至 $20:1$,pH 在正常范围内,则称代偿性呼吸性酸中毒,如经代偿调节后,血浆 pH 仍低于正常,则为失代偿性呼吸性酸中毒。

此时,其动脉血气变化表现为 $PaCO_2 > 6.25$ kPa(46 mmHg),AB 升高,AB$>$SB。经肾代偿调节后,SB 也可代偿性增高,BB 增高、BE 为正值加大,pH 可维持在正常范围内。失代偿时,血浆 pH 低于正常值的低限。

(三)对机体的影响

1. 对中枢神经系统的影响

呼吸性酸中毒时,对中枢神经系统功能紊乱较代谢性酸中毒时更为明显。病人出现持续头痛、恶心、呕吐、视神经盘水肿和抽搐等。如病情进一步发展可出现震颤、精神错乱及嗜睡乃至昏迷等。因为 CO_2 为脂溶性,急性呼吸性酸中毒时,血液中积聚的大量 CO_2 可迅速通过血脑屏障,可引起脑脊液的 pH 值降低,因血液中的 HCO_3^- 为水溶性,不易通过血脑屏障,因而脑脊液的 pH 值的降低较血液中的 pH 值降低更明显。其次,CO_2 潴留可使脑血管明显扩张,脑血流增加,可引起颅内压和脑脊液压增加。再者,CO_2 潴留往往伴有明显缺氧。

2. 对心血管功能的影响

血浆 H^+ 浓度增高对心血管系统影响随着呼吸性酸中毒的加重可出现心律不齐和周围血管扩张,有时伴有严重的低血压、高钾血症和心力衰竭。而且以上心血管系统功能异常可因合并有代谢性酸中毒而更加严重。

(四)防治原则

1. 积极治疗原发病

治疗引起呼吸性酸中毒的原发病,尽快改善通气功能,恢复呼吸道的畅通是防治呼吸性酸中毒的根本措施,如解痉、祛痰、抗感染等。

2. 适当供氧

不宜单纯给高浓度纯氧,因高浓度纯氧对改善呼吸性酸中毒帮助不大,反而可使呼吸中枢受抑制,使通气量进一步下降,加重 CO_2 潴留。

3. 应用碱性药物

对 pH 值降低较明显时的严重呼吸性酸中毒的病人,必须在足够通气的情况下才能应用碳酸氢钠,因为 $NaHCO_3$ 与 H^+ 起缓冲作用后可产生 H_2CO_3,使 $PaCO_2$ 进一步增高,反而加重呼吸性酸中毒。

病例 4-2

患儿,5 岁,在池塘旁边玩耍期间,不慎跌入水中,经路人抢救上岸后昏迷不醒。送至医院测得血浆 pH 7.15,$PaCO_2$ 81 mmHg。

分析:

该患者有何酸碱平衡紊乱?根据是什么?

三、代谢性碱中毒

代谢性碱中毒(metabolic alkalosis)是细胞外液碱增多或 H^+ 丢失而引起的,以血浆 HCO_3^- 浓度原发性升高为特征的酸碱平衡紊乱。

(一)原因和机制

1. H^+ 丢失过多

(1)经胃液丢失 H^+。如剧烈呕吐和胃肠引流等导致的含 HCl 的酸性胃液大量丢失。正常胃黏膜壁细胞内生成 H^+ 和 HCO_3^-,HCO_3^- 与血浆中的 Cl^- 交换吸收入血,使血浆 HCO_3^- 浓度暂时性升高(餐后碱潮)。Cl^- 则在胃壁细胞小管内与 H^+ 结合成 HCl 后分泌到胃腔内。酸性食糜进入小肠后,可刺激肠黏膜上皮细胞分泌 HCO_3^- 进入肠腔中和,同时有等量的 H^+ 反流入血液,这样 H^+ 和 HCO_3^- 彼此在血浆和消化液内都得到了中和,使血液 pH 值保持相对稳定。当胃液大量丢失,上述生理平衡破坏,肠液中 HCO_3^- 得不到足够的 H^+ 中和而大量吸收入血,导致血浆中[HCO_3^-]升高,同时也伴有 Cl^- 和 K^+ 的丢失,发生代谢性碱中毒。

(2)经肾丢失 H^+。长期应用利尿剂的病人,肾小管对 H^+、K^+ 和 Cl^- 排出增加,而 HCO_3^- 的重吸收增多,引起代谢性酸中毒,同时还引起低钾血症;肾上腺皮质激素过多,如醛固酮增多,可加速 H^+ 和 K^+ 的排泌,增强 HCO_3^- 的重吸收。

2. 碱性物质输入过多

碱性物质摄入过多常为医源性的因素所致。肾脏具有较强的排泄 HCO_3^- 的能力,若肾功能不全的患者大量输入碱性物质,如库存血液,超过了肾脏排泄的能力,才发生代谢性碱中毒。

3. 缺钾

在低钾血症时,细胞外液 K^+ 浓度降低,细胞内 K^+ 向细胞外转移,而细胞外液中的 H^+ 向细胞内移动所致。

4. 缺氯

Cl^- 的大量丢失和氯的摄入不足时可导致低氯性碱中毒,常见于严重呕吐、长期应用利尿剂的病人。

(二)机体的代偿调节

1. 血液缓冲

细胞外液中 H^+ 浓度降低时,OH^- 随之升高。OH^- 可被细胞外液缓冲系统中的弱酸所中和,如:$OH^- + H_2CO_3 \longrightarrow HCO_3^- + H_2O$。但是血液对碱中毒的缓冲作用较小。

2. 肺的代偿调节

细胞外液中的 HCO_3^- 浓度和 pH 增高,而 H^+ 浓度降低,通过外周化学感受器的信息传入,导致呼吸中枢的抑制,使呼吸运动变浅、变慢,致肺泡通气量减少和 CO_2 排出减少,从而使血浆 H_2CO_3 浓度上升,使 HCO_3^-/H_2CO_3 比值接近 20:1。但是,肺的代偿调节也是有一定限度的。

3. 细胞内外离子交换

细胞外液中的 H^+ 浓度降低时,细胞内的 H^+ 移出进行代偿,细胞外液中的 K^+ 则因此而进入细胞内,这可引起细胞外液 K^+ 浓度降低,故代谢性碱中毒时常伴有低钾血症。

4. 肾的代偿调节

肾的代偿调节具有很重要的作用。血浆 H^+ 的减少和 pH 升高使肾小管上皮细胞内的碳酸酐酶和谷氨酰胺酶的活性降低,引起 H^+ 和 NH_4^+ 生成减少。从而引起肾小管分泌 H^+ 与 NH_4^+ 减少,因而 HCO_3^- 的重吸收减少,结果引起血浆 HCO_3^- 浓度下降,而随尿排出的 HCO_3^- 增多。因此,代谢性碱中毒时,肾的泌 H^+、泌 NH_4^+ 减少和 HCO_3^- 排出增加,使尿呈碱性。但在缺钾性碱中毒时,肾小管泌 K^+ 减少而泌 H^+ 增加,尿液却呈酸性,故称反常性酸性尿。

通过上述的代偿调节,如能使 HCO_3^-/H_2CO_3 的比值维持 20:1,血浆的 pH 仍在正常范围内,这称为代偿性代谢性碱中毒。如果通过代偿调节后,pH 仍高于正常范围的上限者,称为失代偿性代谢性碱中毒。

此外,其动脉血气变化表现血浆中 SB 和 BB 均增高,BE 正值增大,同时 $PaCO_2$ 和 AB 可发生继发性增高。代偿时,血浆 pH 可维持在正常范围;失代偿时,血浆 pH 可高于正常值的高限。

(三)对机体的影响

轻度代谢性碱中毒病人多无明显的临床症状。可以有呼吸变浅变慢。严重的代谢性碱中毒可引起许多功能代谢变化。

1. 中枢神经系统

严重的代谢性碱中毒病人可出现烦躁不安、精神错乱、谵妄甚至昏迷等中枢神经系统功能紊乱的症状。其发生机制可能是:

(1)γ-氨基丁酸生成减少。当血浆 pH 值升高时,γ-氨基丁酸酶的活性增高,而谷氨酸脱羧酶的活性降低,导致 γ-氨基丁酸分解加强、生成减少,γ-氨基丁酸减少,对中枢神经系统抑制作用减弱,患者出现中枢神经系统兴奋症状。

(2)代谢性碱中毒时,由于脑脊液中 $[H^+]$ 降低,可抑制呼吸中枢,肺通气量降低,血氧饱和度降低以及在碱中毒时,氧解离曲线左移,氧合血红蛋白与氧的亲和力增加,氧的释放减少,脑组织缺氧。

2. 对神经肌肉的影响

在严重急性碱中毒时,神经肌肉的兴奋性增高,出现面部和肢体的肌肉抽动、震颤和手足抽搐等临床表现。这是由于碱中毒时,血浆游离钙浓度降低。

3. 低钾血症

代谢性碱中毒时常伴有低钾血症,这时由于碱中毒时,细胞外 H^+ 浓度降低,细胞内的 H^+ 移出,而细胞外的 K^+ 向细胞内移动,同时,由于肾小管上皮细胞泌 H^+ 减少,引起 H^+-Na^+ 交换减弱和 K^+-Na^+ 交换加强,使肾排 K^+ 增加,从而导致低血钾症。低钾血症与碱中毒互为因果。低钾血症除引起上神经肌肉症状外,严重时还可引起心律失常。

(四)防治原则

纠正代谢性碱中毒的根本途径是促使血浆中过多的 HCO_3^- 从尿中排出。但是,即使是肾功能正常的患者,也不易完全代偿。因此,治疗方针应该是在进行基础疾病治疗的同时去除代谢性碱中毒的维持因素。临床上通常按给予生理盐水后能否得到纠正而将代谢性碱中毒分为盐水反应性碱中毒和盐水抵抗性碱中毒。

（1）积极治疗原发病。

（2）盐水反应性碱中毒。只需口服或输入生理盐水或葡萄糖盐水即可得以纠正。常见于呕吐、胃液吸引及应用利尿剂时,由于伴随细胞外液减少、有效循环血量不足,也常有失氯、失钾存在,从而影响肾脏排 HCO_3^- 的能力,使碱中毒得以维持。因而口服或输入生理盐水或葡萄糖盐水后,扩充了细胞外液容量,消除了"浓缩性碱中毒"成分的作用,则需同时补充氯化钾促进碱中毒的纠正。

（3）盐水抵抗性碱中毒。常见于全身性水肿、原发性醛固酮增多症、Cushing 综合征、严重低钾血症等。由于盐皮质激素的直接作用和低钾所致,故用盐水治疗无效。对全身性水肿的患者应尽量少用髓袢或噻嗪类利尿剂,以防发生碱中毒。对盐皮质激素过多或低钾血症,则需用醛固酮拮抗剂及补钾促进碱中毒的纠正。

（4）适量应用酸性药物。严重的代谢性碱中毒可给予一定量的弱酸性药物或酸性药物治疗,如用盐酸的稀释液或盐酸精氨酸溶液来迅速中和过多的 HCO_3^-。

病例 4-3

2 岁患儿,因频繁呕吐入院。送至医院测得血浆 pH 7.49,$PaCO_2$ 48 mmHg(6.4 kPa),HCO_3^- 36 mmol/L。

分析:

该患者有何酸碱平衡紊乱? 有何依据?

四、呼吸性碱中毒

呼吸性碱中毒（respiratory alkalosis）是 CO_2 排出过多引起的以血浆 H_2CO_3 浓度原发性降低为特征的酸碱平衡紊乱。

（一）原因和机制

各种原因引起的通气过度,CO_2 排出过多是产生呼吸性碱中毒的基本原因和机制。

1. 低氧血症

由于吸入气的 PO_2 降低,外呼吸功能障碍(肺炎、肺水肿、其他肺疾患等),可因缺氧而引起呼吸加深加快,使 CO_2 排出过多。

2. 精神性的通气过度

如小儿持续哭闹,引起深快呼吸,致通气过度。或癔症发作时中枢神经系统的病变(脑膜炎、脑血管意外、颅脑损伤等)而引起的过度通气。

3. 机体代谢旺盛

如高热和甲状腺功能亢进等疾病。血温升高或酸性产物的刺激,引起呼吸中枢兴奋,肺通气量增加。

4. 人工呼吸机使用不当

通气量调节的过大时,可导致机械性通气过度和CO_2排出过多,从而导致医源性的呼吸性碱中毒。

5. 其他

某些药物(如水杨酸)和疾病(如严重肝病等)可刺激呼吸中枢兴奋,引起通气过度。

（二）机体的代偿调节

由于呼吸性碱中毒是由于肺过度通气,使CO_2排出过多,血浆H_2CO_3浓度降低,肺代偿功能不存在或极弱难以表现出效应,因而,机体的代偿主要依赖相对迅速发生的细胞内外离子交换和缓慢进行的肾脏排酸减少,增加碱的排出。

1. 细胞内外离子交换和细胞内缓冲作用

急性呼吸性碱中毒发生后10分钟左右,H^+则从细胞内移出至细胞外,进而与HCO_3^-结合生成H_2CO_3,使血浆HCO_3^-浓度下降,而血浆H_2CO_3浓度回升。细胞外液的K^+、Na^+进入细胞内,易发生低钾血症。部分血浆HCO_3^-进入红细胞与红细胞内Cl^-交换,进入红细胞内的HCO_3^-与H^+结合,并进一步生成CO_2,CO_2自红细胞进入血浆形成H_2CO_3,使血浆中H_2CO_3浓度升高。

2. 肾的代偿调节

主要是通过肾小管上皮细胞生成的H^+和NH_4^+的减少和$NaHCO_3$重吸收的减少而进行代偿调节的。但是,肾代偿调节需3~5天才能达最大效应,故肾的代偿性调节为慢性呼吸性碱中毒的主要代偿方式。

通过上述代偿调节,如能维持HCO_3^-/H_2CO_3的比值接近20:1,则为代偿性呼吸性碱中毒,血浆pH在正常范围内,多接近正常值的上限。如果HCO_3^-/H_2CO_3比值大于20:1,血浆pH高于正常值的上限,则为失代偿性呼吸性碱中毒。

此时,其动脉血气变化表现为通过上述代偿机制,$PaCO_2 < 6.25$ kPa(46 mmHg),AB降低,$AB<SB$。经肾代偿调节后,SB也可代偿性降低,BB降低、BE为负值加大,pH可维持在正常范围内。失代偿时,血浆pH低于正常值的低限。

（三）对机体的影响

失代偿性呼吸性碱中毒对中枢神经系统和神经肌肉的影响与代谢性碱中毒相似。但手足抽搐比较多见而且明显,严重者可发生肌肉震颤和全身抽搐。急性呼吸性碱中毒引起的中枢神经系统功能障碍往往比代谢性碱中毒更明显,由于$PaCO_2$降低,使脑血管收缩、痉挛,脑血流量减少,故病人常有头晕、头痛。此型碱中毒也可伴发低钾血症。

（四）防治原则

（1）积极治疗原发病。随着原发性通气过度病因的纠正,急性呼吸性碱中毒可很快得到自然改善。重症患者大多数需要使用机械通气,以限制通气过度。

（2）防止医源性人工机械通气过度。

（3）增加吸入气的CO_2浓度　有条件的地方,对急性呼吸性碱中毒患者可吸入含5%CO_2混合气体,以提高$PaCO_2$。

（4）对症治疗。有手足抽搐的病人,可给葡萄糖酸钙静脉注射。有精神因素者适当给予镇静剂。

病例 4-4

　　患者,男,45 岁,癔症发作 1 小时后测得血浆 pH 7.52, $PaCO_2$ 24 mmHg, AB 24 mmol/L, $BE-2$ mmol/L,出现呼吸浅慢,手足抽搐。

分析:

　　该患者有何酸碱平衡紊乱?为何会出现手足抽搐?

第四节　　混合性酸碱平衡紊乱

　　混合性酸碱平衡紊乱(mixed acid-base disturbance)是指同一病人有两种或两种以上的单纯性酸碱平衡紊乱存在。从类型数量上分为二重性和三重性酸碱平衡紊乱,从酸碱性质上混合性酸碱平衡紊乱又分为酸碱一致型和酸碱混合型。前者是指代谢性和呼吸性异常皆为酸中毒或碱中毒,后者是指病人即存在酸中毒又存在碱中毒。由于同一病人机体内不可能同时发生 CO_2 过少又过多的情况,所以呼吸性酸中毒和呼吸性碱中毒不可能同时存在。三重性混合型酸碱平衡紊乱包括呼吸性酸中毒、代谢性酸中毒合并代谢性碱中毒或呼吸性碱中毒、代谢性酸中毒合并代谢性碱中毒两种类型。

病例 4-5

　　某慢性肺心病人,其血气分析和电解质测定结果如下:pH 7.40, $PaCO_2$ 67 mmHg(8.9 kPa), HCO_3^- 40 mmol/L,血 Na^+ 140 mmol/L, Cl^- 90 mmol/L。

分析:

　　1. 分析该患者发生了何种类型的酸碱平衡紊乱?

　　2. 分析其酸碱紊乱的发生机制。

一、二重型酸碱平衡紊乱

(一)呼吸性酸中毒合并代谢性酸中毒

　　见于① 慢性阻塞性肺疾患严重缺氧合并发心衰、休克;② 心搏及呼吸骤停等。由于 CO_2 蓄积引起呼吸性酸中毒,同时伴有缺氧时有机酸产生增多而发生代谢性酸中毒。

　　由于呼吸性和代谢性因素均朝向酸性方面变化,因此, $PaCO_2$ 升高,血浆 HCO_3^- 浓度减少,pH 值显著降低。此外, $AB>SB$,血 K^+ 浓度增高。

(二)呼吸性碱中毒合并代谢性碱中毒

　　见于肝功能衰竭,败血症和严重创伤的病人因血氨增高,细菌毒素和疼痛等刺激呼吸中枢而发生通气过度引起呼吸性碱中毒,利尿剂使用不当或呕吐可引起代谢性碱中毒;在慢性呼吸性酸中毒患者体内有代偿性 HCO_3^- 增多,如果人工呼吸机使用不当,则可使 CO_2 排出过多。

由于呼吸性因素和代谢性因素均朝向碱性方面变化,所以 $PaCO_2$ 降低,血浆 HCO_3^- 浓度升高,血浆 pH 值明显升高,而 K^+ 浓度降低。

(三)呼吸性酸中毒合并代谢性碱中毒

临床上主要见于慢性肺源性心脏病患者,因长时间限制 NaCl 的摄入和使用噻嗪类利尿剂,不断丢失 Cl^- 和 K^+,因而在呼吸性酸中毒的基础上又发生代谢性碱中毒。若伴有呕吐或应用碱性药物,则更容易发生。

由于两种紊乱都使 $PaCO_2$ 和血 HCO_3^- 浓度增加,故患者血浆 HCO_3^- 和 $PaCO_2$ 都显著加大。血浆 pH 值最终取决于两种紊乱的严重程度,多数在正常范围内,也可低于或高于正常。

(四)代谢性酸中毒合并呼吸性碱中毒

多见于糖尿病、肾衰竭和感染性休克等患者伴有发热时,在原有代谢性酸中毒的基础上因通气过度而发生呼吸性碱中毒;慢性肝衰竭并发肾衰竭时,在呼吸性碱中毒的基础上又可发生代谢性酸中毒。

两种紊乱都使 $PaCO_2$ 和血 HCO_3^- 浓度降低,所以患者血浆 pH 值多数在正常范围内。但也可增高或降低。

(五)代谢性酸中毒合并代谢性碱中毒

某些急性胃肠炎患者常有剧烈的"上吐下泻"症状,频繁呕吐可大量丢失 H^+ 和 Cl^-,产生代谢性碱中毒,严重腹泻又可丧失 HCO_3^- 引起代谢性酸中毒;肾衰竭或糖尿病伴剧烈呕吐,既有原发病引起的代谢性酸中毒,又伴有剧烈呕吐引起的代谢性碱中毒。

此时,由于导致血浆 HCO_3^- 浓度升高和降低的原因同时存在或相继发生,因此互相抵消,常使血浆 HCO_3^- 浓度和血液 pH 在正常范围内,或偏高、偏低。此种情况测定 AG 值对诊断有一定帮助。

二、三重型混合型酸碱平衡紊乱

由于同一患者不可能同时存在呼吸性酸中毒和碱中毒,所以,三重型混合型酸碱平衡紊乱共有两种类型:

(1)呼吸性酸中毒合并代谢性酸中毒和碱中毒,主要见于严重肺源性心脏病患者。

(2)呼吸性碱中毒合并代谢性酸中毒和碱中毒,可见于充血性心力衰竭和严重创伤性休克患者。

三重型混合型酸碱平衡紊乱比较复杂,必须在充分了解原发病及病情变化的基础上,结合实验室检查,进行综合分析才能得出正确结论。

第五节 酸碱平衡紊乱分析判断的病理生理学基础

临床酸碱平衡紊乱的原因和机制是非常复杂的,患者病因各不相同,严重程度又互有差别,加之机体的代偿能力因人而异,因而在诊断酸碱平衡紊乱时,需要密切联系临床实际,全面分析血气指标和其他化验资料,才能做出准确的判断,为临床防治提供可靠的依据。

所有的血气指标实际上分成三类,反映 3 个变量:pH、$PaCO_2$ 和 HCO_3^-。一类是反映代谢性因素的指标,包括 AB、SB、BB、BE 和 CO_2CP,它们反映血浆 HCO_3^- 浓度的变化。另一类是 $PaCO_2$,它反映呼吸成分血液 H_2CO_3 浓度的变化。第 3 个指标是 pH 值,它实际反映前两类指标的比值,即 HCO_3^-/H_2CO_3 的比值变化。因此,血气检测是诊断酸碱平衡紊乱的决定性依据。运用代偿预计值有助于对酸碱平衡紊乱做出正确判断。

一、以 pH 值或 H⁺ 的变化判断酸中毒或碱中毒

(1) pH<7.35,一定是酸中毒。

(2) pH>7.45,一定是碱中毒。

(3) pH 值 7.35~7.45,可能是:① 无酸碱紊乱;② 代偿性酸中毒或碱中毒;③ 酸中毒合并碱中毒或某些三重型的酸碱紊乱。一般来说,血浆 pH 值,$PaCO_2$、HCO_3^- 三个参数都在正常范围者可能为正常人或为代谢性酸中毒合并代谢性碱中毒,如果 pH 值正常而另外两个参数超出正常范围,肯定有酸碱平衡紊乱。但 pH 值不能区别代谢性或呼吸性酸碱平衡紊乱。

二、依据病史和原发因素判断代谢性或呼吸性酸碱平衡紊乱

原发性 HCO_3^- 增多或减少是代谢性碱中毒或酸中毒的特征;原发性 H_2CO_3 增多或减少是呼吸性酸中毒或碱中毒的特征。所以,从病史中判断出原发性变化是判断代谢性或呼吸性酸、碱中毒的重要依据。若患者有长期慢性呼吸系统疾病,则发生呼吸性酸碱平衡紊乱的可能性很大,若患者为糖尿病、肾功能衰竭,应首先考虑代谢性酸碱平衡紊乱,若患者病情复杂又有并发症及多项措施治疗过程,则应考虑混合性酸碱平衡紊乱。一般碱中毒病例,多数有长期应用利尿剂、低钾血症、补充 $NaHCO_3$、过度通气等情况。

三、以代偿预计值确定单纯性酸碱平衡紊乱或混合性酸碱平衡紊乱

大量临床研究和统计资料表明,单纯型酸碱平衡紊乱时,呼吸性因素($PaCO_2$)的原发性变化,由代谢性因素(HCO_3^-)来进行继发性代偿;相反,代谢因素(HCO_3^-)的原发性变化,由呼吸性因素($PaCO_2$)来进行继发性代偿。在原发性和继发性变化之间有一定的数量关系,也就是说代偿有一定的限度。如果实测值在代偿范围内,即可判定为单纯型酸碱平衡紊乱,如果超出代偿范围,则为混合型酸碱平衡紊乱(表 4-2)。

此外,还可以 AG 值判断代谢性酸中毒的类型及混合性酸碱平衡紊乱。$AG>16$,提示病人有 AG 增高型代谢性酸中毒。

表 4-2　单纯型酸碱平衡紊乱的代偿预计范围

紊乱类型	原发变化	代偿反应	预计代偿公式	代偿极限	代偿时间
代谢性酸中毒	$[HCO_3^-]$↓↓	$PaCO_2$↓	$\Delta PaCO_2 = 1.2 \times \Delta[HCO_3^-] \pm 2$	10 mmHg	12~24 h
代谢性碱中毒	$[HCO_3^-]$↑↑	$PaCO_2$↑	$\Delta PaCO_2 = 0.7 \times \Delta[HCO_3^-] \pm 5$	55 mmHg	12~24 h
呼吸性酸中毒	$PaCO_2$↑↑	$[HCO_3^-]$↑			
急性			$\Delta[HCO_3^-]$↑$= 0.1 \times \Delta PaCO_2 \pm 1.5$	30 mmol/L	几分钟
慢性			$\Delta[HCO_3^-]$↑$= 0.35 \times \Delta PaCO_2 \pm 3$	45 mmol/L	3~5 d
呼吸性碱中毒	$PaCO_2$↓↓	$[HCO_3^-]$↓			
急性			$\Delta[HCO_3^-] = 0.2 \times \Delta PaCO_2 \pm 2.5$	18 mmol/L	几分钟
慢性			$\Delta[HCO_3^-] = 0.5 \times \Delta PaCO_2 \pm 2.5$	5 mmol/L	3~5 d

注:"Δ"者为变化值,无"Δ"者表示绝对值;代偿极限:指单纯型酸碱失衡代偿所能达到的最小值或最大值;代偿时间:指体内达到最大代偿反应所需的时间。

病例 4-6

　　一尿闭患者入院后放置了导尿管,2 天后发现有低血压和发热,尿中含有大量的白细胞和细菌,血气指标为:pH 7.32,$PaCO_2$ 20 mmHg(2.66 kPa),HCO_3^- 10 mmol/L。

分析:

　　pH 下降表示有酸血症,pH 值下降的原因可以是 HCO_3^- 浓度下降,也可以是 $PaCO_2$ 升高,但是患者 $PaCO_2$ 下降。故可判定为失代偿性代谢性酸中毒。根据代偿预算公式,

$$\Delta PaCO_2 = 1.2 \times \Delta[HCO_3^-] \pm 2 = 1.2 \times (24-10) \pm 2 = 16.8 \pm 2$$

故

$$PaCO_2 = 40 - 16.8 = 23.2 \pm 2$$

但其实测值为 2.66 kPa(20 mmHg),低于预算值,说明患者为代谢性酸中毒合并呼吸性碱中毒,为混合型酸碱平衡紊乱。

思考题

　　1. 单纯型酸碱平衡紊乱分哪几型? 各型的特征性变化是什么? 常见原因有哪些?

　　2. 单纯型酸碱平衡紊乱对机体有何影响?

　　3. 代谢性酸中毒对心血管系统的影响?

　　4. 呼吸性酸中毒的常见原因及机体如何调节?

　　5. 酸碱平衡紊乱分析判断的病生基础是什么?

　　6. 为什么急性呼吸性酸中毒病人的中枢神经系统功能紊乱比代谢性酸中毒病人更明显?

（赵　瑾　张根葆）

第五章 缺 氧

第一节 概 述

氧是维持生命活动的必需物质。当组织得不到充足的氧或者不能充分利用氧时,组织的功能、代谢甚至形态结构都可能发生异常变化,这一病理过程称为缺氧(hypoxia)。成年人机体需氧量约为 250 mL/min,而体内贮存的氧仅 1.5 L。因此,一旦呼吸或心跳停止时,数分钟内就可消耗完体内储存的氧,对生命造成严重威胁。缺氧是临床极常见的病理过程,是许多疾病导致死亡的重要原因。机体对氧的摄取和利用是一个复杂的生物学过程。一般来讲,组织获得和利用氧的状态与组织的供氧量和耗氧量有关,因此测定血氧指标对了解机体氧的获得与消耗有重要意义。

一、氧分压

氧分压(PO_2)为溶解于血液的氧所产生的张力。动脉血氧分压(PaO_2)的正常值为 13.3 kPa(100 mmHg),其高低取决于吸入气体的氧分压和机体的外呼吸功能。静脉血氧分压(PvO_2)的正常值为 5.33 kPa(40 mmHg),它与 PaO_2 之差值可反映机体内呼吸的状况。

二、氧容量

氧容量(CO_{2max})为 100 mL 血液中血红蛋白充分氧合时的最大携氧量。氧容量的大小可反映血液携氧的能力(但不反映血液的实际携氧量)。氧容量高低取决于血液中 Hb 的质和量。正常人平均 Hb 含量为 15 g/dL,每克 Hb 约可结合 1.34 mL 氧气,故血氧容量的正常值约为 20 mL/dL。

三、氧含量

氧含量(CO_2)为 100 mL 血液实际的带氧量。即 100 mL 血液的 Hb 实际结合的氧量,也包括溶解于血浆的极少量氧(仅有 0.3 mL/dL)。氧含量的大小取决于氧分压和氧容量。动脉血氧含量(CaO_2)的正常值约为 19 mL/dL;静脉血氧含量(CvO_2)的正常值约为 14 mL/dL。

四、氧饱和度

氧饱和度(SO_2)即血红蛋白的氧饱和度,是指血液中氧合 Hb 占总 Hb 的百分数,约等于血氧含量和血氧容量的比值。

$$SO_2 = \frac{血氧含量-溶解氧量}{血氧容量} \times 100\%$$

血氧饱和度的高低主要取决于氧分压,血氧饱和度与氧分压之间的关系曲线呈 S 形,称为氧离曲线。红细胞内 2,3-二磷酸甘油酸(2,3-DPG)增多、酸中毒、CO_2 增多和血液温度增高时,均可使血红蛋白与氧的亲和力降低,以致在相同氧分压下的血氧饱和度降低,氧解离曲线右移,反之则左移。动脉血氧饱和度(SaO_2)的正常值约为 95%;静脉血氧饱和度(SvO_2)的正常值约为 75%。

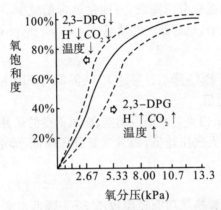

图 5-1　氧合血红蛋白解离曲线及影响因素

五、动静脉血氧含量差

动静脉血氧含量的差值。正常时约为 5 mL/dL,反应组织的摄氧能力。

第二节　缺氧的类型、原因和血氧变化特点

外界的氧被吸入肺泡,弥散入血液,再与血红蛋白结合,经血液循环输送到全身,最后由组织细胞摄取和利用。其中任何一个或数个环节发生障碍都可引起缺氧。根据缺氧的原因和血氧的变化特点,一般将缺氧分为四种类型(图 5-2)。

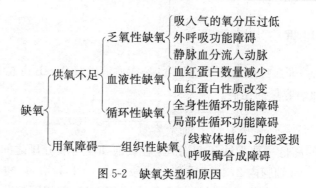

图 5-2　缺氧类型和原因

一、乏氧性缺氧

各种原因引起的动脉血氧分压降低，进而使氧含量减少，导致的组织供氧不足称乏氧性缺氧(hypoxic hypoxia)，也称低张性缺氧(hypotonic hypoxia)。

（一）原因和机制

乏氧性缺氧的关键是 PaO_2 降低。导致 PaO_2 降低的原因主要有：

1. 吸入气的氧分压过低

多发生于海拔 3000 m 以上的高原或高空、通风不良的矿井或坑道，以及吸入惰性气体等。在高原，海拔越高，大气压越低，吸入气氧分压越低，肺泡气氧分压和动脉血氧分压也越低。

2. 外呼吸功能障碍

由肺通气功能障碍和肺换气功能障碍致使 PaO_2 降低。常见于气道狭窄或阻塞（如异物阻塞、喉头水肿、支气管痉挛等）、胸腔疾病（如胸腔积液、气胸等）、肺部疾病（如肺炎、肺水肿、肺血管栓塞等）、呼吸中枢抑制，脊髓损伤或呼吸肌麻痹等。

3. 静脉血分流入动脉

多见于先天性心脏病，如室间隔或房间隔缺损并伴有肺动脉高压时，右心的腔内压超过左心的腔内压，出现右向左分流，从而导致动脉血氧分压降低。

（二）血氧变化的特点

动脉血氧分压、氧含量和血红蛋白的氧饱和度均降低，动-静脉血氧含量差降低或正常。慢性低张性缺氧时，组织利用氧的能力代偿性增强，故动-静脉血氧含量差也可维持正常。当氧分压在 8 kPa(60 mmHg)以上时，氧合血红蛋白解离曲线近似水平，当动脉血氧分压降至 8 kPa(60 mmHg)以下时才会使血氧饱和度和氧含量显著减少，才可能引起组织缺氧。

毛细血管中脱氧血红蛋白的生理平均浓度约为 2.6 g/dL。低张性缺氧时，血液中氧合血红蛋白减少，而脱氧血红蛋白浓度则增加，当毛细血管血液中脱氧血红蛋白浓度增加达到或超过 5 g/dL 时，患者皮肤与黏膜呈青紫色，称为发绀。

病例 5-1

　　患者李某,于青藏高原旅游期间,突感不适。入院后进行检查发现:患者口唇青紫,PaO_2 50 mmHg,血氧容量 20 mL/dL。

分析:

　　1. 此患者可有何种类型缺氧? 为什么?

　　2. 患者口唇青紫的原因是什么?

二、血液性缺氧

　　由于血红蛋白(Hb)数量减少或性质改变,以致血氧含量降低或血红蛋白结合的氧不易释出而引起的组织缺氧称为血液性缺氧(hemic hypoxia)。大多数血液性缺氧病人动脉血氧含量降低而氧分压正常,故又称为等张性缺氧(isotonic hypoxemia)。

(一)原因和机制

1. 血红蛋白数量减少

　　见于各种原因引起的贫血,病人 Hb 数量减少和携氧减少,从而造成缺氧。

2. 碳氧血红蛋白血症

　　见于一氧化碳(CO)中毒,Hb 与 CO 结合形成碳氧血红蛋白(HbCO),CO 与 Hb 的亲和力为 O_2 的 210 倍左右。当吸入气中仅有 0.1% 的 CO 时,血液中约有 50% 的 Hb 形成 HbCO。当大量 Hb 与 CO 结合形成碳氧血红蛋白时,Hb 便失去了携带氧的能力。另一方面,CO 还能抑制红细胞内糖酵解过程,从而使 2,3 - DPG 生成减少,使氧离曲线左移,因此 HbO_2 中的氧不易释出,从而加重组织缺氧,此外,CO 与 Hb 分子中的 1 个血红素结合后,其余 3 个血红素与氧的亲和力会增大,使结合的氧不易释放。因为 HbCO 为鲜红色,所以患者皮肤,黏膜呈现樱桃红色。但严重 CO 中毒患者由于外周血管收缩,故皮肤、黏膜呈现苍白色。

3. 高铁血红蛋白血症

　　血红蛋白中的二价铁(Fe^{2+})可在氧化剂作用下被氧化成三价铁(Fe^{3+}),形成高铁血红蛋白。三价铁与羟基结合牢固失去携氧能力,而且一旦血红蛋白四个亚基中有部分 Fe^{2+} 被氧化成 Fe^{3+},剩余的 Fe^{2+} 与氧的亲和力异常增高,导致氧解离曲线左移,组织缺氧,即 Hb 结合的、释放的氧量都减少。高铁血红蛋白血症见于亚硝酸盐、苯胺、磺胺等中毒。新腌制的咸菜、变质的残菜中有较多的硝酸盐,大量食用后,在肠道细菌作用下被还原为亚硝酸盐吸收入血,使血红蛋白变为高铁血红蛋白。高铁血红蛋白呈棕褐色,患者皮肤、黏膜因而呈现类似紫绀的青紫色,称为肠源性紫绀(enterogenous cyanosis)。

4. 血红蛋白与氧的亲和力异常增强

　　某些因素可增强氧与 Hb 的亲和力,使氧离曲线左移,释氧困难,如输入大量库存血液或碱性液体,也见于某些血红蛋白病。库存血液的红细胞内 2,3 - DPG 含量低使氧合血红蛋白解离曲线左移。

（二）血氧变化的特点

血液性缺氧时，血红蛋白数量减少或携氧能力降低，导致血氧容量和血氧含量均降低。由于外呼吸功能正常，故 PaO_2 正常，SaO_2 主要取决于 PaO_2，因此 PaO_2 也正常。贫血患者，毛细血管床中的平均血氧分压较低，血管-组织间的氧分压差减小，氧向组织弥散的驱动力减小，使动-静脉氧含量差减小。Hb 与 O_2 亲和力增强引起的血液性缺氧较为特殊，其动脉血氧容量和氧含量可不低，这时的组织缺氧是由于 Hb 与氧的亲和力较大，结合的氧不易释出所致，其动-静脉血氧含量差小于正常。

血液性缺氧的病人可无发绀。如贫血病人表现为面色苍白。CO 中毒时，血液 HbCO 增多，使皮肤与黏膜呈樱桃红色。高铁血红蛋白缺氧时，病人皮肤与黏膜呈咖啡色或类似于发绀的颜色。单纯由于 Hb 与 O_2 的亲和力增高引起的缺氧，毛细血管中脱氧血红蛋白低于正常，因此不发绀。

> **病例 5-2**
>
> 女性，55 岁，于清晨在蔬菜温室内为火炉添煤时昏倒，3 小时后急诊入院。患者既往健康。查体：神志不清，口唇樱桃红色；实验室检查：PaO_2 95 mmHg，HbCO 30%，血浆 HCO_3^- 13.5 mmol/L，入院后立即吸氧，不久渐醒，给予纠酸补液等处理后，病情迅速好转。
>
> **分析：**
>
> 1. 引起该患者昏倒的原因和机制是什么？
> 2. 该患者属于何种类型缺氧？

三、循环性缺氧

在循环功能障碍时，由于组织的动脉血灌流量减少，使组织供氧量减少并引起的组织缺氧，称循环性缺氧（circulatory hypoxia）或低动力性缺氧（hypokinetic hypoxia）。由于动脉压降低或动脉阻塞等原因使毛细血管床因血液灌流量减少而致的缺氧称为缺血性缺氧（ischemic hypoxia），由于静脉压升高使血液回流受阻而导致的毛细血管床淤血所致的缺氧称为淤血性缺氧（congestive hypoxia）。

（一）原因和机制

组织的血液灌流量减少分为全身性灌流不足和局部性灌流不足。

1. 全身性循环性缺氧

见于休克和心力衰竭等。由于心输出量减少和血流动力学紊乱导致全身性血流量减少。

2. 局部性循环性缺氧

见于各种原因所致的栓塞和血管病变。由于血管壁，血管腔内或管壁外病变导致局部血流量减少，如动脉管腔狭窄或梗死所致的缺血或静脉回流受阻所致的淤血。

（二）血氧变化的特点

动脉血氧分压、氧容量、氧饱和度和氧含量都是正常的，只有动-静脉血氧含量差增大,但是单位时间内流过毛细血管的血量减少,所以弥散至组织细胞的总氧量仍不能满足组织的需求而导致缺氧。缺血性缺氧时,患者皮肤黏膜苍白;淤血性缺氧时,组织从血液中摄取的氧量增多,毛细血管中还原血红蛋白含量增加,患者可出现发绀。

四、组织性缺氧

由于组织细胞生物氧化功能障碍和利用氧的异常所引起的缺氧称为组织性缺氧(histogenous hypoxia)。

(一)原因和机制

1. 组织中毒

氧化磷酸化的主要场所在线粒体,细胞色素分子通过可逆性氧化还原反应进行电子传递,这是氧化磷酸化的关键步骤。任何影响线粒体电子传递或氧化磷酸化的因素都可引起组织性缺氧。某些毒物如氰化物、硫化氢和甲醇等进入体内,可迅速与氧化型细胞色素氧化酶的三价铁结合为氰化高铁细胞色素氧化酶,并使之不能还原为还原型细胞色素氧化酶,以致呼吸链中断和组织不能利用氧。0.06 g 的 HCN 即可导致人的死亡。

2. 呼吸酶合成障碍

许多维生素(维生素 B_1、B_2、烟酰胺等)严重缺乏时,可使内呼吸酶的合成发生障碍,使组织细胞的氧化过程发生障碍。

3. 线粒体损伤

许多因素如细菌毒素、放射线和过热等也可能因损伤线粒体的呼吸功能而引起组织利用氧的能力降低。

(二)血氧变化的特点

动脉血氧分压、氧容量、氧饱和度和氧含量都是正常的。因为组织不能利用氧,因此静脉血氧含量增高,动-静脉血氧含量差小于正常。皮肤、黏膜多呈玫瑰红色,不表现发绀。

临床所见的缺氧往往不是单一的类型,多为混合性缺氧。例如感染性休克时,除主要引起循环性缺氧外,内毒素还可引起组织利用氧的功能障碍即发生组织性缺氧。若并发休克肺时还可引起低张性缺氧。因此,对具体病人要做具体分析。各型缺氧的血氧变化见表5-1。

表 5-1　各型缺氧的血氧变化

缺氧类型	PaO_2	CO_{2max}	CO_2	SO_2	A-V 氧含量差	皮肤、黏膜颜色
乏氧性	↓	N	↓	↓	↓或 N	紫绀
血液性	N	↓或 N	↓	N	↓	樱桃红、棕褐色
循环性	N	N	N	N	↑	可紫绀
组织性	N	N	N	N	↓	玫瑰红

注:↓:降低;↑:升高;N:不变

第三节　缺氧时机体的功能代谢变化

缺氧时机体的功能代谢变化包括机体对缺氧的代偿性反应和由缺氧引起的功能与代谢障碍。轻度缺氧时主要引起代偿性反应。严重缺氧时，机体代偿功能不全，则可出现以功能代谢障碍为主的变化。急性缺氧与慢性缺氧时机体的代偿性反应也不同。各种类型的缺氧所引起的功能与代谢变化，既有相似之处，又具有各自的特点。以下主要以乏氧性缺氧为例，介绍缺氧对机体的影响。

一、呼吸系统变化

PaO_2低于 8 kPa(60 mmHg)时，可刺激颈动脉体和主动脉体外周化学感受器兴奋，并反射性地引起呼吸中枢兴奋，导致呼吸加深、加快，从而使肺泡通气量增加、肺泡氧分压升高和 PaO_2升高。胸廓呼吸运动的增强又使胸内负压增大，从而促进静脉回流，进而增加心输出量和肺血流量，这有利于氧的摄取和运输，因此具有代偿意义。但是，如通气过度，$PaCO_2$显著降低，可减低 CO_2对延髓中枢化学感受器的刺激，又可限制肺通气的增强。

低张性缺氧所引起的肺通气变化与缺氧持续的时间有关。肺通气量增加是对急性低张性缺氧最重要的代偿性反应。久居高原居民和慢性缺氧病人，由于外周化学感受器对缺氧刺激的敏感性降低，代偿性的呼吸加强不明显。各种严重缺氧，由于中枢神经系统能量供应不足，抑制呼吸中枢，出现周期性呼吸，最后可因呼吸中枢麻痹导致呼吸停止而死亡。

二、循环系统变化

（一）心脏功能变化

缺氧时，由于交感-肾上腺髓质系统兴奋性增强，使心率加快，心收缩性增强。加之呼吸加深加快，胸廓呼吸运动及心脏活动增强，可导致静脉回流量增加和心输出量增多。另一方面，由于皮肤、内脏血管收缩，脑和冠状血管舒张，从而保证心、脑供血。然而，持续严重缺氧时，由于心肌能量代谢障碍，酸中毒，可使心肌收缩力减弱，心率减慢，甚至导致心肌细胞变性坏死，出现心律不齐和心力衰竭。

（二）肺血管收缩

肺泡通气不足或吸入气氧分压降低，肺泡氧分压下降，或是动脉血氧分压降低。均可引起肺小动脉收缩，驱使血液流向通气较良好的肺组织，有利于氧的弥散。如果肺血管广泛而持久地收缩，则可引起肺动脉高压，增加右心负荷，以致右心肥大，甚至出现右心衰竭。

缺氧引起肺血管收缩的机制比较复杂，目前认为与下列因素有关(图 5-3)。

(1) 缺氧可抑制平滑肌细胞膜上的 K^+ 通道，使 K^+ 外流减少，细胞膜去极化，Ca^{2+} 内流，血管收缩。同时，缺氧使平滑肌细胞膜对 Na^+、Ca^{2+} 的通透性增高，促使 Na^+、Ca^{2+} 内流,导致肌细胞兴奋性与收缩性增高。

（2）缺氧使肺组织内产生多种血管活性物质,其中缩血管物质作用占优势,如:血栓素 A_2（thromboxane A_2）、内皮素（endothelin，ET）、血管紧张素Ⅱ（angiotensin Ⅱ）等作用于肺血管,影响肺小动脉的舒缩状态。

（3）缺氧时,动脉血氧分压降低刺激颈动脉体和主动脉体化学感受器,反射性地引起交感神经兴奋,经 α_1 受体引起肺血管收缩。

（4）长期慢性缺氧使肺小动脉长期处于收缩状态,可引起肺血管壁平滑肌细胞和成纤维细胞的肥大和增生,即肺血管重构。重构的肺血管管壁增厚、管腔狭窄,血管硬化,反应性降低,形成稳定的肺动脉高压。持久的肺动脉高压,可因右心室后负荷增加而导致右心室肥大以致衰竭。缺氧性肺动脉高压是高原心脏病和肺源性心脏病的主要发病环节。

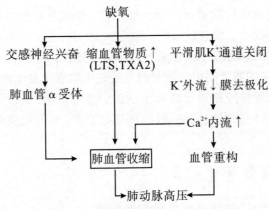

图 5-3　缺氧引起肺血管收缩的机制

（三）血流分布改变

急性缺氧时,因交感神经兴奋,使皮肤,腹腔血管收缩;心脑血管因受局部组织代谢产物作用而发生扩张,使血流增加。这种血流分布的改变对保证生命重要器官氧的供应是有利的。

三、血液系统变化

（一）红细胞增多

急性缺氧时,可通过贮血器官（肝、脾等）使贮血进入体循环,增加血内红细胞数目。慢性缺氧机体代偿性的加快红细胞成熟,进入血循环,提高血液携带氧的能力。但红细胞过多又可增加血液黏度,使血流速度减慢,影响氧的运输。长期严重的缺氧能抑制骨髓造血机能,血内红细胞数目非但不增多,反而减少。

（二）氧解离曲线右移

缺氧使红细胞内酵解增强,血液 pH 值降低,可引起氧解离曲线右移。在氧分压相同时,组织能从血液中摄取更多的氧。但是当肺泡氧分压过低时,血红蛋白与氧亲和力降低,又会使血液从肺摄取的氧减少,而失去代偿意义。

（三）脱氧血红蛋白增多

缺氧往往伴有紫绀,紫绀是否明显,还受皮肤黏膜血管中血量多少的影响,故缺氧不一定有紫绀,如严重贫血引起的缺氧可无紫绀。反之,有的病人并无缺氧却可出现紫绀。如真性红细胞增多症的病人,由于血液中血红蛋白总量增加,也可呈现紫绀。因此,不能以紫绀有无作为判断缺氧的唯一依据。

四、中枢神经系统变化

脑组织的能量来源主要依靠葡萄糖的有氧氧化,脑的重量为体重 2%～3%,脑血流量占心输出量 15%,其耗氧量高达总耗氧量 23%,而脑内氧和葡萄糖的贮存量较少,因此脑组织对缺氧较敏感。缺氧时,脑部血管扩张,当脑部血流增加仍不能维持其最低耗氧量时,就会出现神经系统功能紊乱。急性缺氧时,表现为兴奋、判断力降低、运动不协调、头痛和疲劳无力等症状。慢性缺氧时,表现为易疲劳、注意力不集中、嗜睡、精神抑郁等症状。严重缺氧可导致烦躁不安、惊厥、昏迷,乃至死亡。

中枢神经系统功能的紊乱是由于缺氧时脑组织生物氧化发生障碍,ATP 生成减少以及乙酰胆碱、儿茶酚胺等神经递质合成减少所致。急性严重缺氧可以引起脑水肿,使颅内压升高,压迫血管,从而加重脑的缺氧,颅内压过高时,可形成脑疝,如脑干受压,可引起呼吸麻痹。

五、组织与细胞变化

缺氧时,组织细胞的代偿适应性变化发展较缓慢。急性缺氧时,这些变化不明显。慢性缺氧时引起机体一系列代偿性变化,如细胞内线粒体数目增多,氧化还原酶活性增强,毛细血管数量增多或毛细血管网开放等,有利于组织细胞对氧的利用。

严重缺氧时,有氧氧化减弱,糖酵解过程加强,可发生代谢性酸中毒,并导致细胞的变性、坏死。其中以神经细胞最显著,其次为心肌、肝细胞、肾细胞,因此,缺氧必然引起脏器功能障碍。

第四节　氧疗与氧中毒

一、氧疗

给缺氧病人吸氧的疗法称为氧疗。各类缺氧的治疗,除了消除引起缺氧的原发病外,都可给病人吸氧。氧疗的效果因缺氧的类型而异。

氧疗对低张性缺氧的效果最好,但因静脉分流所引起的低张性缺氧,吸氧的效果不明显。血液性缺氧、循环性缺氧和组织性缺氧病人的 PaO_2 和血氧饱和度是正常的,吸氧虽然可提高 PaO_2,而血氧饱和度的增加幅度微小,因此氧疗的效果也不理想。但吸氧可增加溶解于血浆内的氧量,当吸入高浓度氧或高压氧而使溶解于血浆中的氧量增加时,也能改善组织的供氧。组织性缺氧时,通过氧疗提高血浆与组织之间的氧分压梯度,促进氧的弥散,也可能有一定作用。CO 中毒者吸入纯氧,从而加速 HbCO 的解离,促进 CO 的排出,故氧疗的效果是较好的。

二、氧中毒

氧为生命活动所必需的物质,但吸入气氧分压过高、给氧时间过长,则可引起细胞损害、器官功能障碍,称为氧中毒。人类氧中毒有两种类型。

1. 肺型氧中毒

肺型氧中毒发生于吸入一个大气压左右的氧达 8 小时以上时,病人出现胸骨后疼痛、咳嗽、呼吸困难,肺活量减小和 PaO_2 下降;肺部呈炎性病变、炎性细胞浸润、充血、水肿、出血和肺不张等。

2. 脑型氧中毒

当吸入 2~3 个大气压以上的氧时,可在吸氧后短时间内(6 个大气压的氧只需数分钟,4 个大气压的氧仅需数 10 分钟)引起脑型氧中毒。病人主要出现视觉与听觉障碍、恶心、抽搐和晕厥等神经症状,严重者可昏迷甚至死亡。

氧疗的病人如发生氧中毒,吸氧反而使 PaO_2 继续下降,从而加重缺氧,造成难以解决的治疗矛盾。所以氧疗时应控制吸氧的浓度和时间,严防氧中毒的发生。

病例 5-3

男性,77 岁,患肺气肿多年,3 天前受凉后咳嗽、咳痰、喘憋加重,并且夜间不能平卧而就诊。检查:口唇及指尖部皮肤出现发绀,桶状胸,肋间隙增宽,双肺呼吸音粗并可闻大量痰鸣音。T 38.9 ℃,P:120 次/分,R:28 次/分。动脉血气分析:pH 7.14,PaO_2 42 mmHg,$PaCO_2$ 80 mmHg。

分析:

1. 该患者缺氧的原因是什么?属于何种类型缺氧?为什么?

2. 该患者为何出现呼吸心跳加快?

3. 该患者发绀的机制是什么?

思考题

1. 简述缺氧的概念及分类。

2. 试述 CO 中毒引起缺氧的机制。

3. 简述循环性缺氧的机制及血氧变化的特点。

4. 试述氰化物中毒引起缺氧的机制。

5. 试述缺氧引起肺血管收缩的机制。

6. 简述血液性缺氧常见原因及机制。

（张　翠　赵　瑾）

第六章 发　　热

第一节 概　　述

在体温调节中枢的调控下,人和哺乳类动物的体温保持相对稳定。生理情况下,正常体温维持在 37 ℃左右。根据体温调定点理论,发热(fever)是指在致热原的作用下,体温调节中枢的体温调定点上移,引起的调节性体温升高(超过正常值 0.5 ℃)。

传统上曾把体温上升超过正常值 0.5 ℃称为发热,这是不确切的。发热属于一种调节性体温升高,发热时的体温升高是受上移的体温调定点控制的。而机体产热异常增多(如甲状腺功能亢进)或散热障碍(如皮肤鱼鳞病)和环境高温也可导致体温升高,这种体温升高,体温调节中枢的体温调定点并未发生向上移位,而是体温调节机构不能将体温控制在与调定点相应的水平,是产热大于散热所引起的体温升高,这称为过热(hyperthermia)。再者,在某些生理情况下,如月经前期、精神紧张、进食、妊娠期或剧烈运动等情况下,体温也可升高,这属于生理性的体温升高。因此,体温升高不等于发热,体温升高与发热的关系可归纳为如图 6-1 所示的关系。

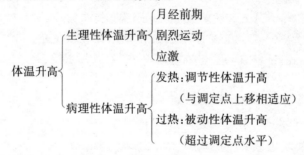

图 6-1　体温升高的分类

发热不是独立的疾病,而是一种最常见的病理过程。发热多见于某些疾病的早期,尤其是传染病早期。发热往往是首先被病人感知的病理变化,因而它是促使病人就医的重要早期信号。

第二节　发热的原因和机制

一、发热的原因

发热的原因有两类：一类是生物性因素，包括病原微生物和寄生虫，习惯称传染性因素，它们引起的发热为传染性发热；传染性发热占所有发热的 $50\%\sim60\%$，其中仅细菌感染引起的发热就约占所有发热的 43%。另一类为非传染性因素，包括抗原-抗体复合物等。传染性因素和非传染性因素都能激活体内产生致热原细胞，使其产生、释放内生致热原，引起发热。

（一）致热原和发热激活物

传统的观点把能引起人体或动物发热的物质称为致热原。致热原具有致热性或含致热成分，因而能直接或间接作用于体温调节中枢，引起发热。许多外源性致热原是通过激活体内的致热原细胞，并使之产生和释放内生致热原（endogenous pyrogen，EP），进而引起发热。这些能激活产内生致热原细胞，产生和释放内生致热原的物质，又称发热激活物。发热激活物包括许多外致热原和某些体内产物。

1. 发热激活物的种类和性质

比较常见的发热激活物介绍如下。

（1）细菌及其毒素。① 革兰氏阳性菌：主要有葡萄球菌、链球菌、肺炎球菌、白喉杆菌等，其菌体和代谢产物都引起发热，如葡萄球菌释放可溶性外毒素，白喉杆菌释放白喉毒素，此类细菌感染是常见的发热原因。② 革兰氏阴性菌：大肠杆菌、伤寒杆菌、淋球菌、脑膜炎球菌等，其菌体外的菌壁含脂多糖，也称内毒素（endotoxin，ET），是最常见的发热激活物。内毒素耐高温，干热 160 ℃两小时才能被灭活，一般方法难以清除，是血液制品和输液过程中的主要污染物。③ 分枝杆菌：如结核杆菌，其菌体及细胞壁所含成分都有致热作用。

（2）病毒。常见的有流感病毒、麻疹病毒和柯萨奇病毒等，实验证实给动物静脉内注射病毒引起发热的同时，血清中出现内生致热原。将病毒和白细胞在体外培养也可产生内生致热原。

（3）其他微生物。主要包括立克次体、衣原体、真菌和螺旋体等。许多真菌感染性疾病伴有发热，如白色念珠菌感染所致的鹅口疮、肺炎，组织胞浆菌、球孢子菌引起的深部感染。动物实验发现，酵母菌也可引起发热。这些微生物的胞壁中亦含有脂多糖，其致热性可能与此有关。

（4）疟原虫。疟原虫感染人体后，其潜隐子进入红细胞，红细胞破裂，大量裂殖子和代谢产物释入血液，引起发热。

（5）致炎物。硅酸盐结晶和尿酸盐结晶等在体内不仅可引起炎症反应，而且还具有激活产内生致热原细胞，并使之产生和释放内生致热原的作用，从而导致发热。

（6）抗原-抗体复合物。在某些自身免疫性疾病病人的循环血液中,形成的抗原-抗体复合物可激活产内生致热原细胞并使之不断释放内生致热原。

（7）类固醇。体内某些类固醇或其中间代谢产物对人体有明显的致热性。如睾酮的中间代谢产物本胆烷醇酮、石胆酸等可引起发热。

病例 6-1

　　某女,30 岁,3 天前开始发热,体温 39℃,咽部炎症充血,伴肿痛。

分析:

　　该患者发热的原因是什么?

（二）内生致热原

内生致热原系指在发热激活物的作用下,由产内生致热原细胞所产生的致热物质。EP 主要是来自单核细胞和巨噬细胞,少部分来自肿瘤细胞和其他细胞(如内皮细胞等)。EP 的产生和释放是一个复杂的细胞信息传递和基因表达调控的过程。常见的 EP 有以下几种:

1. 白细胞介素-1(IL-1)

由单核、巨噬细胞合成和释放的一种糖蛋白,具有致热性,并能引起很多疾病急性期反应,使淋巴细胞活化、吞噬功能增强等。

2. 肿瘤坏死因子(TNF)

是由巨噬细胞分泌的小分子蛋白质,具有增强吞噬细胞的杀菌能力和非特异杀伤肿瘤细胞的作用。

3. 干扰素(IFN)

是一种具有抗病毒和抑制肿瘤细胞生长的低分子量糖蛋白。由淋巴细胞产生,对人和动物都有一定的致热效应。

4. 其他

如白细胞介素-6(IL-6),巨噬细胞炎症蛋白-1(MIP-1)等。

（三）发热中枢调节介质

研究证明,血循环中的 EP 进入脑内,首先作用于体温调节中枢,引起发热中枢介质的释放,继而引起体温调定点上移。发热中枢介质可分为正调节介质和负调节介质两大类。

1. 正调节介质

主要有前列腺素 E(PGE)、环磷酸腺苷(cAMP)和 Na^+/Ca^{2+} 比值等。

（1）PGE。脑内注入 PGE 能引起体温上升;EP 引起发热时,脑脊液中 PGE 含量明显升高;EP 在体外与下丘脑组织一起培养时能诱生 PGE。而 PGE 合成抑制剂如阿司匹林、布洛芬等对许多 EP 引起的发热有解热作用。

（2）cAMP。cAMP 被认为是重要的发热介质的主要依据有:外源性 cAMP 注入动物脑内能迅速引起体温上升;中枢致热作用可被磷酸二酯酶抑制剂(减少 cAMP 分解)增强,或被磷酸二酯酶激活剂(加速 cAMP 分解)减弱;在 EP 等引起发热时,脑脊液中

cAMP 含量明显升高,且与发热效应呈明显正相关,但过热时 cAMP 含量无明显变化。

(3) Na^+/Ca^{2+} 比值。脑内注入 Na^+ 可使体温很快升高,注入 Ca^{2+} 可使体温很快降低;Na^+/Ca^{2+} 比值改变并非直接引起体温调定点上移,而是通过环磷酸腺苷起作用。

2. 负调节介质

主要有精氨酸加压素(AVP)、黑素细胞刺激素(α-MSH)和脂皮质蛋白-1。临床和实验研究均表明,发热时的体温升高极少超过 41 ℃,即使大大增加致热原的剂量也难以超过此热限。这就意味着体内必然存在自我限制发热的因素即体温负调节中枢,通过释放负调节介质如 AVP、α-MSH 和脂皮质蛋白-1 等,限制体温调定点的上移和体温的上升,从而避免了高热引起脑细胞损伤。这是机体的自我保护功能和自稳调节机制使然,具有极其重要的生物学意义。

二、发热的基本机制

发热的发病机制比较复杂,不少细节尚未阐明,但基本的环节比较清楚,概括为四个环节。第一环节是激活物的作用,传染性因素和非传染性因素作为激活物激活体内产 EP 细胞;第二环节是产致热原细胞合成并释放 EP;第三环节是 EP 进入脑内在下丘脑通过发热的中枢介质,使体温调定点上移;第四环节是体温调定点上移引起调温效应器反应,此时中心温度低于调定点的水平,中枢发出调温指令抵达产热器官和散热器官,使产热增加,散热减少,体温相应上升,达到新的调定点后,体温中枢又通过产热和散热的整合,使其维持相对平衡,于是体温就维持在新的高度(图 6-2)。

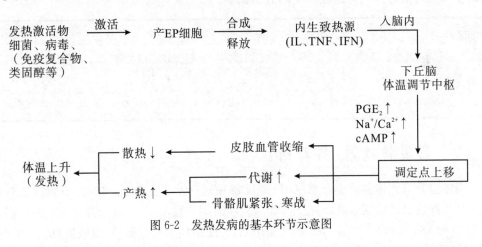

图 6-2 发热发病的基本环节示意图

第三节 发热的时相与热代谢特点

多数发热尤其是急性传染病和急性炎症引起的发热,其临床经过大致可分三个时期或时相,而且每个时期都有其各自的热代谢特点(图 6-3)。

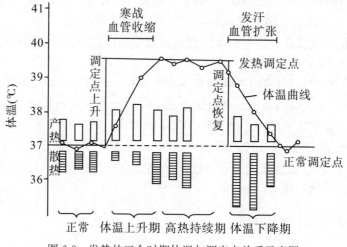

图 6-3 发热的三个时期体温与调定点关系示意图

一、体温上升期(寒战期)

发热的第一时期是中心体温开始迅速或逐渐上升,快者几小时或一昼夜就达高峰,有的需几天才到高峰,称为体温上升期。此期的主要表现是畏寒、皮肤苍白,严重者打寒战和出现鸡皮疙瘩。体温上升期的热代谢特点为:散热减少而产热增加,产热大于散热,因而使体温逐渐向体温调定点水平的方向调整。

> **病例 6-2**
> 　　患者,男性,17 岁。因受凉突感畏寒、全身发抖、出现鸡皮疙瘩,体温 39 ℃。
> **分析:**
> 　　该患者畏寒、发抖等症状出现的机制是什么?该症状常见于发热的哪个时相?

二、高温持续期(高峰期)

当体温升高到体温调定点水平时,就维持在这一水平上(动态波动)不再继续升高,这一时相称高温持续期或高峰期。高峰期持续时间长短不一,短者仅几小时(如疟疾),长者几天(如大叶性肺炎)甚至一周以上(如伤寒)。此期病人自觉酷热,皮肤发红、口唇干燥。高温持续期的热代谢特点为:产热与散热在升高的体温调定点水平上维持动态平衡。

三、体温下降期(退热期)

由于发热激活物、内生致热原和中枢发热介质等被控制或消除,故体温调节中枢的体温调定点回降到正常水平。这时病人皮肤血管扩张和汗腺分泌增加,从而导致体温下降。退热可快可慢,快者几小时,慢者需几天才能降至正常。体温下降期的热代谢特点是:散热增强而产热减少,散热大于产热。

第四节 发热机体的功能与代谢变化

一、功能变化

(一)中枢神经系统功能的变化

随着发热程度的不同,可出现不同程度的中枢神经系统功能障碍症状。如发热初期,突出症状是头痛和头晕。高热病人可出现烦躁不安、谵语和失眠等。持续高热(40~41 ℃)的病人,可因大脑皮层功能受到抑制而发生昏迷。小儿发热时还易出现全身或局部的肌肉抽搐(即高热惊厥),这可能与小儿中枢神经系统发育未成熟有关。

(二)循环系统功能的变化

由于发热时交感神经和肾上腺素的作用使心率加快,体温每上升 1 ℃,心率增加约18(12~27)次/分。心率增快的发生机制主要与血液温度升高对窦房结的刺激有关。心率加快在一定限度内可使心输出量增加,但心率过快(>150 次/分)心输出量反而下降,同时也增加了心脏的负担,故心肌劳损或心脏有潜在病灶的病人,发热容易诱发心力衰竭。在寒战期,心率加快和外周血管的收缩又可使血压轻度升高。在高温持续期,因外周血管的舒张,血压可轻度下降,少数病人可因大汗而致虚脱或休克。

(三)呼吸系统功能的变化

由于血液温度升高和体内酸性代谢产物增多,可使呼吸中枢兴奋性增强,故发热时可发生呼吸加深、加快。深快呼吸在增加散热的同时,也可引起呼吸性碱中毒。持续的体温过高可抑制大脑皮层的功能和呼吸中枢的功能,故又可使呼吸变浅、变慢或呈不规则状态。

(四)消化系统功能的变化

由于发热交感神经兴奋和副交感神经受到抑制,消化液分泌减少,消化酶活性降低和胃肠蠕动减慢。病人表现出食欲减退、恶心、呕吐、口干、腹胀和便秘等。对脂肪、蛋白质消化吸收差,所以发热病人应给予多糖、多维生素的清淡饮食。

二、代谢变化

发热机体的代谢改变包含两方面:一方面是在致热原作用后,体温调节中枢对产热进行调节,提高骨骼肌的物质代谢,使调节性产热增多;另一方面是体温升高本身的作用。一般情况下,体温每升高 1 ℃,物质代谢率可提高 13%。所以发热病人的物质消耗会明显增加,如果持久发热,营养物质没有得到及时的补充,病人就会消耗自身物质,出现消瘦和体重下降等。

(一)糖与脂肪代谢

发热时糖原分解代谢加强,血糖升高,可出现糖尿,糖原贮备减少。由于糖的分解代谢增强,氧的供应可相对不足,故无氧代谢增强,糖酵解产物(乳酸)的浓度增加。由于糖原贮备不足,摄入相对减少,脂肪代偿性分解增强,以致消瘦。由于大量脂肪分解并且氧化不全,发热病人可出现酮血症和酮尿。

(二)蛋白质代谢

高热病人蛋白质分解代谢明显增强,尿素氮明显增高,可出现负氮平衡。病人可出现抵抗力下降和组织修复能力减弱等相应的临床表现。

(三)水和电解质

在体温上升期和高温持续期,Na^+和Cl^-因排泄减少而潴留于体内,但在体温下降期,由于皮肤和呼吸道的水分蒸发增加和出汗增多,病人可发生不同程度的水和电解质的代谢紊乱,如脱水、代谢性酸中毒等。

(四)维生素代谢

发热时,由于病人摄入相对不足,消耗增加,易发生维生素缺乏,特别是维生素 C 和维生素 B 族缺乏。

三、防御功能改变

一定程度的发热可以提高机体的免疫防御和抗感染能力。发热时,中性粒细胞和巨噬细胞的化学趋向性、吞噬功能及耗氧量都会增加;而内生致热原可增强吞噬细胞的杀菌活性,如 IL-1 是淋巴细胞活化因子,IL-6 是 B 淋巴细胞分化因子,IFN 是抗病毒体液因子。内生致热原还具有抑制或杀伤肿瘤细胞的作用,如 TNF 为抗肿瘤因子,IFN 可增强 NK 细胞活性。此外,发热引起急性期反应,使热休克蛋白合成增多,增强机体抵抗力。但高热时,上述防御功能反而降低。

病例 6-3

患者,女,32 岁,妊娠晚期因小叶性肺炎入院。发热 39℃ 2 小时,心率 120 次/分。

分析:

1. 请阐明该患者发热的机制。
2. 该患者是否需要立即退热?可采取哪些方法?

第五节 发热的生物学意义及防治的病理生理基础

一、发热的生物学意义

总体来看,发热可以提高机体的防御机能,清除对机体有害的致病因素。一定程度的发热常表示机体有良好的反应能力,并表明机体的抗病能力较好或尚好。许多疾病是因早期出现发热而被觉察,因而发热又是疾病的一个重要信号。医生还可根据发热的特点,判断病情、评价疗效和估计预后。但是,体温过高或持续时间过长时的发热对机体反而不利,除导致机体防御能力降低外,还会引起体内营养物质的过度消耗,从而引起代谢紊乱和功能障碍。如脱水、心脏与肺负荷增加和儿童的热惊厥等,尤其非感染性发热大多对机体有害无益。

二、发热的处理原则

发热是多种疾病所共有的病理过程,除病因外,对发热本身的治疗应针对病情,权衡利弊。对一些原因不明的发热,不能急于降低体温,以免掩盖病情、延误诊断和抑制机体的免疫功能。

（一）病因治疗

针对发热的原因进行病因学防治,是首先应采取的治疗措施。

（二）一般性发热的处理

对非高热(体温<40 ℃)及未查明原因的发热者,可不急于解热,因多数热型和热程特点可反映病情变化并且有助于原发病的诊断。此外,从某种意义上讲,发热还可增强机体的抗病能力。

对一般性发热的病例,可及时补充营养,如补给葡萄糖、维生素和充足水分等。注意纠正水、电解质代谢紊乱和酸碱平衡紊乱等。

（三）及时退热

对高热(即体温>40 ℃)和持续过久的发热,应及时退热(如冷敷、酒精擦拭皮肤或给予解热药)。对消耗严重的疾病如恶性肿瘤、心功能不全和负荷过大的心脏病人,也应及时解热,因这些病人已不能耐受发热引起的消耗和功能障碍。对妊娠妇女发热,应及时解热,因妊娠早期发热有致畸的危险;而妊娠中晚期发热可加重心脏负担,易诱发心衰。

病例 6-4

患者,男性,17 岁。近两天畏寒发热,头痛,全身肌肉酸痛,食欲减退,来院就诊。检查:体温 39.4 ℃,脉搏 100 次/分,呼吸 20 次/分,血压 100/70 mmHg,咽部充血,两肺呼吸音粗糙。WBC 19.3×10^9/L,中性粒细胞 83%。

分析:

1. 患者体温升高的原因可能是什么? 基本病理过程是什么?
2. 应该采取哪些处理措施?

思考题

1. 发热与过热有何异同?
2. 试述内毒素引起发热的基本机制。
3. 试述体温上升期的体温变化及其机制。

4. 发热时机体会发生哪些功能与代谢变化?

5. 发热的三个时期热代谢特点有哪些?

6. 发热的处理原则是什么?

(赵　雪　鲍能胜)

第七章 应　　激

第一节　概　　述

一、应激的概念

应激(stress)是指机体在受到各种内外环境因素及社会、心理因素刺激时所出现的非特异性全身反应,又称应激反应。任何来自躯体的(physical)或心理的(psychological)刺激,当达到一定的强度,除引起与刺激因素的直接相关的特异性变化外,还可以引起一组与刺激因素无直接关系的全身性非特异性反应,这些非特异性反应即为应激反应。

在日常生活中,应激是一个普遍存在的现象,机体总是处于一定的应激状态是一切生命为了生存和发展所必需的,它是机体适应、防御机制的一个重要组成部分。应激旨在提高机体对外界环境的适应能力和维持内环境的稳态。适当的(不是过分强烈而持久的)应激有利于调动机体地防御反应,抵抗对机体的损伤作用,故称为良性应激,又称为生理性应激。但是,过强或持续时间过久的应激则可引起机体自稳态的失调,甚至可引起应激性疾病,故称为劣性应激,又称为病理性应激。由应激所引起的疾病称为适应性疾病或应激性疾病。

二、应　激　原

能引起应激反应的各种刺激因素称为应激原(stressor)。应激原的种类很多,大致分为三类:即外环境因素(如射线、噪声、温度的剧变、创伤和中毒等)、机体的内环境因素(如血液成分改变、各器官功能的紊乱等)和心理社会环境因素(如职业竞争、工作压力和劣性的人际关系,情感的变化,居住、工作的条件等)。但是,某种因素要成为应激原,必须要有一定的强度和时间。对于不同的个体,同一应激原引起的应激反应所需的刺激强度根据个体的性别、年龄、个性特点、心理承受能力、遗传素质、神经类型以及病理状态等的不同而不同。而对同一个体在不同的时间和不同的条件下,应激反应由于个体经验、阅历、心理承受能力、体质强弱以及机体内环境等的变化所需要的应激原刺激强度也可以有所不同。

第二节　应激反应的基本表现

一、应激的神经内分泌反应

应激时,机体通过神经-内分泌系统的协调作用可以对应激原作出整体反应,因此神经-内分泌系统反应是应激的基本反应。神经兴奋(包括交感-肾上腺髓质兴奋和下丘脑-垂体-肾上腺皮质系统兴奋),肾上腺髓质激素分泌增多以及肾上腺糖皮质激素分泌增多是应激时最重要的神经内分泌反应,并可以作为应激的标志(图 7-1)。此外,应激时还有许多其他激素水平的改变。应激引起的神经内分泌反应对机体在自我保护、适应环境、抵抗应激原、发挥代偿作用等方面具有积极意义,但过强的神经内分泌反应对机体又可产生诸多不利的影响。

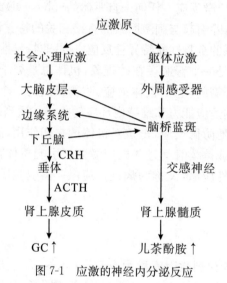

图 7-1　应激的神经内分泌反应

(一)蓝斑-交感-肾上腺髓质系统的变化

1. 基本组成单元

蓝斑-交感-肾上腺髓质系统(locus ceruleus-norepinephrine/sympathetic-adrenal medulla axis, LC/NE)是应激时发生快速反应的系统,位于脑桥的蓝斑是中枢神经系统对应激最敏感的部位,是该系统的中枢位点,其中的去甲肾上腺素能神经元的上行纤维主要投射至杏仁复合体、海马、边缘系统及大脑皮质,是应激时情绪变化、认知、行为功能变化的结构基础。下行纤维主要分布于脊髓侧角行使调节交感神经系统和肾上腺髓质系统的功能。

2. 应激时的基本效应

蓝斑-交感-肾上腺髓质系统的主要中枢效应与应激时的兴奋、警觉有关,并可引起紧张、焦虑的情绪反应。外周效应主要表现为血浆中肾上腺素、去甲肾上腺素及多巴胺等儿茶酚胺的浓度迅速升高。

（1）应激时交感-肾上腺髓质系统兴奋的积极作用表现为：① 儿茶酚胺可使心率加快，心肌收缩力增强，心排血量增加，血压上升和血液重分布；② 儿茶酚胺可引起支气管扩张，肺泡通气量增加，机体摄取氧增加；③ 儿茶酚胺可激活 α 受体，使胰岛素分泌减少；激活 β 受体，使胰高血糖素分泌增加，使糖原分解、脂肪动员、糖异生，提高血糖以增加组织能量供应；④ 儿茶酚胺对绝大多数激素的分泌有促进作用，但对胰岛素的分泌有抑制作用，这是应激时多种激素水平变化的重要原因，也是机体更广泛地动员各方面潜能来应付紧急情况的一种放大机制。

（2）应激时交感-肾上腺髓质系统持续兴奋对机体产生的不利影响主要表现为：① 紧张、焦虑、抑郁、愤怒等情绪反应及行为改变。② 血管的强烈收缩，器官组织严重缺血与功能障碍。③ 外周小血管的长期收缩可使血压升高。这可能是精神、心理应激诱发高血压的重要机制之一。④ 儿茶酚胺可使血小板数目增多及黏附聚集性增强，白细胞数及纤维蛋白原浓度升高，血液黏滞性增加，有利于血栓形成。⑤ 儿茶酚胺通过自氧化作用，产生氧自由基增多，膜脂质过氧化作用增强，导致组织细胞损伤。

病例 7-1

李某，女，19 岁，高考前夕极度焦虑、紧张，夜不能眠，自测心率 110 次/分，并感胸闷。既往身体健康。

分析：

该应激患者的应激原是什么？分析心率加快的机制。

（二）下丘脑-垂体-肾上腺皮质系统兴奋

1. 基本组成单元

下丘脑-垂体-肾上腺皮质系统（hypothalamus-pituitary-adrenal cortex system，HPA）的基本组成单元为下丘脑室旁核、腺垂体及肾上腺皮质。室旁核为该系统的中枢部位，上行与边缘系统的杏仁复合体、海马结构及边缘皮层有广泛的往返联系，特别与杏仁复合体有致密的神经纤维联系。下行则主要通过促肾上腺皮质激素释放激素控制腺垂体 ACTH 的释放，从而调控肾上腺糖皮质激素的合成与分泌。即由下丘脑室旁核释放的 CRH 经垂体门脉系统或轴突输送，至垂体前叶使 ACTH 释放增加，进而促进糖皮质激素的分泌，构成了所谓"HPA 轴"。

2. 应激时的基本效应

（1）应激时 HPA 轴兴奋的中枢效应。关键是 CRH 的释放，CRH 神经元广泛分布于中枢神经系统，但最主要位于室旁核，无论是从躯体直接来的应激输入信号，或是经边缘系统整合的下行应激信号，皆可引起室旁核的 CRH 神经元将神经信号转换成激素信号，使 CRH 分泌增多，CRH 最主要的功能是促进 ACTH 分泌进而增加糖皮质激素（glucocorticoid GC）分泌，此外，参与了应激时的情绪行为反应调控。有实验表明，大鼠脑室内直接注入 CRH 可引起剂量依赖的行为情绪反应。目前认为,适量的 CRH 增多可促进适应反应,使机体兴奋或有愉快感;但大量 CRH 分泌增多,特别是慢性应激时的持续增加则造成适应机制障碍,表现为焦虑、抑郁、食欲、性欲减退等。这是重症慢性病人几乎都会出现的共同表现。

CRH 还可促进内啡肽释放,应激时内啡肽升高与 CRH 增加相关。CRH 也促进蓝斑-去甲肾上腺素能神经元的活性,与 LC/NE 轴形成交互影响。

(2) 应激时 HPA 轴兴奋的外周效应。应激时 GC 分泌增多是最重要的一个反应,对机体抵抗有害刺激起着极为重要的作用。正常未应激的成年人每日约分泌 GC 25～37 mg。应激时 GC 分泌迅速增加。如外科手术的应激可使每日皮质醇的分泌量超过 100 mg,达到正常分泌量的 3～5 倍。若应激解除(手术完成无并发症),皮质醇通常于 24 小时内恢复至正常水平。但若应激原持续存在,则血浆皮质醇浓度持续升高,如大面积烧伤病人,血浆皮质醇维持于高水平可长达 2～3 个月。

应激时 GC 浓度增高对提高机体的适应能力起着极为重要的作用。动物实验表明,切除双侧肾上腺后,极小的有害刺激即可导致动物死亡,动物几乎不能适应任何应激环境。但若仅去肾上腺髓质,则动物可以存活较长时间。应激时 GC 增加对机体有广泛的保护作用:① 提高心血管系统对儿茶酚胺的敏感性,使心肌收缩力增强,提高心输出量;② 促进蛋白质分解和糖原异生,抑制肌肉组织对葡萄糖的利用,从而可以补充肝糖原的贮备和提高血糖水平;③ 稳定溶酶体膜,使溶酶体内的溶酶不致逸出,以免损伤细胞;④ 抑制促炎介质的生成、释放和激活,避免过强的炎症和变态反应等发生。

但 GC 大量分泌及慢性应激时持续分泌增加,则对机体产生一系列不利影响。慢性应激时 GC 持续分泌增加,可抑制免疫反应,使胸腺、淋巴结缩小,机体的免疫力下降,容易并发感染。利用 GC 抑制免疫反应这一特点,许多自身免疫性疾病如系统性红斑狼疮、过敏性紫癜等均可用 GC 来进行治疗。慢性应激时还可使生长发育迟缓,与 CRH 分泌过多,生长激素分泌减少有关,GC 使靶细胞对胰岛素样生长因子 I (insulin-like growth factor-1,IGF-1)产生抵抗,从而抑制生长发育,伤口愈合不良等,并常常合并一些行为上的异常,如抑郁、异食癖等。但急性应激时,生长激素的产生是增加的;GC 持续分泌增加还可造成性腺轴的抑制,GC 促使性腺素释放激素(GnRH)、黄体生成素(LH)的分泌减少,并使性腺对上述激素产生抵抗,从而使性功能减退,月经不调或停经,哺乳期妇女泌乳减少等。还可抑制甲状腺轴,GC 可抑制促甲状腺激素释放激素(TRH)及促甲状腺激素(TSH)的分泌,并阻碍 T_4 在外周转化为活性更强的 T_3。

(三) 其他激素反应

应激可引起广泛的神经内分泌反应,如表 7-1 简略地概括除 LC/NE 和 HPA 轴以外的其他内分泌变化。

表 7-1 应激的其他内分泌变化

名 称	分泌部位	变 化
β-内啡肽	腺垂体等	升高
ADH	下丘脑(室旁核)	升高
促性腺激素释放激素	下丘脑	降低
生长素	腺垂体	急性应激升高,慢性降低
催乳素	腺垂体	升高
TRH	下丘脑	降低
TSH	垂体前叶	降低
T_3、T_4	甲状腺	降低
黄体生成素	垂体前叶	降低
胰高血糖素	胰岛 α 细胞	升高
胰岛素	胰岛 β 细胞	降低

二、应激的细胞体液反应

多种应激原,特别是非心理性应激原可使细胞出现由细胞内信号转导和相关基因激活引起的某些蛋白质表达地反应。其中大多为具有保护作用的蛋白质,如急性期反应蛋白(acute phase protein,AP)、热休克蛋白、某些酶和细胞因子等,成为机体在细胞、蛋白质、基因等不同水平的应激反应表现。

(一)急性期反应蛋白

1. 急性期反应蛋白的主要构成及来源

急性期反应(acute phase response,APR)是感染、炎症和组织损伤等应激原刺激机体产生的一种快速的防御反应。具体表现为体温升高、血糖升高、补体升高以及血浆中某些蛋白质浓度迅速变化等非特异性反应。急性期反应是机体以防御为主的适应性反应,大多数反应在感染或炎症过程开始的数小时或数日内出现,是机体对应激原所做出的自稳调节和自我保护的全身行为。急性期反应时,血浆中蛋白质水平升高的一类称为急性期反应蛋白或急性期蛋白,属分泌型蛋白质,其种类很多(表 7-2)。在急性反应期中也有少量的血浆蛋白浓度降低,这种蛋白质称为负急性期蛋白,如白蛋白、前白蛋白、运铁蛋白等。

表 7-2 重要的急性期反应蛋白

成 分	分子量	成人正常参考值(mg/mL)	急性炎症时增加
C-反应蛋白	110 000	<8.0	>1 000 倍
血清淀粉样蛋白 A	180 000	<10	>1 000 倍
α_1-酸性糖蛋白	41 000	0.6~1.2	2~4 倍

续表

成 分	分子量	成人正常参考值(mg/mL)	急性炎症时增加
α_1-抗胰蛋白酶	54 000	1.1~2.0	2~4 倍
α_1-抗糜蛋白酶	68 000	0.3~0.6	2~4 倍
结合珠蛋白	86 000	0.5~2.0	2~4 倍
纤维蛋白原	340 000	2.0~4.0	2~4 倍
血浆铜蓝蛋白	132 000	0.2~0.6	50%
补体成分 C_3	180 000	0.75~1.65	50%

AP 主要是在白细胞介素-1 和白细胞介素-6 的诱导下,由肝细胞合成的,少量在单核细胞、内皮细胞及成纤维细胞合成(图 7-2)。

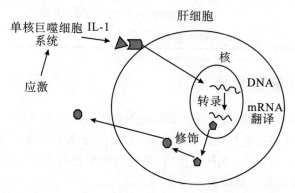

图 7-2　急性期反应蛋白诱导过程示意图

2. AP 主要的生物学作用

AP 的种类很多,其功能也相当广泛。但总体来看,它是一种启动迅速的机体防御机制。其生物学作用主要为:

(1) 抑制蛋白酶的活性。创伤、感染时体内蛋白分解酶增多,急性期反应蛋白中的蛋白酶抑制剂如 α_1-抗胰蛋白酶、α_1-抗糜蛋白酶、α_2 巨球蛋白增多可避免蛋白酶对组织的过度损伤。

(2) 清除异物和坏死组织。在急性期反应中以 C-反应蛋白的作用最明显。它可与细胞膜的荚膜成分 C-脂多糖结合,起抗体样的调理作用,激活补体经典途径,促进吞噬细胞的功能,抑制血小板的磷脂酶,减少其炎症介质的释放,等等。在各种炎症、感染、组织损伤等疾病中都可见 C-反应蛋白的迅速升高,且其升高程度常与炎症、组织损伤的程度呈正相关,因此临床上常用 C-反应蛋白作为炎症和疾病活动的指标。

(3) 激活凝血系统。在急性期反应中凝血蛋白的增多,如纤维蛋白原等,可增强机体抗出血的能力。

(4) 抗氧化及促使损伤细胞的修复。铜蓝蛋白可促进超氧化物歧化酶的活性,具有抗氧化的能力;血清淀粉样物质蛋白 A 等可促进组织细胞的修复。

(5) 结合、运输功能。结合珠蛋白、铜蓝蛋白、血红素结合蛋白等可与相应的物质结合,

避免过多的游离 Cu^{2+}、血红素等对机体的危害,并可调节它们的体内代谢过程和生理功能。

(二) 热休克蛋白

细胞在热应激或其他应激作用下所表现的以基因转录与热休克蛋白表达增多为特征的防御适应反应,称热休克反应(heat shock response,HSR),是细胞应激反应的一种。热休克蛋白(heat shock protein,HSP)是指细胞在热应激或其他应激时新合成或合成增加的一组蛋白质,主要在细胞内发挥功能,帮助蛋白质正确折叠、修复或者清除,稳定细胞结构、维持细胞生理功能,提高细胞对应激原的耐受性。热休克蛋白种类很多,大多数热休克蛋白存在于细胞内,少数被分泌到胞外发挥作用。

HSP 最早在果蝇体内发现。1962 年人们发现,当果蝇的培养温度从 25 ℃提高到 30 ℃,30 分钟后就可在其唾液腺染色体上看到蓬松现象,提示这些区带基因的转录加强,预示有新蛋白质合成增加,故取名热休克蛋白。后来研究发现许多其他的应激如缺氧、寒冷、饥饿等也可诱导热休克蛋白生成,故又名应激蛋白(stress protein,SP)。现已发现热休克蛋白是一个大家族,大多数是细胞的结构蛋白即结构性 HSP,部分是在应激时新合成或合成增加即诱生性的 HSP。

1. HSP 基本组成

HSP 是一族在进化上十分保守的蛋白质,这提示它对于维持生命十分重要,从原核细胞到真核细胞和各种生物体,其同类型热休克蛋白的基因序列有高度的同源性。目前对 HSP 的分类系根据其分子量的大小,表 7-3 简略叙述了各类型主要 HSP 的名称、分子量、细胞内定位和可能的功能。

表 7-3 各类型热休克蛋白

分 类	分子量(kD)△	细胞内定位	可能的功能
HSP110 家族	110	胞浆,核	热耐受
HSP90 家族	90		
HSP90		胞浆	与类固醇激素受体结合,热耐受
Grp94*		内质网	帮助分泌蛋白质的折叠
HSP70 家族	70		
HSP70☆(组成型)		胞浆	新生蛋白质的成熟和移位
HSP70(诱导型)		胞浆,核	蛋白质折叠,细胞保护
Grp78(Bip)★		内质网	帮助新生蛋白质的折叠
HSP60	60	线粒体	帮助新生蛋白质的折叠
低分子量 HSP	20~30	胞浆,核	细胞骨架肌动蛋白的调节
HSP10	10	线粒体	HSP60 的辅因子
泛素(ubiquitin)	8	胞浆,核	辅助蛋白质的非溶酶体降解

△分子量非精确值,而是大约量,因天然蛋白质的分子量本身具有一定的变异;＊Grp:葡萄糖调节蛋白(glucose regulation protein,细胞低糖时生成增多);☆HSP70:热休克蛋白同族蛋白(heat shock cognate);★Bip:免疫球蛋白重链结合蛋白(immunoglobulin heary chains binding protein)。

2. 热休克蛋白基本功能

应激可导致 HSP 家族在细胞内高表达,参与包括细胞信号转导、能量代谢、免疫识别、细胞周期调控、细胞自稳态的维持、细胞凋亡等一系列重要的细胞生命活动,有效提高机体对应激原的耐受能力。据估计,细胞总蛋白的 5% 为 HSP,其功能涉及细胞的结构、更新、修复、免疫等,被人们形象地称为"分子伴娘"(molecular chaperone)。结构性 HSP 即是一类重要的"分子伴娘",其主要作用是与新生的未折叠、错折叠或聚集的蛋白质结合;加速正确的肽链折叠和重折叠;而诱生的 HSP 主要参与应激时受损蛋白质的修复以及促使某些变性蛋白的降解和清除;增强机体对热、低氧、内毒素、心肌缺血等多种应激原的耐受性。其基本结构为 N 端的一个具 ATP 酶活性的高度保守序列和 C 端的一个相对可变的基质识别序列(见图 7-3)。后者倾向与蛋白质的疏水结构共相结合,而这些结构区在天然蛋白质中通常被折叠隐藏于内部而无法接近,也就是说 HSP 倾向与尚未折叠的新生肽链或因有害因素破坏了其折叠结构的受损肽链结合,并依靠其 N 端的 ATP 酶活性,利用 ATP 促成这些肽链的正确折叠、移位、修复或降解。

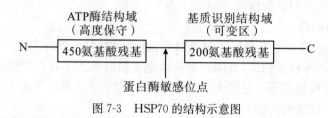

图 7-3　HSP70 的结构示意图

一个新生的蛋白质要形成正确的三维结构和正确定位,必须有正确的时空控制,多种应激原如热、炎症、感染等常会引起蛋白质结构的损伤,暴露出与 HSP 的结合部位,正常时这些 HSP 与一种细胞固有表达的因子 HSF(heat shock transcription,热休克转录因子)相结合,HSP 与受损蛋白的结合释放出游离的 HSF,游离的 HSF 倾向于聚合成三聚体,后者则具有向核内移位并与热休克基因上游的启动序列相结合的功能,从而启动 HSP 的转录合成,使 HSP 增多,增多的 HSP 可在蛋白质水平起防御、保护作用。已有证据表明 HSP 可提高细胞对热或其他刺激的耐受能力、维持蛋白自稳状态等,表明了应激反应在分子水平的机制。

三、应激时的机体功能代谢的变化

(一)物质代谢

应激时,物质代谢变化的主要特点是高代谢率,即分解代谢加强,合成代谢减弱。

1. 高代谢率

严重应激时,儿茶酚胺、糖皮质激素分泌增加,机体脂肪动员明显增强,外周肌肉组织分解旺盛,使代谢率显著升高。正常成人安静状态下每天约需能量 8 368 kJ(2 000 kcal)。大面积烧伤的患者,每天可高达 20 920 kJ(5 000 kcal),相当于重体力劳动时的代谢率。重度应激时,机体可很快出现消瘦、抵抗力下降,并难以用单纯的营养逆转。对于这些患者除了充分的营养支持外,适当调整机体应激反应,使用某些促进合成代谢的生长因子被证明是有益的。

2. 糖、脂肪和蛋白质代谢的变化

应激时,物质代谢的特点与应激时能量代谢的升高相匹配,保证了机体应付"紧急情况"有足够的能量可得到提供。但是,如应激持续时间过久,病人可因过度地消耗而致消瘦和体重减轻。负氮平衡还可使病人发生贫血、创面愈合迟缓和抵抗力降低等不良后果。

(1)糖代谢。应激时,一方面胰岛素相对不足,外周胰岛素依赖组织对胰岛素的敏感性降低,减少了对葡萄糖的利用(胰岛素耐受);另一方面,儿茶酚胺、胰高血糖素、生长激素和肾上腺糖皮质激素等促进糖原分解和糖异生,结果出现血糖升高,甚至出现糖尿,被称为应激性高血糖或应激性糖尿。

(2)脂肪代谢。应激时,脂解激素(肾上腺素、去甲肾上腺素、胰高血糖素和生长激素)增多,脂肪动员和分解加强,血中游离脂肪酸和酮体不同程度地增加,同时组织对脂肪酸的利用也增加。严重创伤后,机体所消耗的能量有 $75\% \sim 95\%$ 来自脂肪的氧化。

(3)蛋白质代谢。应激时,肾上腺皮质激素分泌增加,胰岛素分泌减少,使蛋白质分解加强,同时蛋白质破坏增多,合成减弱。尿氮排出量增加,出现负氮平衡。

(二)中枢神经系统

中枢神经系统(CNS)是应激反应的调控中心,机体对大多数应激原的感受都包含有认知的因素,丧失意识的动物在遭受躯体创伤时,应激时的多数神经内分泌改变都可不出现;昏迷病人对大多数应激原包括许多躯体损伤的刺激也不出现应激反应,表明 CNS,特别是 CNS 的皮层高级部位在应激反应中的调控整合作用。

与应激最密切相关的 CNS 部位是边缘系统的皮层、杏仁核、海马、下丘脑、蓝斑等结构。这些部位在应激时可以出现活跃的神经传导、神经递质、神经内分泌的变化,并出现相应的功能改变。应激时蓝斑区 NE 神经元激活和反应性增高,NE 水平升高,机体出现紧张,专注程度升高,过度则会产生焦虑、害怕、愤怒的情绪反应。室旁核与边缘系统的皮质、杏仁体、海马结构有丰富的交互联系。与蓝斑亦有丰富的交互联络,HPA 轴的适度兴奋有助于维持良好的认知学习能力和良好情绪;但 HPA 轴过度兴奋或不足都可以引起 CNS 的功能障碍,出现抑郁、厌食、自杀倾向等。

(三)循环系统

应激时,由于交感-肾上腺髓质系统兴奋,儿茶酚胺分泌增多,心血管系统的主要变化为生理性应激(如运动)和心理性应激(如从事紧张的工作)时,可有心率加快、心肌收缩力加强、心输出量增加、总外周阻力增高和动脉的收缩压与舒张压升高及血液重分布等,其次,还可导致肾血管阻力升高。这些改变有利于保证心、脑的血液供应。但在格斗或剧烈运动等应激状态下,由于骨骼肌血管明显扩张,外周血管的总阻力不变甚至降低。交感-肾上腺髓质系统的强烈兴奋亦可对心血管系统产生不利影响,可导致冠脉血管痉挛,血小板聚集,血液黏滞度升高而导致心肌缺血及心肌梗死。强烈的精神应激可引起心律失常及猝死。

(四)免疫系统

应激时神经内分泌系统对免疫系统有重要影响。这不仅由于胸腺、淋巴结等免疫器官含有丰富的交感神经末梢,而且免疫细胞表面也富含儿茶酚胺、GC、内啡肽等多种应激相关激素受体。应激时,神经内分泌变化对免疫系统有重要的调控作用,但免疫系统也对神经内分泌系统有反向调节的影响。

在急性应激时,外周血中吞噬细胞数目增多,活性增强,补体、C-反应蛋白等非特异性抗感染蛋白升高,以抵御损伤保护机体。但持续强烈的应激反应可造成免疫功能的抑制甚至功能障碍,诱发自身免疫性疾病。

然而,各种应激原引起的应激反应通常需要神经系统的感知功能,但细菌、病毒、毒素抗原的刺激却不能为一般意义上的感觉系统所感知,而免疫系统对此类刺激却极为敏感。当免疫细胞受到这些因素的刺激后一方面产生抗体、细胞因子等免疫防御反应以清除有害因素,另一方面还会产生多种具有神经内分泌激素样的细胞因子(如干扰素、TNF等),使神经内分泌系统得以感知这些刺激,以启动或强化应激反应。

(五)消化系统

慢性应激时,消化功能的典型变化为食欲减退。动物实验表明,可能与CRH分泌增多,影响摄食中枢有关;但亦有部分病例出现进食增加甚至诱发肥胖症,认为可能与下丘脑中内啡肽及单胺类介质如多巴胺、5-羟色胺等因素有关。

应激时,常因交感-肾上腺髓质系统强烈兴奋,腹腔内脏血管收缩,常伴有胃黏膜的出血、水肿、糜烂和溃疡形成。这些病变是应激引起的非特异性损害,因此称为应激性溃疡或应激性急性胃黏膜病变。动物实验表明,大鼠应激时可出现胃的高强度持续收缩时间明显延长;儿童在情绪紧张时出现胃部不适;在某些个体,心理应激可诱发肠平滑肌的收缩、痉挛、腹痛等。

(六)血液系统

急性应激时,血中凝血物质增加,如血小板数目增多,凝血因子增多,同时纤溶系统也激活。血液表现出非特异性抗感染能力和凝血能力的增强,全血和血浆黏滞度升高。但也利于微血栓的形成,导致DIC的发生。慢性应激时,特别是慢性疾病状态下,常表现为贫血、类似缺铁性贫血,但与缺铁性贫血不同,补铁治疗无效;红细胞寿命缩短,这可能与单核吞噬细胞系统对红细胞的破坏加速有关。

第三节　应激与疾病

一、全身适应综合征

应激是机体的非特异保护适应机制。但它也会引起机体自稳态失衡而导致疾病。由于遗传素质、个性特点、神经类型及既往经验等千差万别,不同个体对同样的应激原存在不同的敏感性及耐受性。因而,应激原的强度不同或持续时间不同,可在不同的个体引起程度不同的应激反应。

对大多数的应激反应,在撤除应激原后,机体可很快趋于平静,恢复自稳。但如果劣性应激原持续作用于机体,则应激可表现为一个动态、连续的神经内分泌反应,并最终导致内环境紊乱和疾病,加拿大生理学家 Selye 将这个过程称为全身适应综合征(general adaptation syndrome,GAS),并将这个过程分为三期。

（一）警觉期

此期在应激原作用后迅速出现,为机体保护防御机制的快速动员期。此期以交感-肾上腺髓质系统兴奋为主,并伴有肾上腺皮质激素的增多,使机体对应激原的作用的防御机制启动,进行生理功能的适应性调整。机体处于最佳动员状态,有利于机体的战斗或逃避。

（二）抵抗期

如果应激原持续作用于机体,在产生过警告反应之后,机体将进入抵抗或适应阶段。此时,以交感-肾上腺髓质为主的一些反应逐渐消退,而表现出肾上腺皮质激素分泌增多为主的适应反应。机体代谢水平和各系统生理功能调整在一新的稳定水平,炎症、免疫反应减弱,胸腺、淋巴组织缩小。机体表现出对应激原的适应,抵抗能力的增强。同时机体的防御贮备能力的消耗,免疫系统开始出现抑制,对其他应激原的抵抗力下降。

（三）衰竭期

持续强烈的有害刺激将耗竭机体的抵抗能力。肾上腺皮质激素持续升高,但糖皮质激素受体数量和亲和力下降,机体的许多适应机制开始走向衰竭,机体内环境明显失衡,应激反应的负面效应陆续出现与应激相关的疾病,器官功能的衰退甚至休克、死亡。

上述三个阶段并不一定都依次出现,多数应激只引起第一、二期的变化,只有少数严重应激反应才进入第三期。但若应激原持续作用于机体,则 GAS 后期的损伤和疾病迟早会出现,甚至可导致死亡。

二、应 激 性 溃 疡

（一）概念

应激性溃疡(stress ulcer)是指病人在遭受各类重伤(包括大手术)、重病和其他应激情况下,出现胃、十二指肠黏膜的急性病变,主要表现为胃、十二指肠黏膜的糜烂、浅表溃疡、渗血等。据内窥镜检查,重伤重病时应激性溃疡发病率相当高,一般估计为 $75\%\sim100\%$。应激性溃疡大出血在危重病人中的发病率约为 5%,其死亡率可达 50%。

（二）发生机制

1. 胃、十二指肠黏膜缺血

这是应激性溃疡发生的基本条件。应激时儿茶酚胺增多,作用于腹腔内脏血管上的 α 受体,导致胃、十二指肠小血管收缩,血流减少,胃肠黏膜缺血,黏膜上皮能量供给不足,黏膜上皮细胞黏液分泌↓、HCO_3^- 分泌↓,黏膜、黏膜上皮细胞紧密连接破坏,使覆盖于黏膜表面的碳酸氢盐-黏液层所组成胃黏膜屏障破坏。

2. 胃腔内 H^+ 向黏膜内反向弥散

这是应激性溃疡发生的必要条件。胃黏膜屏障大量破坏,氢离子反向弥散进入胃黏膜增多,由于 HCO_3^- 分泌减少,不能有效中和,胃黏膜内 pH 值降低,造成黏膜损伤以及血流减少,不能将 H^+ 带走, H^+ 积聚于黏膜内,从而造成细胞损害。

3. 其他因素

酸中毒时,血流缓慢,对黏膜内 H^+ 缓冲能力降低;此外,胆汁反流:十二指肠内胆汁反流增加,胆汁进入胃腔内增多,可损害胃黏膜的屏障功能,使黏膜通透性升高, H^+ 反向逆流进入黏膜内增多。

应激性溃疡若无出血或穿孔等并发症,在原发病得到控制后,通常于数天内完全愈合,不留瘢痕。

病例 7-2

患者陈某,男,29 岁。因触电导致胸腹部皮肤大面积烧伤入院。2～3 日后出现上腹部不适,大便潜血阳性,伴黑便两次。

分析:

该患者处于什么病理状态?

三、应激与心血管疾病

心血管系统是应激反应的主要靶系统。情绪心理应激因素与心血管疾病关系密切的表现在以下 3 种疾病:原发性高血压、冠心病、心律失常。

(一)高血压

长期的精神紧张、焦虑、工作压力、恐惧、愤怒、抑郁等状态,均易诱发高血压的发生。导致高血压发生的机制可能与下列因素有关:

(1)交感-肾上腺髓质系统激活,儿茶酚胺释放增加,血管紧张素及血管加压素分泌增多,外周小血管收缩,外周阻力增加。

(2)醛固酮、抗利尿激素分泌增加,导致钠水潴留,循环血量增加。

(3)GC 分泌增加,血管平滑肌对儿茶酚胺和血管加压素的敏感性增加,加强小血管收缩和心脏的正性肌力作用。

(4)高血压家族的遗传易感性的激活。

(二)应激性心律失常

心理应激,如突然的噩耗、惊吓和激怒等均可诱发应激性心律失常。应激时主要是通过交感-肾上腺髓质强烈兴奋,儿茶酚胺增加,作用于心肌细胞上的 α、β 受体,引起兴奋,冠脉血管收缩,心室纤颤阈值降低,导致心律失常。交感-肾上腺髓质系统兴奋,心肌细胞 Ca^{2+} 内流增加,膜电位降低和快钠通道失活,使心肌的去极化依赖于慢钙通道,快反应细胞变为慢反应细胞,传导速度减慢,不应期延长,易发生兴奋折返,而出现心律失常。

四、应激与内分泌功能障碍

应激时神经内分泌功能改变,可引起多方面的功能紊乱。

（一）生长发育

急性应激时生长激素（growth hormone，GH）升高，而慢性应激时生长激素分泌减少，可引起儿童生长发育延迟。如失去父母或生活在父母粗暴、亲子关系紧张的家庭中的儿童，可出现生长缓慢，青春期延长并常伴有行为异常如抑郁、异食癖等。这种现象被称为心理社会呆小状态或心因性侏儒。这种变化可能与 GC 作用使靶细胞对胰岛素样生长因子出现抵抗。而 GH 减少是由于 CRH 诱导的生长抑素的增多所引起。慢性应激时甲状腺轴受 HPA 轴的抑制，生长抑素和 GC 都抑制促甲状腺素的分泌，且 GC 还抑制 T_3、T_4 生成，导致儿童的生长发育障碍。

（二）应激与性腺轴

急、慢性精神心理应激对性腺轴的干扰与抑制，促性腺激素释放激素减少，分泌规律紊乱，性功能降低，月经紊乱。对一些突发的生活事件、精神打击等，可使年轻女性突然绝经或哺乳期时乳汁分泌明显减少或停止，其机制不明。

五、应激与心理、精神障碍

应激在引起机体功能与代谢变化的同时，还可引起愤怒、焦虑和抑郁等心理反应，严重时还可引起应激性抑郁和创伤后应激综合征等心理过程的障碍。临床上很少注意到应激时的心理反应变化，实际上，严重的创伤不可避免地引起病人种种消极的情绪反应，而消极的情绪反应又对创伤的全身反应和愈合过程产生一定的影响。认识到这一点，对于病人的治疗和护理无疑是有重要意义的。

（一）心理性应激反应及异常

1. 应激的认知功能改变

良性的应激反应有利于神经系统的发育，它使机体保持一定的"唤起"状态，对外界环境保持积极反应，可增强认知功能。持续的劣性应激可损伤认知功能，学龄儿童长时间在噪声环境中可使儿童的认知能力下降，特别是声音相关的学习认知功能受到损害。

2. 应激的情绪反应

情绪是一个概念相对模糊的心理学现象：情绪是一种主观感受，但也有相应的客观表现。如情绪性表情（喜悦、愤怒、焦虑等）、情绪性动作（反抗、追求、坐立不安等）。同时也可引起生理功能的变化（如心率↑、血压↑、呼吸↑等），甚至可导致社会行为异常。

3. 应激的社会行为反应

应激的社会行为反应是一个更为复杂的、受高级中枢调控的过程。从总体上来看，应激常常改变人们相互之间的社会行为方式。如愤怒情绪的应激，易导致敌意、自私、攻击性行为；焦虑不安的情绪，易导致冷漠，互助行为倾向下降。

（二）精神创伤性应激障碍

是一种经受了强烈伤害性应激反应之后（如战争、严重创伤、恐惧等），出现的心理、精神障碍。常表现焦虑、失眠、抑郁、甚至自杀等精神症状。目前认为，这一应激反应的发生可能与交感-肾上腺髓质兴奋、CRH 分泌升高有关。

第四节　应激的防治原则

一、避免过于强烈或过于持久的应激原

如避免不良情绪、有害的精神刺激和各种意外的躯体严重受损等。

二、及时正确地处理伴有病理性应激的疾病或病理过程

例如及时处理伴有应激且易导致劣性应激的烧伤、严重感染和休克等,以尽量防止劣性应激的发生和它对机体产生的不良影响。

三、及时防治

针对应激所造成的损伤,采取行之有效的治疗。如在严重创伤后加强胃肠外的营养补充,以避免应激性溃疡的发生和应激时高代谢率造成的机体过度消耗等。病情严重者或伴有急、慢性肾上腺皮质功能不全时,病人受到应激原刺激而不能产生应激反应,或由于应激原刺激过强、过久,使病人皮质醇耗竭,这均属危急病情,应及时补充糖皮质激素,可帮助病人度过危险期。

病例 7-3

患者,男,63 岁,上腹痛,伴有恶心、呕吐 1 年多。住院后诊断为慢性胆囊炎、胆石症,保守治疗无效后进行胆囊切除术。术后第 7 天患者出现血压下降,心率增快,柏油样便,血红蛋白下降至 8.7 g/dL。经输血、胃内碱性药物间断灌注等治疗后痊愈。

分析:

1. 请指出该患者出现柏油样便的原因及机制。

2. 患者为何出现血压下降?

3. 治疗中为何用碱性药物?

思考题

1. 应激反应对机体是有利还是有害? 为什么?

2. 应激时有哪些主要的神经内分泌变化? 交感-肾上腺髓质系统和下丘脑-垂体-肾上腺皮质系统的变化以及意义是什么?

3. 热休克蛋白的来源和功能有哪些?

4. 急性期蛋白的种类及其功能有哪些?

5. 何谓应激性溃疡? 应激性溃疡是怎样发生的?

6. 除了热休克反应之外,你还知道哪些细胞应激反应? 请具体阐述。

(李　伟　王国光)

第八章 休 克

休克(shock)是临床各科常见的危重病理过程,其主要表现为皮肤苍白、四肢湿冷、脉搏细速、少尿或无尿、烦躁、神志淡漠或昏迷、血压下降等。人类对休克的研究与认识已有二百多年的历史,其间主要经历了四个认识研究阶段,即:症状描述阶段,急性循环衰竭认识阶段,微循环障碍学说创立阶段及细胞分子水平研究阶段。休克的原因和机制比较复杂。现代研究认为,休克是指机体在严重失血、失液、感染、创伤等强烈致病因素地作用下,有效循环血量急剧减少,组织血液灌流量严重不足,以致各重要生命器官和细胞功能代谢障碍及结构损害的全身性病理过程。

第一节 休克的原因和分类

一、按休克的病因分类

引起休克的原因很多,按病因对休克进行分类,有利于及时认识并清除病因,是目前临床上常用的分类方法。常见的有:

（一）失血性休克

大量失血可引起失血性休克,见于外伤、消化道溃疡、食管静脉曲张及宫外孕等疾病引起的急性大失血。休克的发生与否取决于机体血容量丢失的速度和程度,一般 15 分钟内失血少于总血量的 10% 时,机体能够通过代偿保持血压和组织血液灌流量处于稳定状态,但若迅速失血超过总血量的 20% 左右,即可引起休克,超过总血量的 50% 则往往导致迅速死亡。

病例 8-1

男性,75 岁,间断上腹痛 10 余年,加重 2 周,呕血、黑便 6 小时。查体:T 36.7 ℃,HR 108 次/分,血压 90/70 mmHg,神清,面色苍白,四肢湿冷;化验:血红蛋白 82 g/L,大便隐血强阳性。

分析:

该患者存在哪种类型休克? 原因及依据是什么?

（二）失液性休克

剧烈呕吐、腹泻、肠梗阻、大量出汗等情况的体液丢失也可因有效循环血量的锐减而导致失液性休克。以前称为虚脱(collapse)。

（三）烧伤性休克

大面积烧伤时可引起烧伤性休克。大面积烧伤伴有血浆大量渗出,可引起有效循环血量下降。此型休克的发生与血容量减少及疼痛有关。晚期若合并感染,可发展为败血症休克。

（四）创伤性休克

严重创伤可引起创伤性休克,如枪伤、刀伤、车祸所致的创伤。这种休克的发生与疼痛和失血有关。

（五）感染性休克

严重感染引起的休克称为感染性休克。常见于革兰阴性菌感染,约占感染性休克病因的70%~80%。细菌内毒素在此型休克中具有重要作用,故又称内毒素休克(endo-toxic shock)。重度感染性休克常伴有败血症(sepsis),故也称其为败血症休克(septic shock)。

（六）过敏性休克

某些药物(如青霉素)、血清制剂或疫苗等过敏可引起过敏性休克,属Ⅰ型变态反应。发病机制与IgE及抗原在肥大细胞表面结合,引起组胺和缓激肽等血管活性物质入血,造成血管床容积扩张及毛细血管通透性增加有关。

（七）神经源性休克

神经刺激如高位脊髓麻醉或损伤,剧烈疼痛,通过影响交感神经的缩血管功能,降低血管紧张性,使外周血管扩张,血管床容量增加,有效循环血量相对不足而引起神经源性休克。此型休克机体总血容量基本正常,如微循环灌流正常则预后较好,可不于治疗而自愈。因此有人称之为低血压状态(hypotensive state),而非真正的休克。

（八）心源性休克

心脏和大血管病变如大面积急性心肌梗死、弥漫性心肌炎、心包填塞、严重心律失常等疾病均可使心泵功能严重障碍,心输出量急剧减少,有效循环血量和组织灌流量下降而引起休克,称为心源性休克。

病例 8-2

男,62岁,患冠心病多年。1天前受凉后发热、畏寒、全身酸痛,今晨突发心前区疼痛,服用硝酸甘油无效后急诊入院。入院后患者面色苍白,四肢湿冷,动脉血压进行性下降,心率120次/分,呼吸深快,尿量极少,继而神志不清、昏迷。

分析:

　　该患者属于何种休克?

二、按休克发生的起始环节分类

不同病因导致的休克,大多具有共同的发病基础,即有效循环血量减少。而机体有效循环血量的维持,主要由三个因素决定:① 足够的循环血量;② 正常的血管舒缩功能;③ 正常的心输出量。各种病因均通过这三个环节中的一个或几个来影响有效循环血量,继而导致微循环障碍,引起休克。因此我们把血容量减少、血管床容量增加和心输出量急剧降低这三个环节称为休克的始动环节,据此可将休克分为三类(图 8-1)。即:

(一)低血容量性休克

由血容量减少引起的休克称为低血容量性休克,如失血性休克、失液性休克、烧伤性休克、创伤性休克等。

(二)血管源性休克

血管源性休克是指由于外周血管扩张,血管床容量增加,大量血液淤滞在扩张的小血管内,使有效循环血量减少而引起的休克,又称分布异常性休克(maldistributive shock)。如过敏性休克和神经源性休克。

(三)心源性休克

心脏泵血功能障碍或严重的心律失常所导致的休克。发病环节是心输出量迅速降低,血压显著下降。该型休克发病急骤,死亡率高,预后差。

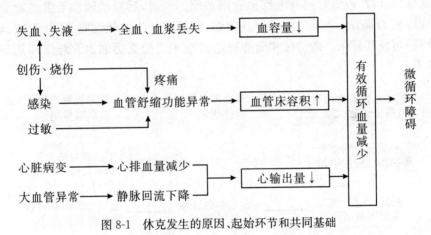

图 8-1 休克发生的原因、起始环节和共同基础

第二节 休克的发展过程及其机制

一、正常微循环的结构与功能

微循环(microcirculation)是指微动脉和微静脉之间的血液循环。典型的微循环由微动脉、后微动脉、毛细血管前括约肌、真毛细血管、直捷通路、微静脉及动-静脉吻合支七部分构成。人体内的微动脉和微静脉之间存在着三种血液通路。

(一)直捷通路

血液由微动脉经后微动脉和直捷通路进入微静脉。直捷通路在结构和功能上是微动脉的直接延伸,经常处于开放状态使血液得以快速流过。这一通路的生理功能并不是进行物质交换,而是使部分血液快速通过微循环进入微静脉。这类通路多见于骨骼肌。

（二）动-静脉吻合支

血液可经动-静脉吻合支绕过毛细血管网由微动脉直接进入微静脉。动-静脉吻合支的血管壁有平滑肌,管口较粗,血流迅速,不能进行物质交换。这类通路在手指、足趾、耳廓等处较多,在体温调节中发挥重要作用。平时关闭,如在环境温度升高时,皮肤动-静脉吻合支开放,皮肤血流量增加,有利于散热。但是,当动-静脉吻合支开放时,进入微循环的血流基本都经吻合支流向静脉,使流经真毛细血管的血液显著减少,从而减少了组织供氧。

（三）真毛细血管通路

真毛细血管通路,即迂回通路,血液通过微动脉、后微动脉、毛细血管前括约肌和真毛细血管,最后汇集于微静脉。其中真毛细血管在细胞间隙中互相联接成网络,加之真毛细血管壁薄,血流缓慢,故成为血液和组织之间进行物质交换的场所。真毛细血管的开放受后微动脉和毛细血管前括约肌的控制。当后微动脉和毛细血管前括约肌舒张时,真毛细血管网开放,收缩时则真毛细血管网关闭。同时,后微动脉和毛细血管前括约肌又受体液因素的调节。儿茶酚胺可使其收缩,而局部产生的活性物质(如组胺、乳酸、激肽、腺苷等)可使其舒张。微动脉和微静脉的舒缩主要受交感缩血管纤维和儿茶酚胺调节(图 8-2)。

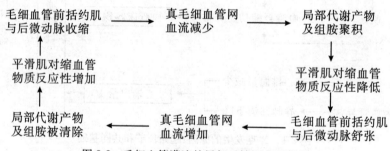

图 8-2　毛细血管灌流的局部反馈调节示意图

二、休克的分期和微循环变化

微循环障碍学说认为休克是一个以急性微循环障碍为主的综合征,各类不同病因的休克其共同特征是体内重要器官微循环处于低灌流状态。根据微循环变化特点,以失血性休克为例,病程可分为三期。休克在不同时期有不同的临床表现,这些表现与有效循环血量减少和微循环障碍的程度有关(图 8-3)。

（一）休克代偿期

休克代偿期(compensatory stage)又称休克早期或缺血性缺氧期(ischemic anoxia phase)。

1. 微循环的变化特点

本期全身小血管,包括小动脉、微动脉、后微动脉、毛细血管前括约肌和微静脉、小静脉都持续收缩引起痉挛,血管口径明显变小。但各自收缩的程度不一致,其中以前阻力(由微动脉、后微动脉、毛细血管前括约肌组成)增加显著,使大量毛细血管网关闭,以致微循环灌流量明显减少,微循环处于少灌少流、灌少于流的缺血缺氧状态(图 8-3B)。

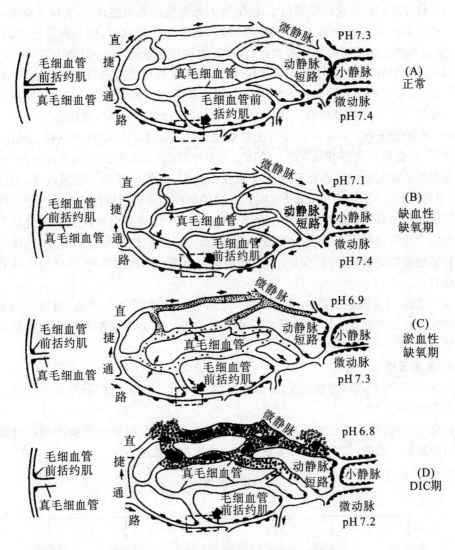

图 8-3 休克各期的微循环变化特点示意图

2. 微循环的变化机制

出现微循环持续痉挛是由于休克的病因使交感-肾上腺髓质系统强烈兴奋,儿茶酚胺大量分泌入血,引起部分小血管收缩和痉挛。大量释放的儿茶酚胺作用于 α 受体,可致皮肤、内脏和肾脏的微血管收缩;作用于 β 受体,则引起动、静脉吻合支开放,构成了微循环非营养性血流通路,使器官微循环血液灌流锐减,加重组织的缺血缺氧。

休克早期除了儿茶酚胺外,还有一些其他血管活性物质参与了收缩血管作用:如血管紧张素Ⅱ、抗利尿激素、血栓素 A_2、内皮素和心肌抑制因子等类物质。

3. 微循环变化的代偿意义

交感-肾上腺髓质系统兴奋和其他缩血管活性物质合成、分泌或释放的增加一方面可引起皮肤、腹腔脏器和肾脏等器官发生缺血缺氧等损伤性变化,另一方面对整体还具有重要的代偿意义,起到抗休克的作用。表现在:

(1)自身输血。休克代偿期由于交感-肾上腺髓质系统强烈兴奋,大量儿茶酚胺释放入血。肌性微静脉和小静脉、肝脾储血库收缩,血管床容量减少,回心血量增加,称之为"自身输血",这是休克时增加回心血量、维持有效循环血量的"第一道防线"。

(2)自身输液。休克早期由于毛细血管前阻力血管比微静脉收缩强度要大,前阻力大于后阻力,致使微循环缺血和毛细血管内流体静力压下降,大量组织液从组织间隙回流进入血管,称之为"自身输液",这是休克时增加回心血量的"第二道防线"。

(3)血液重分布。由于不同器官血管对儿茶酚胺增多的反应性不一致。其中皮肤、腹腔内脏、骨骼肌以及肾脏血管的 α 受体分布密度高,对儿茶酚胺的敏感性较高,此处血管明显收缩。而冠状动脉和脑动脉 α 受体分布较少,血管口径则无明显改变,因此当灌注压(平均动脉压)不低于 60 mmHg 时,心、脑的血液供应仍能维持正常。这种不同器官微循环反应的差异性,导致了血液的重新分布。另外,休克早期肾缺血引起的肾内血液重分布所产生的保钠保水效应,可使血容量增加。血液重分布,虽以牺牲皮肤、腹腔内脏等器官的血液供应为代价,但保证了心、脑重要生命器官的血液供应,因此对机体有一定的代偿意义。

(4)交感-肾上腺髓质系统兴奋。由于交感-肾上腺髓质系统兴奋,可增强心肌收缩力,加快心率,加大外周阻力来减轻血压的下降程度。以上因素都有助于休克早期病人的动脉血压维持及心脑的血液供应。

4. 临床表现

休克早期,病人表现为脸色苍白,四肢湿冷,出冷汗,脉搏加快,脉压减小,尿量减少,烦躁不安等(图 8-4)。

休克早期,机体处于抗休克的总动员代偿状态,如能及时采取正确的抢救措施可阻止休克的发展。否则,休克将继续发展而进入休克失代偿期。

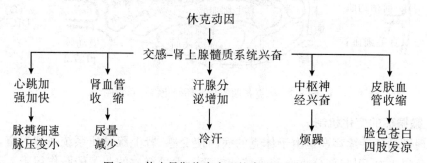

图 8-4 休克早期临床表现的病理生理基础

(二)休克失代偿期

休克失代偿期(decompensatory stage)又称休克期或淤血性缺氧期(stagnant anoxia

phase）。

1. 微循环的变化特点

随着休克的原始病因持续存在,组织缺氧和酸中毒的进一步加重,休克发展进入失代偿期。此期小血管痉挛较休克代偿期明显减轻,血管口径明显变大,微动脉、后微动脉、毛细血管前括约肌、微静脉出现明显扩张现象。但由于大量的白细胞黏附于微静脉,增加了微循环流出通路的血流阻力,因而导致毛细血管后阻力大于前阻力。此期组织微循环灌流表现为灌而少流、灌大于流,毛细血管中血液淤滞,组织细胞出现淤血性缺氧。同时,由于淤血导致毛细血管内压显著升高,血浆外渗,血液浓缩,黏稠度增加,血流缓慢,组织缺氧加剧(图 8-3C)。

2. 微循环的变化机制

(1) 局部酸中毒。休克早期的微循环缺血缺氧导致无氧酵解增强,加之循环障碍,引起微循环内乳酸堆积,而发生局部酸中毒。酸中毒导致血管平滑肌对儿茶酚胺等缩血管物质的敏感性降低,使微血管舒张。

(2) 局部扩血管物质增多。缺氧和酸中毒等使扩血管物质的产生增多,如组胺释放增加、ATP 分解产生的腺苷增多、细胞解体时释放出较多的 K^+ 和激肽类物质生成增多等。这些代谢产物是休克中期微血管扩张的重要原因之一。

(3) 血液流变学的改变。休克发生时微循环血液流速减慢,加之组胺的作用,毛细血管的通透性增加,血浆渗出、血液黏度增高,这些都利于红细胞和血小板聚集,以及白细胞的滚动、贴壁和黏附,这使得毛细血管血液流出阻力增加,加重血液"泥化"(sludge)淤滞。

(4) 内毒素的作用。除了感染性休克时细菌释放内毒素之外,其他休克发生时,内毒素经肠黏膜吸收也会增多。内毒素可通过多种途径引起血管扩张和持续性低血压,从而加重微循环淤血。

此外,某些内源性阿片肽活性物质释放增加和血液流变学改变在微循环淤血的发生发展中也起着一定的作用。

3. 微循环改变的后果

休克期由于微循环淤血和有效循环血量的下降,因而导致血压下降和脉搏细弱。当血压下降至低于 60 mmHg 时,心、脑的血液供应不能维持正常而逐渐降低。机体功能代谢由代偿转为失代偿,病人的病情呈进行性恶化。

4. 临床表现

休克期的主要临床表现有:神志淡漠并逐渐转入昏迷,动脉血压进行性下降,心搏无力,脉搏细速,皮肤发绀,呈花斑样变化,少尿或无尿(图 8-5)。

在休克期,尽管机体的功能代谢均发生失代偿,但该期微循环的变化仍属于可逆性改变,如抓紧抢救时机、抢救措施有力、得当,病人仍有希望终止休克而逐渐康复。否则,病情将继续恶化并进入休克难治期。

（三）休 克 难 治 期

休克难治期(refractory stage)又称休克晚期、不可逆期(irreversible stage)或微循环衰竭期(microcirculatory failure stage)。

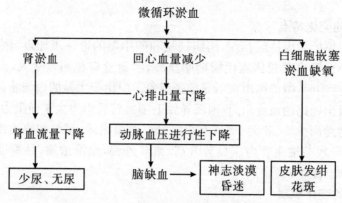

图 8-5　休克失代偿期临床表现的发生机制

1. 微循环的变化特点

随着缺氧和酸中毒的进一步加重,微循环麻痹、扩张,并对血管活性物质失去反应,微循环处于不灌不流的状态,组织几乎完全不能进行物质交换(图 8-3D)。患者常出现弥散性血管内凝血(DIC),伴有广泛性出血和组织细胞的变性、坏死,可发生多器官功能衰竭。

2. 微循环的变化机制及后果

(1)微血管反应性显著下降。即使在输血输液治疗后,微血管对儿茶酚胺反应性仍然下降,出现微循环衰竭。其机制可能是组织细胞酸中毒,炎症介质刺激内皮源性舒张因子增多等导致血管扩张,对儿茶酚胺反应性下降。

(2)DIC 形成。血液流变学改变和凝血系统的激活可发生 DIC,其发生机制主要与血管内皮细胞损伤、组织细胞损伤、微循环障碍和内毒素的作用等有关。但应指出,休克不一定都发生 DIC,如失血性休克则很少发生 DIC。另外,所有的休克并非都是发展到休克晚期时才出现 DIC,如严重的创伤性休克,DIC 出现早而且发生率高。

(3)重要器官功能衰竭。许多休克病人在重度持续性低血压的作用下,血流动力学障碍严重,可引起心、脑、肝、肺和肾等器官的功能障碍,甚至发生功能衰竭。酸中毒、缺氧和许多体液因子,特别是溶酶体酶、活性氧和细胞因子的释放,可导致重要生命器官发生"不可逆"性损伤,甚至发生多器官功能衰竭。

3. 临床表现

主要是口唇发绀、四肢冰冷、呼吸困难、心音低弱、血压严重下降或测不到、无尿或少尿、昏迷、并常出现多部位出血、病情突然恶化和多系统器官功能衰竭的表现。

第三节　休克时细胞损伤和代谢障碍

休克时细胞的代谢障碍和功能结构的损害,是由于组织低灌流、微循环流变学的改变和各种毒性物质共同作用的结果。在某些休克,细胞代谢障碍也可能是引起休克的始动因素。细胞代谢障碍是引起机体各重要器官功能衰竭和导致休克病情恶化的重要原因之一。休克时细胞损害首先是生物膜(包括细胞膜、线粒体膜和溶酶体膜等)发生损害。

一、细胞的损伤

(一)细胞膜的损害

细胞膜最早的改变是膜的通透性增高和细胞膜上的钠泵运转功能障碍,使细胞内的钠水增多,钾从细胞内释出增多,最终导致细胞水肿和高钾血症。造成细胞膜损害的主要原因有缺氧、酸中毒和氧自由基等。这些因素均可破坏细胞膜功能完整性和结构完整性,即引起膜的功能障碍和导致细胞膜的代谢异常。细胞膜受损严重时可引起细胞死亡。

(二)线粒体的损害

线粒体最早出现的变化是其内呼吸功能与 ATP 的合成过程受到明显抑制,线粒体 ATP 酶活性降低。继之发生超微结构的改变,如基质颗粒减少或消失、基质电子密度增加、嵴内腔扩张和嵴肿胀等,最终导致线粒体破裂。

(三)溶酶体破裂

溶酶体含有多种水解酶,如组织蛋白酶、多肽酶和磷酸酶等。休克时,由于缺氧、酸中毒、内毒素等对溶酶体膜直接破坏,氧自由基对溶酶体膜的过氧化作用等,导致溶酶体破裂,溶酶体酶释放。其可溶解和消化细胞内、外的各种大分子,尤其是蛋白类物质,从而导致细胞死亡和组织坏死(图 8-6)。

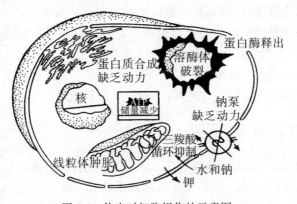

图 8-6 休克时细胞损伤的示意图

二、代谢障碍

物质代谢紊乱主要是由于组织、器官微循环的灌流障碍造成的缺血缺氧所引起的,其中以糖代谢紊乱最为突出。休克早期儿茶酚胺大量释放、肾上腺皮质激素的水平增高和胰高血糖素分泌增加等都可引起血糖升高。休克晚期,糖原异生能力减弱和糖的利用增多,因而可导致严重的低血糖。病情严重的病人还可出现脂肪代谢紊乱所致的酮体生成增多而出现酮血症。

三、酸碱平衡紊乱

严重的组织缺氧,致使细胞的有氧氧化受到抑制,无氧酵解增强,ATP 生成显著减少,并因此影响蛋白质的合成,从而影响一系列代谢活动。ATP 含量的减少使细胞膜上 $Na^+ - K^+$ 泵转运失灵,钠进入细胞内,钾则外逸,导致细胞水肿及高钾血症。

休克时,最常见的酸碱平衡紊乱是代谢性酸中毒。其发生机制是:① 酸性物质生成增多:组织微循环灌流不足,组织缺血、缺氧,使生物氧化障碍,而无氧酵解加强,从而乳酸和酮酸生成增多。② 排酸减少:休克时,肾缺血常导致肾功能衰竭,肾功能衰竭又使机体的排酸保碱能力减弱,使酸性物质在体内蓄积,发生酸中毒。

第四节 休克时器官功能的改变

休克时,由于微循环灌注障碍所造成的缺血、缺氧,机体各器官的功能都可发生改变,其中主要是心、肾、脑、胃肠和肝等重要器官的功能障碍对机体的影响最为重要。

一、心功能的改变

休克早期(除心源性休克之外),由于机体的代偿机制充分发挥,心和脑血液灌流量基本保持。因此,心脏的代谢与功能一般无明显的异常改变。但是,当休克持续较久并发展至休克期或休克晚期时,病人有可能发生心力衰竭。其发生机制如下:① 动脉血压下降和冠状动脉灌注期缩短造成心肌供血减少,与交感-肾上腺髓质系统兴奋引起心率加快、收缩力增加产生的心肌耗氧量增加之间的矛盾,心肌出现缺血缺氧性损伤。② 酸中毒和高钾血症使心肌收缩性减弱。③ 心肌内 DIC 使心肌受损。④ 内毒素直接抑制心肌收缩功能。⑤ 心肌抑制因子(MDF)使心肌的收缩性减弱。

二、肾功能的改变

休克时,肾脏是最易受损伤的器官之一。休克早期,由于血液重分布效应使肾灌流严重不足,肾小球滤过率下降,可导致少尿和氮质血症。休克早期一般没有发生肾小管坏死,恢复肾灌流后,肾功能可迅速恢复,称为功能性肾功能衰竭。随着休克进一步发展,持续的肾小管缺血可引起急性肾小管坏死,发生器质性急性肾功能衰竭。此时,即使纠正了休克,恢复肾灌流,肾功能也不能在短期内恢复,并可因严重的内环境紊乱如氮质血症、高钾血症和代谢性酸中毒等,使休克进一步恶化。急性肾功能衰竭是休克患者死亡的重要原因之一。休克早期即可因肾缺血出现少尿,因此,在临床上,尿量的变化是判断休克患者内脏微循环灌流状况的重要指标:一般尿量每小时<20 mL,提示有肾及内脏微循环灌流不足。

三、呼吸功能变化

休克早期,由于呼吸中枢兴奋,呼吸加深加快,通气过度可引起呼吸性碱中毒。严重休克晚期,病人肺部可出现严重肺水肿、肺出血、肺不张、肺毛细血管内血栓形成、肺泡内透明膜形成等重要病理变化,这些病变称为休克肺,属于急性呼吸窘迫综合征(acute respiratory distress syndrome,ARDS)之一。休克肺的病理变化可影响肺的通气功能,妨碍气体弥散,改变肺泡通气和血流比例,引起进行性低氧血症和呼吸困难,从而导致急性呼吸衰竭甚至死亡。休克肺是休克难治的重要原因之一。据统计,因休克而死亡的病人中,约1/3的人死于休克肺。

四、脑功能变化

休克早期,由于机体的代偿机制和脑循环的自身调节,脑血流量可保持在正常范围,并能基本满足脑组织的代谢需要,因此,病人除了有应激引起的烦躁不安外,没有明显的脑功能障碍的表现。随着休克的发展,当血压下降到50 mmHg以下或脑循环内DIC形成时,病人就可因脑血流量降低而出现神志淡漠,甚至昏迷。脑组织的缺血、缺氧和毛细血管通透性增高,可以引起脑水肿和颅内压增高,使脑功能障碍加重。

五、胃肠道和肝功能变化

胃肠道因缺血、淤血和DIC形成导致功能紊乱,肠道菌群大量繁殖所产生的内毒素甚至细菌可因黏膜屏障作用的削弱而大量入血,从而使休克进一步加重。胃肠黏膜也可由于缺氧等原因发生变性坏死,再加上DIC的作用,可以发生胃肠道溃疡、出血。

休克时,常伴有肝功能障碍,使由肠道入血的细菌内毒素不能充分解毒,引起内毒素血症。同时乳酸也不能转化为葡萄糖或糖原,加重了酸中毒。这些改变促使休克进一步恶化。

六、多系统器官功能障碍

多器官功能障碍综合征(multiple organ dysfunction syndrome,MODS),主要是指病人在严重创伤、感染、休克或复苏后,短时间内出现的两个或两个以上系统、器官功能障碍。严重时可出现多系统器官功能衰竭,这时称为多系统器官功能衰竭(multiple system organ failure,MSOF),是导致死亡的重要原因。

多系统器官功能障碍的发生机制十分复杂,至今尚未充分阐明。一般认为器官血流量减少、再灌注损伤、炎症介质的作用、免疫功能低下、内毒素血症和肠道细菌移位等在多系统器官功能障碍的发生中起重要作用。

第五节　休克的防治原则

休克的防治应在积极去除病因的前提下,采取正确的综合措施,抓紧时机积极抢救。

一、治疗原发病

及时而积极地防治引起休克的原发病和各种致病因素,如止血、镇痛、控制感染、输液等。

二、改善微循环,提高组织灌流量

各种休克都存在有效循环血量相对或绝对不足,因此应尽早及时补充血容量以提高心输出量,改善组织血液灌流。正确的输液原则是"需多少,补多少"。另外增强心脏的泵血功能,合理应用血管活性药物以及纠正电解质紊乱、酸中毒也十分必要。

三、改善细胞代谢,防止细胞损害

改善微循环灌流有利于细胞代谢障碍的纠正。另外,一般的支持疗法、给予能量制剂和应用蛋白酶抑制剂等也有利于细胞代谢的改善。

四、保护重要脏器的功能

休克时易发生心、脑、肾和肺的功能衰竭。治疗时应有针对性地采取给氧、强心、利尿和人工冬眠等相应措施,尽可能地减少体内重要脏器功能的损伤,这对休克的治疗非常重要。

病例 8-3

某女,16 岁,因车祸头部及肢体多处创伤,并伴有大量出血(估计 1000 mL)。查体:T 36.5 ℃,HR 110 次/分,血压 95/73 mmHg,神清,面色稍苍白,四肢湿冷,尿少。

分析:

1. 该患者应属何种休克? 原因及依据是什么?
2. 患者处于休克哪个期? 此阶段微循环变化的特点是什么?
3. 针对该患者,你认为合理的处理原则是什么?

思考题

1. 休克的常见原因有哪些,是如何分类的?
2. 简述休克早期的临床表现及其病生机制。
3. 失血性休克早期机体有哪些代偿适应性改变? 并简述其产生机理。

4. 试述休克淤血性缺氧期微循环淤滞的机制。

5. 休克引起心力衰竭的机制是什么?

6. 简述 DIC 使休克病情加重的机制。

7. 简述休克的防治原则。

（胡 敏 李 曙）

第九章　弥散性血管内凝血

弥散性血管内凝血(disseminated intravascular coagulation,DIC)是指在某些致病因子作用下,大量促凝物质入血,凝血因子和血小板被激活,凝血酶增多,微循环中形成广泛的微血栓,继而因凝血因子和血小板大量消耗,引起继发性纤维蛋白溶解功能增强,机体出现以止血、凝血功能障碍为特征的病理生理过程。主要临床表现为出血、休克、器官功能障碍和微血管病性溶血性贫血等,是一种危重的综合征。

第一节　弥散性血管内凝血的原因和发病机制

一、DIC 的病因

正常机体内的凝血、抗凝血及纤维蛋白溶解系统三者处于动态平衡状态使血液能以液体状态在心血管内循环(图 9-1)。因此,凡是能使凝血作用增强、抗凝血机制减弱或抑制纤维蛋白溶解系统活性的因素均可引起 DIC 的发生。引起 DIC 的原因很多,最常见的

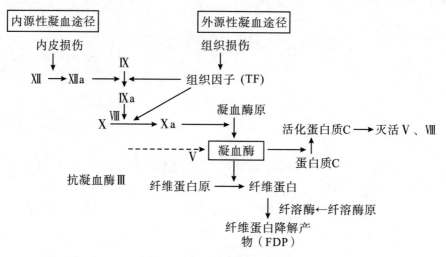

图 9-1　凝血与抗凝系统的平衡

是感染性疾病,其中包括细菌、病毒等感染和败血症等。其次为肿瘤性疾病。产科意外、手术和外伤也较常见。此外,还有很多其他疾病也可引起 DIC。疾病过程中并发的缺氧、酸中毒以及相继激活的纤溶系统、激肽系统、补体系统等均可促使 DIC 的发生、发展。DIC 常见的病因有:

（一）感染性疾病

常见于各种感染（如细菌、病毒、立克次体、霉菌、原虫等），尤以革兰阴性菌内毒素为突出。如大肠杆菌败血症、暴发性流脑等。急性重症病毒性肝炎、流行性出血热和病毒性心肌炎等也是引起 DIC 的常见原因。

病例 9-1

某脑膜炎患儿入院时皮肤有出血点，治疗中出血点逐渐增多呈片状。

分析：

针对该患儿的表现，可能的诊断是什么？引起该疾病的原因是什么？

（二）肿瘤性疾病

恶性肿瘤并发的 DIC 大多数发生在肿瘤晚期。常见于胰腺癌、结肠癌、食道癌、胆囊癌、肝癌、胃癌、白血病、前列腺癌、肾癌、膀胱癌、绒毛膜上皮癌、卵巢癌、子宫颈癌、恶性葡萄胎等。

（三）产科疾病

妊娠中毒症、败血症性流产、子痫及先兆子痫、胎盘早剥、羊水栓塞、宫内死胎、腹腔妊娠等是导致 DIC 的常见产科疾病。多发生在妊娠晚期、产程或产程的某一短暂时期中。

（四）创伤和手术

严重软组织创伤、挤压综合征、大面积烧伤、前列腺、肝、脑、肺、胰腺等脏器大手术和器官移植等可引起 DIC 的发生。

（五）其他原因

严重的肺心病、休克、急性血管内溶血、毒蛇咬伤、中暑、严重冻伤、溺水等均可引起 DIC。

二、DIC 的发生机制

引起 DIC 的原因有多种多样，但其主要机制为：组织因子的释放、血管内皮细胞损伤及凝血与抗凝功能失调、血细胞破坏和血小板激活以及某些促凝物质入血（图 9-2）。

（一）组织因子释放，启动凝血系统

组织因子（tissue factor，TF）是由 263 个氨基酸残基构成的跨膜糖蛋白。正常时血管外层的平滑肌细胞、成纤维细胞、星形细胞等可恒定表达 TF，以备止血。而与血液直接接触的血管内皮细胞、单核细胞、中性粒细胞及巨噬细胞，正常时不表达 TF，所以凝血过程并不启动。但在严重创伤、烧伤、大手术、产科意外等导致的组织损伤，肿瘤组织的坏死，白血病放疗、化疗后所导致的白血病细胞大量破坏等情况下，可释放大量的组织因子入血。各种感染和炎症介质（如内毒素、IL-1、TNF 等）可在短时间内诱导 TF 的生成，大量进入血液的 TF 通过 Ca^{2+} 与Ⅶ结合形成 TF-Ⅶ复合物，并激活 X 因子和Ⅸ因子，启动凝血过程。同时，产生的凝血酶又可正反馈激活Ⅸ、Ⅹ、Ⅺ、Ⅻ等因子，扩大凝血反应，促进 DIC 的发生。

（二）血管内皮细胞受损，凝血和抗凝调控失调

缺氧、酸中毒、抗原抗体复合物、严重感染、内毒素等原因，在一定条件下均可损伤血管内皮细胞。受损的血管内皮细胞，其抗凝作用、纤溶活性、抑制血小板黏附聚集的功能降低，并可表达和释放 TF，启动凝血过程；同时，内皮受损后，内皮下带负电荷的胶原暴露，激活Ⅻ，启动内源性凝血系统，使血液处于高凝状态，促进血液凝固和血栓形成。

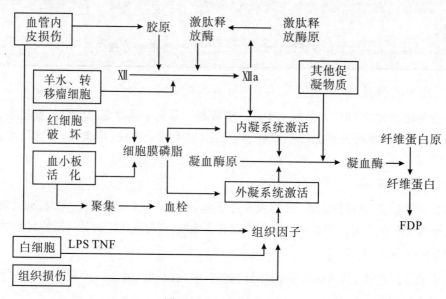

图 9-2　DIC 的发生机制

（三）血细胞大量破坏，血小板被激活

红细胞内含有磷脂和 ADP，磷脂既有直接的促凝作用，又能促进血小板释放，ADP 亦具有促进血小板黏附、聚集的作用。在异型输血、恶性疟疾、药物引起的免疫性溶血时，红细胞大量破坏，释放出磷脂和 ADP，可促使血液凝固。

正常的中性粒细胞、单核细胞、急性早幼粒细胞（早幼粒细胞性白血病）内含有丰富的促凝物质。在严重感染，白血病放、化疗时，可引起这类细胞破坏，释放出组织因子样物质，启动凝血，促进 DIC 的发生。

血小板内含有丰富的促凝物质和血管活性物质，在 DIC 的发生发展中起着重要作用。内毒素、免疫复合物、凝血酶以及微血管内皮损伤，可促使血小板黏附聚集和释放反应，促进 DIC 的发生。

（四）促凝物质进入血液

某些大分子颗粒物质（如羊水内容物、抗原抗体复合物、转移的癌细胞、细菌等）进入血液，可通过表面接触激活因子Ⅻ，启动内源性凝血系统引起 DIC。急性坏死性胰腺炎时大量胰蛋白酶入血，除了酶性激活因子Ⅻ外，还可促使凝血酶原转变为凝血酶；某些蛇毒（如五步蛇毒）可直接使凝血酶原变为凝血酶，引起 DIC 的发生。

综上所述，DIC 的病因可通过多种机制引起 DIC 的发生、发展。如严重感染时，一方

面由于内毒素及感染时产生的细胞因子（$TNF\alpha$，IL-1 等）作用于内皮细胞可使 TF 表达增加,启动凝血系统。另一方面,内毒素可损伤血管内皮细胞,使其抗凝功能降低。同时,胶原暴露,使血小板黏附、活化、聚集和释放反应增强。而血小板磷脂的释放又可促使凝血因子浓缩、局限,使局部生成大量凝血酶。此外,感染时产生的细胞因子还可激活白细胞,激活的白细胞释放蛋白酶和活性氧等炎症介质,进一步损伤血管内皮细胞,降低其抗凝功能。这些在 DIC 的发生、发展中都起着重要促进作用(图 9-2)。

第二节　影响弥散性血管内凝血发生和发展的因素

一、单核巨噬细胞系统功能受损

单核巨噬细胞系统可吞噬及清除血液中的凝血酶、纤维蛋白原及其他促凝物质,也可清除纤溶酶、纤维蛋白降解产物(FDP)及内毒素等。因此,当该系统功能严重障碍或由于大量吞噬了其他物质,如坏死组织、细菌、内毒素等使其功能受"封闭",则可促使 DIC 的发生。

二、肝功能严重障碍

正常肝细胞具有灭活凝血因子IXa、Xa、XIa 和凝血酶的作用,并能合成蛋白 C、抗凝血酶III(AT-III)等抗凝物质及纤溶酶原等。当肝脏严重障碍时可使凝血、抗凝、纤溶过程失调,易于诱发 DIC。此外,肝细胞大量坏死,也可释放组织因子等促使 DIC 发生。

三、血液的高凝状态

血液高凝状态是指血液凝固性增高而抗凝功能降低的一种病理状态。某些疾病过程中机体的血液处于高凝状态,易于发生 DIC,如妊娠、酸中毒、恶性肿瘤等。妊娠三周开始孕妇血液中血小板及凝血因子(I、II、V、VIII、IX、X、XII)逐渐增多,而具有抗凝作用及纤溶活性的物质(AT-III、t-PA、u-PA)减少,同时,来自胎盘的纤溶抑制物增多,血液渐趋高凝状态,妊娠末期最为明显。故当产科意外(如宫内死胎、胎盘早剥、羊水栓塞)时,易发生 DIC。

酸中毒可直接损伤微血管内皮细胞,启动凝血系统,引起 DIC 的发生;其次,血液 pH 值降低,可使肝素抗凝活性减弱而凝血因子的酶活性升高以及血小板聚集性增强等,使血液处于高凝状态,促进 DIC 的发生发展。

四、微循环障碍

休克等原因导致严重微循环障碍时,血液流速减慢,血液淤滞,血浆外渗,红细胞聚集,血小板黏附、聚集。其次,微循环障碍还会引起缺血、缺氧、酸中毒以及内皮细胞损伤,这些均有利于 DIC 的发生。此外,低血容量时,肝、肾血液灌流减少,使其清除凝血及纤溶产物功能降低,也可促进 DIC 的发生。

第三节　弥散性血管内凝血的分期与分型

一、分期

根据 DIC 的病理生理特点和发展过程,典型的 DIC 可分为如下三期:

(一)高凝期

由于各种原因导致凝血系统被激活,血液处于高凝状态,微血管中可有微血栓形成,严重者可因广泛微血栓形成出现器官功能障碍。

(二)消耗性低凝期

继高凝期之后,由于凝血因子、血小板的大量消耗,使血液转入低凝状态,此期由于继发性纤溶系统被激活,故有出血现象。

(三)继发纤溶亢进期

凝血酶及Ⅻa 等激活了纤溶系统,产生了大量的纤溶酶,使纤维蛋白(原)大量降解为纤维蛋白降解产物(FDP),凝血过程进一步减弱,导致患者出现明显的出血倾向。

二、分型

(一)按 DIC 发生快慢分型

1. 急性型

常见于严重感染,特别是革兰阴性菌引起的败血症休克、异型输血、严重创伤、急性移植反应等。其特点是发病急,DIC 可在数小时或 1～2 天内发生,临床表现以休克和出血为主,病情迅速恶化,分期不明显。

2. 慢性型

常见于恶性肿瘤、胶原病、慢性溶血性贫血等。由于机体有一定代偿能力,且单核巨噬细胞系统功能较健全,使异常表现不明显。此型 DIC 病程长,可达数日,临床诊断较困难,常以某器官功能不全为主要表现,在一定条件下可转变为急性型。

3. 亚急性型

常见于恶性肿瘤转移、宫内死胎等患者,病情较缓慢,DIC 常在数日内逐渐形成,临床表现介于急性与慢性之间。

(二)按 DIC 代偿情况分型

根据凝血物质的消耗与代偿性增多之间的对比关系还可将 DIC 分为代偿型、失代偿型和过度代偿型。

1. 代偿型

凝血因子与血小板的消耗与生成基本保持平衡,临床表现和实验室检查可无明显异常,常见于轻度 DIC。

2. 失代偿型

凝血因子与血小板的消耗超过其生成。实验室检查可见血小板和纤维蛋白原等凝血因子明显减少。患者常有明显的出血和休克等,常见于急性 DIC。

3. 过度代偿型

患者机体代偿功能较好,凝血因子与血小板代偿性生成迅速,甚至超过其消耗,可见纤维蛋白原等凝血因子暂时性升高,出血及栓塞症状不明显。实验室检查可见血小板和凝血因子的增加,常见于慢性 DIC 或 DIC 恢复期。

第四节 弥散性血管内凝血的功能代谢变化

DIC 的病理改变与临床表现复杂多样,并随原发疾病的不同而异,但在各种表现中以出血及微血栓形成最为突出。

一、出血

出血常成为 DIC 最早的临床表现。多部位严重的出血倾向是 DIC 的特征性表现及重要诊断依据之一。如皮肤瘀斑、紫癜、呕血、黑便、咯血、血尿、牙龈出血、鼻出血及阴道出血等。有时出血形式较隐蔽,如内脏出血、伤口或注射部位渗血不止等,且用一般止血药物无效。出血发生的机制一方面是由于在 DIC 的发生发展过程中,凝血因子和血小板的大量消耗,特别是纤维蛋白原、凝血酶原、凝血因子 V、Ⅷ、X 和血小板普遍减少,凝血过程受阻,血液进入低凝状态。另一方面纤溶系统被激活,纤溶酶使凝血因子及纤维蛋白降解,血液凝固性进一步降低。此外,纤维蛋白(原)被降解形成的各种片断(FDP)、二聚体、多聚体及复合物,多数碎片具有强烈的抗凝作用,使抗凝血过程加强而引起出血。

二、器官功能障碍

DIC 的高凝期,有广泛的微血栓的形成,如果血栓不能及时溶解,就会因缺血缺氧导致受累器官实质细胞的损伤而出现不同程度的功能障碍,累及脏器不同可有不同的临床表现。肾脏是最易受损的脏器,肾内 DIC 可导致急性肾功能衰竭,出现少尿、无尿、蛋白尿、血尿和氮质血症等。肺内 DIC 可引起肺水肿、肺出血和呼吸困难。神经系统受累可出现神志模糊、谵妄、惊厥、昏迷甚至死亡。胃肠道受累可出现呕吐、腹泻、消化道出血等症状。急性肾上腺皮质出血性坏死可发生沃-弗综合征。垂体受累坏死,可致希恩综合征。严重者可累及两个以上器官而导致多器官功能衰竭,甚至死亡。

三、休克

急性型 DIC 常伴有休克,重度及晚期休克又可促进 DIC 的形成,二者互为因果,形成恶性循环。DIC 引起休克发生的主要机制如下:由于微血管内大量微血栓的形成,使回心血量明显减少。广泛出血可使血容量减少,受累心肌损伤,心肌舒张和收缩能力降低,使心输出量减少。同时,DIC 时激肽、补体系统的激活和 FDP 的增多会引起微动脉、毛细血管前括约肌舒张,微血管通透性增加,造成外周阻力下降,血管容量加大,回心血量减少。这些均可促进休克的发生、发展。

四、贫血

DIC 病人可伴发一种特殊类型的贫血即微血管病性溶血性贫血,这种贫血除溶血性贫血的一般特点外,外周血涂片中可见一些异型红细胞,外形呈盔甲形、星形、新月形等,统称为裂体细胞或红细胞碎片。这些细胞可塑性低、脆性高、易发生溶血。这些碎片产生的主要原因:凝血反应的早期,大量纤维蛋白丝在微血管内形成细网,当循环中的红细胞随血流通过网孔时,常会黏滞或挂在纤维蛋白丝上,在血流不断的冲击下,红细胞发生破裂。由于血流受阻,红细胞还可被挤入内皮细胞间而发生扭曲、变形、破碎。除以上机械作用外,某些致病因子(如内毒素)也可使红细胞脆性增加,易破碎。部分 DIC 患者血液中也可能见不到这种裂体细胞,没有查出裂体细胞并不能排除 DIC 的存在。

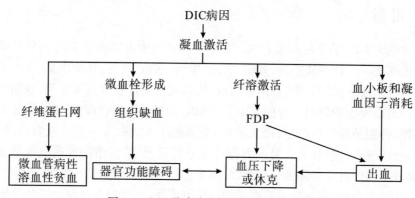

图 9-3　DIC 临床表现的病理生理学基础

第五节　弥散性血管内凝血的防治原则

一、防治原发病

及时治疗原发病是防治 DIC 的根本措施。如控制感染、切除肿瘤、尽早清除宫内死胎、及时抢救休克等。

二、改善微循环

及时疏通有微血栓阻塞的微循环,增加重要脏器和组织的微循环血液灌流量对防止 DIC 的发生发展也有重要作用。临床通常采取补充血容量、解除血管痉挛,早期可适当应用抗凝剂、溶栓剂或抗血小板黏附聚集等药物,防止新的微血栓形成。

三、重新建立凝血与纤溶的动态平衡

DIC时凝血系统和纤溶系统的变化往往交错在一起。在DIC的高凝期和消耗性低凝期,常用肝素抗凝。但DIC后期伴有继发性纤溶亢进时要慎用或不用,在DIC恢复期可酌情输新鲜全血,或补充凝血因子、血小板等。

四、维持和保护重要器官的功能

器官功能障碍是DIC致死的主要原因之一,故应注意对重要器官的功能加以保护,必要时采用人工辅助装置,如人工心肺机,血液透析等。

病例 9-2

患者,女,29岁,因停经38周,阴道见红2小时入院。入院后产妇阴道流血,胎心减慢。高度怀疑胎盘早剥,遂行剖腹产。术中发现,患者子宫不完全破裂,腹腔积血300 mL,血尿100 mL,胎儿娩出已死,产妇术中情况一直不好,皮肤见大量淤斑、血压不稳。紧急抽血化验:PT>60 s,Fbg<100 mg/dL,3P试验阳性。经紧急会诊,输全血,但血压仍进行性下降,终因抢救无效死亡。

分析:

1. 该病人死亡的原因及具体机制是什么?
2. 分析患者皮肤出现淤斑的原因。
3. 患者血压为何下降?

思考题

1. DIC常见的病因有哪些?
2. DIC常见的诱因有哪些?
3. 试说明休克与DIC之间的相互关系。
4. 试述DIC的发生机制。
5. 试述DIC患者发生出血的机制。
6. 试述DIC患者发生微血管病性溶血性贫血的机制。

（孙　瑶　李　言）

第十章　缺血-再灌注损伤

局部组织器官缺血将会导致实质器官的损害,医学上也把它称为缺血性损伤。临床对缺血性损伤,如冠状动脉狭窄、心肌梗死、脑血栓等处理的基本原则是尽早恢复血液再灌注,使缺血组织和器官重新得到氧的供应,提供代谢所必需的营养物质并清除代谢废物,及时地恢复血液再灌注将有利于减轻缺血性损伤,至少对某些可逆性损伤可获得功能上的恢复。然而近年来的研究发现,在某些情况下,缺血组织器官重新恢复灌流后,其功能不仅没有随着血液的重新灌入而改善,反而使原缺血器官功能障碍和结构损伤更加严重。这种缺血后恢复灌流,脏器功能不仅没有恢复,反而损伤加重的现象,称为缺血-再灌注损伤(ischemia-reperfusion injury, IRI)。

人们认识最早且研究最多的是心脏的缺血-再灌注损伤。现已证实,脑、肾、肝、肺、胃肠道、肢体及皮肤等多种组织器官都存在缺血-再灌注损伤现象。缺血-再灌注损伤是在缺血性损伤的基础上发展而来的,涉及许多疾病的发病机制并影响其预后。因此,正确认识缺血-再灌注损伤发生的条件和机制,在临床休克治疗、心脑肺复苏、心绞痛冠脉解痉、溶栓治疗、器官移植等方法的建立和应用方面,做到既保证尽快恢复缺血组织的血流,又减轻或防止缺血-再灌注损伤的发生具有十分重要的意义。

第一节　缺血-再灌注损伤的原因和影响因素

一、原因

凡是在组织器官缺血基础上的血液再灌注都可能成为缺血-再灌注损伤的发病原因。常见的原因有:

(1)组织器官缺血后恢复血液供应。如休克时微循环的疏通、冠状动脉痉挛的缓解、心脏骤停后的心脑肺复苏等。

(2)新的医疗技术的应用。如动脉搭桥术、冠脉血管成形术、溶栓疗法等血管再通术。

病例 10-1

谢某,男,59 岁,因冠状动脉粥样硬化而行 PTCA(经皮冠状动脉腔内成形术),治疗后曾一度出现心电图异常。采用自由基清除剂、钙拮抗剂等治疗后心电图逐渐恢复。

分析:

患者经 PTCA 治疗后,心电图异常的原因是什么?

二、影响因素

应当指出的是,并非所有缺血的组织器官在血流恢复后都会发生缺血-再灌注损伤,再灌注损伤是否出现及其损伤的严重程度,取决于缺血时间的长短,侧支循环的形成情况、对氧的需求程度以及再灌注条件等多种因素。

(一)缺血时间

缺血时间过短或过长都不易发生再灌注损伤,缺血时间过短,由于所有器官能耐受一定时间的缺血而不发生再灌注损伤,而时间过长,缺血器官因发生不可逆损伤甚至坏死,同样观察不到再灌注损伤。例如阻断大鼠左冠状动脉 5～10 min,恢复血流后常发生明显的心律紊乱,但阻断时间短于 2 min 或超过 20 min,恢复血流后心律紊乱则较少发生。另外不同动物、不同器官发生再灌注损伤所需的缺血时间不同,小动物相对较短,大动物和人类相对较长。

(二)侧支循环

缺血区侧支循环的形成多少也是引起再灌注性损伤发生的一个重要因素。容易形成者,则不易发生再灌注性损伤。

(三)对氧的需求程度

对氧的需求量高的组织器官,如心、脑等易发生再灌注性损伤。心肌缺血-再灌注损伤最常见。

(四)再灌注条件

研究表明,低压、低温(25 ℃)、低 PH、低钠、低钙灌流可使心肌再灌注损伤减轻,心功能迅速恢复。反之,高压、高温、高 PH、高钠、高钙灌流可诱发或加重再灌注损伤。

第二节　缺血-再灌注损伤的发生机制

缺血-再灌注损伤发生的机制尚未彻底阐明,目前研究认为再灌注损伤是由持续缺血性损伤的延续和再灌注诱发的新损伤共同构成的,其中缺血-再灌注时生成的自由基的作用及细胞内钙离子负荷超载是缺血-再灌注损伤的重要发病环节。血管内皮细胞和中性粒细胞作为缺血-再灌注时自由基、细胞黏附因子及其他生物活性物质的重要来源,在缺血-再灌注损伤的发生发展中亦起重要作用。

一、自由基的作用

(一)自由基概念和分类

自由基(free radical)是外层轨道上有单个不配对电子的原子、原子团和分子的总称。自由基的种类很多,主要包括:

1. 氧自由基

由氧诱发的自由基称为氧自由基(oxygen free radical),如超氧阴离子自由基(O_2^-)、羟自由基($OH·$)。在生理情况下,氧通常是通过细胞色素氧化酶系统接受 4 个电子还原成水,同时释放能量,但也有 $1\%\sim2\%$ 的氧接受一个电子生成 O_2^-,再接受一个电子生成过氧化氢(H_2O_2)。H_2O_2 不是自由基,但其氧化能力很强,易生成羟自由基($OH·$)。氧自由基和 H_2O_2 均属活性氧,活性氧是指化学性质较基态氧活泼的含氧物质。活性氧生成的反应式为:

$$O_2 \xrightarrow{e^-} O_2^- \xrightarrow{e^-+2H^+} H_2O_2 \xrightarrow{e^-+2H^+} OH· \xrightarrow{e^-+2H^+} H_2O$$
$$\downarrow$$
$$H_2O$$

2. 脂性自由基

氧自由基与多价不饱和脂肪酸作用后生成的中间代谢产物,如烷自由基($L·$)、烷氧自由基($LO·$)、烷过氧自由基($LOO·$)等。

3. 其他自由基

氯自由基($Cl·$)、甲基自由基($CH_3·$)、氧化亚氮($NO·$)等。尤其是 $NO·$ 作为一种气体自由基,本身的氧化作用较弱,但与 O_2^- 反应后生成的过氧亚硝基阴离子在偏酸的条件下极易自发分解产生具有强氧化能力的 $OH·$ 引起损伤效应。

氧自由基和脂性自由基的性质极为活泼,易于失去电子(氧化)或夺取电子(还原),特别是其氧化作用强,故具有强烈的引发脂质过氧化的作用。但由于细胞内存有超氧化物歧化酶(SOD)和谷胱甘肽过氧化物酶(GSH-PX)等抗氧化酶类可以及时清除它们,所以生理状态对机体并无有害影响。在病理条件下,由于活性氧产生过多或抗氧化酶类活性下降,则可引发链式脂质过氧化反应损伤细胞膜,并进而使细胞死亡。

(二) 氧自由基增多的机制

1. 黄嘌呤氧化酶(xanthine oxidase,XO)的形成增多

黄嘌呤氧化酶(XO)的前身是黄嘌呤脱氢酶(XD)。这两种酶主要存在于毛细血管内皮细胞内,正常时只有 10% 以 XO 的形式存在,90% 为 XD。当组织缺血缺氧时,由于 ATP 减少,膜泵功能失灵,Ca^{2+} 进入细胞激活 Ca^{2+} 依赖性蛋白水解酶,使 XD 大量转变为 XO。同时 ATP 依次降解为 ADP、AMP 和次黄嘌呤,故在缺血组织内次黄嘌呤大量堆积。再灌注时,大量分子氧随血液进入缺血组织,黄嘌呤氧化酶在催化次黄嘌呤转变为黄嘌呤并进而催化黄嘌呤转变为尿酸的两步反应中,释放大量电子并以分子氧为接受体,从而产生的 O_2^- 和 H_2O_2,H_2O_2 再在金属离子参与下形成更活跃的 $OH·$。因此,再灌注时组织内 O_2^-、$OH·$ 等氧自由基大量增加(图 10-1)。

2. 中性粒细胞的大量聚集与激活

组织缺血可激活补体系统,或经过细胞膜分解产生多种具有趋化活性的物质,如 C_3 片段、白三烯等,吸引并激活中性粒细胞,中性粒细胞在吞噬活动时耗氧量显著增加,所摄取的 O_2 绝大部分经细胞内的 NADPH 氧化酶和 NADH 氧化酶的催化,接受电子形成

氧自由基,并用以杀灭病原微生物。如氧自由基产生过多或机体清除氧自由基的酶系统活性不足或抗氧化剂不够时,中性粒细胞形成的氧自由基就可损害组织。

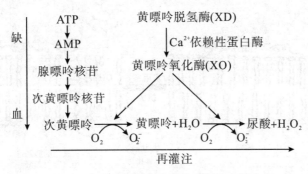

图 10-1　黄嘌呤氧化酶在自由基增多中的作用

3. 线粒体功能受损

由于缺血缺氧使 ATP 减少,Ca^{2+} 进入线粒体增多而使线粒体功能受损,细胞色素氧化酶系统功能失调,以致进入细胞内的氧,经单电子还原形成的氧自由基增多而经 4 价还原形成的水减少。

4. 儿茶酚胺的自身氧化

交感-肾上腺髓质系统是机体在应激时的重要调节系统。在各种应激包括缺血缺氧的条件下,此系统分泌大量儿茶酚胺,儿茶酚胺一方面具有重要的代偿调节作用,但过多的儿茶酚胺特别是它的氧化产物,往往又成为对机体的有害因素。实验证明,儿茶酚胺氧化能产生具有细胞毒性的氧自由基。肾上腺素代谢产生肾上腺素红的过程中就有 $O_2^{\bar{}}$ 产生。

（三）自由基的损伤作用

自由基有极为活泼的反应性,在缺血-再灌注组织中生成的自由基能和各种细胞成分(膜磷脂、蛋白、核酸)发生反应,造成细胞结构损伤和功能代谢障碍。

1. 膜脂质过氧化损伤

自由基与细胞膜结构中的不饱和脂肪酸作用引发脂质过氧化反应。脂质过氧化物的形成使膜受体、膜蛋白酶和离子通道的脂质微环境改变。生物膜不饱和脂肪酸/蛋白质比例失常,膜的液态性、流动性改变,通透性增强。膜的基本特性如变构、离子传递、酶活性等发生改变。膜脂质过氧化可激活磷脂酶 C 和磷脂酶 D,进一步分解膜磷脂,催化花生四烯酸的代谢,在增加自由基产生及脂质过氧化的同时形成多种生物活性物质,如前列腺素、血栓素、白三烯等,促进再灌注损伤。

2. 蛋白质功能抑制

在自由基的作用下,胞浆及膜蛋白及某些酶可交联(脂质-脂质交联、蛋白-蛋白交联、脂质-蛋白交联、蛋白-胶原交联)成二聚体或更大的聚合物。蛋白质的交联将使其结构改变,失去活性(图 10-2)。

3. 核酸及染色体破坏

自由基可使核酸碱基羟化或 DNA 断裂,引起染色体畸变或细胞死亡。这种作用主要是由 OH· 所致。

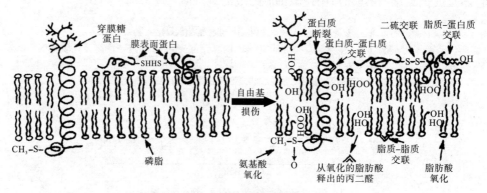

图 10-2　自由基对膜的损伤作用

二、钙超载

各种原因引起的细胞内钙离子含量异常增多并导致细胞结构损伤和功能代谢障碍的现象称为钙超载（calcium overload）。发生再灌注损伤时，再灌注区细胞内钙离子过量积聚，使细胞功能严重受损，甚至造成细胞死亡。有研究表明，细胞内钙离子的增加与细胞受损程度呈正相关。

（一）细胞内钙超载的机制

正常时细胞外钙浓度高出细胞内约万倍，这种细胞内外的 Ca^{2+} 浓度差的维持是由于：① 细胞膜对钙的通透性低；② 钙与特殊配基形成可逆性复合物；③ 细胞膜钙泵（$Ca^{2+}-Mg^{2+}-ATP$ 酶）逆电化学梯度将 Ca^{2+} 主动转运到细胞外；④ 通过肌浆网和线粒体膜上的 Ca^{2+} 泵和 Na^+-Ca^{2+} 交换将胞浆 Ca^{2+} 贮存到细胞器内；⑤ 通过细胞膜 Na^+-Ca^{2+} 交换蛋白将胞 Ca^{2+} 转运到细胞外等（图 10-3）。

哺乳类钙代谢模式如图 10-3 所示。

缺血后再灌注时细胞内钙超载的机制尚无定论，但可能与下列因素有关：

1. Na^+/Ca^{2+} 交换异常

研究证明，细胞膜 Na^+/Ca^{2+} 交换蛋白是缺血-再灌注时钙离子进入细胞的主要途径。Na^+/Ca^{2+} 交换蛋白对细胞内外 Na^+/Ca^{2+} 进行双相转运，其活性受跨膜 Na^+ 浓度梯度调节和细胞内 Ca^{2+}、ATP、Mg^{2+}、H^+ 浓度的影响。生理条件下，主要转运方向是将 Ca^{2+} 运出细胞，与肌浆网和细胞膜钙泵共同维持静息时细胞内的低钙水平。在缺血缺氧时，由于 ATP 减少，钠泵活性下降，细胞内 Na^+ 含量增加，直接激活 Na^+/Ca^{2+} 交换蛋白；缺氧引起细胞酸中毒，细胞内 pH 值降低，再灌注时细胞内外形成 pH 梯度差，由于 Na^+-H^+ 交换加强，也导致细胞内 Na^+ 增加，即细胞内高 H^+ 间接激活 Na^+/Ca^{2+} 交换蛋白。迅速激活的 Na^+/Ca^{2+} 交换蛋白在加速 Na^+ 向细胞外转运的同时将大量 Ca^{2+} 运入细胞造成细胞内钙超载。此外，缺血-再灌注时，内源性儿茶酚胺的释放增加可通过蛋白激酶活化间接激活 Na^+/Ca^{2+} 交换蛋白，促进胞浆 Ca^{2+} 浓度的升高。

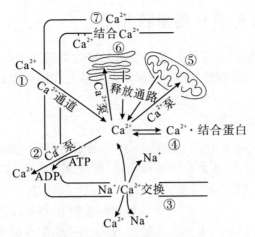

图 10-3 细胞钙代谢模式图

注：① 电压依赖性钙通道；② 细胞膜钙泵；③ Na^+/Ca^{2+} 交换；
④ 胞浆结合钙；⑤ 线粒体；⑥ 肌浆网；⑦ 细胞膜结合钙

2. 生物膜损伤

组织缺血缺氧造成细胞膜外板与糖被表面分离以及再灌注时生成的大量氧自由基使膜脂质过氧化反应均可使细胞膜通透性增高，细胞外钙顺浓度梯度大量内流，而细胞内钙增加可激活磷脂酶，使膜磷脂降解，细胞膜通透性进一步增高。自由基损伤和膜磷脂降解也可造成肌浆网膜和线粒体膜受损，肌浆网膜钙泵功能抑制使肌浆网摄钙减少，胞浆钙浓度升高。线粒体膜损伤抑制氧化磷酸化，ATP 生成减少，细胞膜和肌浆网膜钙泵能量供应不足，促进钙超载的发生。

（二）钙超载引起缺血-再灌注损伤的机制

1. 线粒体功能障碍

进入细胞的大量 Ca^{2+} 被肌浆网、线粒体摄取过程中消耗大量 ATP，同时进入线粒体的 Ca^{2+} 与磷酸根化合物结合，形成不溶性磷酸钙，使线粒体功能和结构严重受损，从而加重细胞能量代谢障碍，ATP 生成减少。

2. 激活磷脂酶

细胞内钙增加可激活多种磷脂酶，促进膜磷脂分解，使细胞膜和细胞器膜结构损伤。

3. 促进氧自由基生成

细胞内钙增加可通过增加 Ca^{2+} 依赖性蛋白酶活性，加速黄嘌呤脱氢酶转化为黄嘌呤氧化酶，从而促进氧自由基生成。

4. 心律失常

通过 Na^+/Ca^{2+} 交换形成一过性内向离子流，在心肌动作电位后形成延迟后除极，成为引起心律失常的原因之一。

5. 肌原纤维过度收缩

再灌注使缺血细胞重新获得能量供应，在细胞质存在高浓度 Ca^{2+} 条件下，肌原纤维过度收缩，严重时可引起心肌纤维断裂。

三、微血管损伤和白细胞的作用

近年来的研究表明,白细胞聚集、激活导致的微血管损伤也是缺血-再灌注损伤的重要发病机制之一,血管内皮细胞和白细胞激活及其相互作用在微血管损伤中起到了主要作用。

（一）白细胞聚集的机制

实验证明,在缺血心肌内已有白细胞聚集,其数量可随缺血时间延长而增加;再灌注时,血管内皮细胞和白细胞(主要是中性粒细胞)激活进行性增加。血管内皮细胞的激活表现为:缺血-再灌注早期(数秒~数分钟),血管内皮细胞内原先储存的一些蛋白质前体被活化,释放多种细胞黏附因子,促进中性粒细胞黏附和聚集;再灌注数小时后,血管内皮细胞内一些蛋白质在转录水平上表达增加,大量合成细胞黏附因子。细胞黏附因子是指由细胞合成的、可促进细胞与细胞之间、细胞与细胞外基质之间黏附的一大类分子的总称,如整合素、选择素、细胞间黏附因子、血管细胞黏附因子及血小板内皮细胞黏附因子等,在维持细胞结构完整和细胞信号转导中起重要作用。

再灌注损伤可使细胞膜磷脂降解,花生四烯酸代谢产物增多,其中有些物质,如白三烯具有很强的白细胞趋化作用,能吸引大量中性粒细胞黏附于血管内皮或进入组织,中性粒细胞与血管内皮细胞黏附后进一步激活,自身合成释放多种具有趋化作用的炎性介质,使白细胞浸润进一步加重。

（二）血管内皮细胞与中性粒细胞介导的损伤

1. 微血管损伤

缺血-再灌注时,血管内皮细胞和中性粒细胞的激活可引起毛细血管嵌顿、堵塞有助于形成无复流现象。无复流现象(no-reflow phenomenon)是局部组织缺血后,血流重新开放时缺血区并不能得到充分的灌注,故称无复流或无再灌。这种无复流现象不仅见于心肌,而且也见于脑、肾、骨骼肌缺血-再灌注时。即再灌注损伤实际上是缺血的延续和叠加,缺血细胞并未能得到血液灌注,而是继续缺血,因而损伤加重。发生无复流现象的病理生理基础是:① 中性粒细胞黏附和血小板沉积以及红细胞作叠连状聚集,造成毛细血管阻塞,引起微血管血液流变学改变。② 再灌注时,损伤的内皮细胞肿胀,内皮细胞向管腔伸出突起造成管腔狭窄,阻碍血液灌流;同时,激活的血管内皮细胞和中性粒细胞可释放大量缩血管物质,如内皮素、血管紧张素Ⅱ、血栓素等,引起微血管口径狭窄。③ 中性粒细胞黏附和自由基损伤可引起微血管通透性增高,从而使细胞间质水肿压迫微血管。

2. 细胞损伤

激活的血管内皮细胞和中性粒细胞释放大量生物活性物质,如自由基、蛋白酶、细胞因子等,不但可改变自身的结构和功能,而且使周围组织细胞受到损伤。

总之,缺血-再灌注损伤的发生是上述多种因素共同作用的结果(图10-4)。缺血-再灌注时生成的自由基可促进钙超载,细胞内游离钙增加又加速自由基的产生,共同导致再灌注损伤。中性粒细胞作为再灌注时自由基、细胞黏附分子及其致炎因子的重要来源,在再灌注损伤的发生发展中亦起重要作用。此外,细胞代谢紊乱也参与再灌注损伤的发生。如再灌注引起的细胞内液迅速碱化,可激活多种酶,加速细胞的分解;线粒体损伤造成的能量生成不足;血管内皮细胞损伤的大量生物活性物质释放和血管舒缩功能紊乱,亦是促进缺血-再灌注损伤的重要因素。

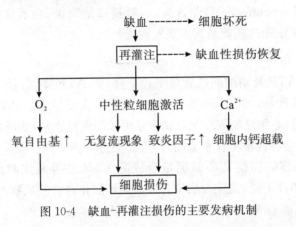

图 10-4　缺血-再灌注损伤的主要发病机制

第三节　缺血-再灌注损伤时机体功能代谢变化

再灌注损伤表现为再灌注组织器官的代谢紊乱、功能障碍和结构损伤的全面变化,损伤的程度会因缺血程度,再灌注时的条件和组织器官的不同而异。研究发现,多种组织器官都能发生再灌注损伤,而最易发生的脏器是心、脑、肾和肠道。

一、心脏缺血-再灌注损伤的变化

(一)心功能变化

1. 缺血-再灌注性心律失常

心肌的缺血-再灌注损伤最常见。在心肌缺血-再灌注过程中出现的心律失常称为缺血-再灌注性心律失常。其发生率高,以室性心律失常,如室性心动过速和心室颤动最为多见。缺血-再灌注性心律失常的发生与缺血时间的长短、缺血心肌的数量、缺血的程度、再灌注血流的速度以及电解质紊乱等因素有关。实验证明,在犬心肌缺血 $15\sim45$ min 再灌注,心律失常发生率最高。缺血时间过短,心肌损伤不明显;缺血时间过长,心肌丧失电活动,二者均不易出现缺血-再灌注性心律失常。

缺血-再灌注性心律失常的发生可能是由于自由基和钙超载造成的心肌损伤及 ATP 减少改变了心肌电生理特性。例如,心肌传导性与不应期的暂时不均一性,为兴奋折返提供了电生理基础;再灌注时增多的儿茶酚胺刺激 α 受体,提高了心肌细胞的自律性;缺血-再灌注可使纤颤阈降低,均可导致心律失常的发生。

2. 心肌舒缩功能降低

缺血-再灌注损伤导致的心肌可逆性或不可逆性损伤均可造成心肌舒缩功能降低,

表现为心输出量减少,心室内最大变化速率$(\pm\mathrm{d}p/\mathrm{d}t)_{\max}$降低,心室舒张末期压力(VEDP)升高等。

当心肌短暂缺血并未出现不可逆损伤时,恢复血流再灌注后的一定时间内(常需数小时、数天或数周)出现可逆性的心肌收缩功能降低,甚至处于无功能状态的现象称为心肌顿抑(myocardial stunning)。目前认为,心肌顿抑是缺血-再灌注损伤的表现形式之一,自由基爆发性生成和钙超载是其主要发病机制。

(二)心肌代谢改变

缺血时,心肌 ATP 及磷酸肌酸含量迅速下降,而 ATP 降解,使 ADP、AMP 含量升高,其进一步的降解产物(如:腺苷,次黄嘌呤等)含量大量增加。如缺血损伤轻,心肌获得 O_2 和代谢底物后,心肌高能磷酸化合物含量可较快恢复正常;如缺血时间较长,再灌注后心肌高能磷酸化合物含量不仅不会回升,反而会进一步下降。这是由于再灌注时自由基和钙超载对线粒体的损伤使心肌能量合成减少,加之再灌注时血流的冲洗,ADP、AMP 等物质含量迅速下降,造成心肌中合成高能磷酸化合物的底物不足。

(三)心肌超微结构变化

缺血-再灌注损伤时,心肌超微结构的变化较单纯心肌缺血时进一步加重,既破坏了膜磷脂,也破坏了蛋白质大分子和肌原纤维。表现为基底膜部分缺失、细胞膜破坏、线粒体肿胀、嵴断裂、溶解、空泡形成,由于 Ca^{2+} 蓄积,基质内致密颗粒增多,肌原纤维断裂、节段性溶解和出现收缩带。当然,缺血-再灌注还可造成不可逆损伤,出现心肌出血、坏死。

二、脑缺血-再灌注损伤的变化

脑是对缺氧最敏感的器官,它的活动主要依靠葡萄糖有氧氧化提供能量,因此一旦缺血时间较长即可引起严重的不可逆性损伤。脑卒中,动脉瘤修补或低温循环终止时,可引起脑缺血-再灌注损伤。脑缺血时生物电发生改变,出现病理性慢波,缺血一定时间后再灌注,慢波持续并加重。

(一)脑缺血-再灌注损伤时细胞代谢变化

脑缺血后短时间内 ATP,CP、葡萄糖、糖原等均减少,而乳酸明显增加。再灌注使缺血时脑组织中已升高的 cAMP 含量进一步增加,而 cGMP 含量则进一步减少,这一情况提示缺血及再灌注时过氧化反应增强。脑又是一个富含磷脂的器官,因 cAMP 上升导致磷脂酶激活,使膜磷脂降解,游离脂肪酸增多,增加最显著的是花生四烯酸及硬脂酸,自由基和游离脂肪酸作用而使过氧化脂质生成增多,引起细胞和组织的损伤。

(二)脑缺血-再灌注损伤时组织形态学变化

脑缺血-再灌注损伤最明显的组织形态学变化是脑水肿及脑细胞坏死,脑水肿的产生由于细胞膜脂质过氧化使膜结构破坏和钠泵功能障碍的结果。

三、肠缺血-再灌注损伤的变化

胃肠道缺血-再灌注损伤可见于肠套叠、血管外科手术和失液性休克等。肠缺血时,液体通过毛细血管滤出而形成间质水肿。缺血后再灌注,肠壁毛细血管通透性更加升高。严重肠管缺血-再灌注损伤的特征为黏膜病变,表现为广泛的上皮与绒毛分离,上皮坏死,固有层破坏,出血及溃疡形成,由此导致广泛的功能(如:吸收)障碍及黏膜屏障的通透性增高,使大分子得以通过。此外,损伤的肠道还可成为多种有害性生物活性物质的来源。

四、肾缺血-再灌注损伤的变化

休克肾或肾移植等,可引起肾缺血-再灌注损伤。肾缺血-再灌注时血清肌酐明显增高,表明肾功能严重受损,再灌注时肾组织损伤较单纯缺血明显加重,线粒体高度肿胀、变形、嵴减少、排列紊乱,甚至线粒体崩解、空泡形成等,以急性肾小管坏死最为严重,可造成急性肾功能衰竭或导致肾移植失败。

第四节　缺血-再灌注损伤的防治原则

一、减轻缺血性损伤,控制再灌注条件

减轻缺血性损伤是防治再灌注损伤的基础。尽早恢复组织血流,缩短缺血时间。多次短暂缺血预处理可以增强细胞对缺血的耐受性,是调动机体内源性保护机制的有效措施。控制再灌注条件,采用低流、低压、低温、低 PH、低钠以及低钙灌注液可减轻再灌注损伤。低流、低压的意义在于使灌注氧的供应不至突然增加而引起大量氧自由基的形成;低温则是使缺血器官代谢降低,代谢产物聚积减少;低 pH 可减轻细胞内碱化,抑制磷脂酶和蛋白酶对细胞的分解;低钙可减轻因钙超载所致的细胞损伤;低钠有助于减少心肌内钠积聚,减轻细胞肿胀。

二、改善缺血组织的代谢

缺血组织有氧代谢低下,酵解过程增强,因而补充糖酵解底物如磷酸己糖有保护缺血组织的作用;外源性 ATP 作用于细胞表面受体,可使细胞膜蛋白磷酸化,有利于细胞膜功能恢复,并可穿过细胞膜进入细胞直接供能;针对缺血时线粒体损伤所致的氧化磷酸化受阻,可以应用氢醌、细胞色素 C 等进行治疗,以加强 NAD-黄素蛋白-细胞色素链的功能,延长缺血组织的可逆性改变期限。实验证明,细胞色素 C 能增加线粒体的 ADP 磷酸化;醌类化合物则能加速电子传递或将电子直接传递给氢。

三、清除自由基

机体对抗自由基损伤的防护系统主要有两大类:低分子清除剂和酶性清除剂。

（一）低分子清除剂

存在于细胞脂质部分的清除剂,如维生素 E、维生素 A 等;存在于细胞内外水相中的

清除剂,如半胱氨酸、维生素 C、还原性谷胱甘肽等。低分子自由基清除剂能提供电子使自由基还原。

（二）酶性清除剂

过氧化氢酶和过氧化物酶,可以清除 H_2O_2 避免 $OH^\cdot$ 的产生。超氧物歧化酶（SOD）可以清除 O_2^- 从而保护细胞不受氧自由基的损伤。

四、减轻钙超载

在再灌注前或再灌注时,即刻应用维拉帕米等钙通道阻断剂,可抑制细胞内钙超载,减轻再灌注损伤。近年来研究表明,应用 Na^+/Ca^{2+} 交换、Na^+/H^+ 交换抑制剂可有效地防止钙超载的发生。

病例 10-2

　　男性患者,55 岁。主诉心慌、胸闷,含服硝酸甘油不能缓解入院。入院 2 h 后症状加重,意识淡漠、血压为零,心电图提示急性心肌梗死。诊断:急性心肌梗死合并心源性休克。急行阿托品、多巴胺等治疗抢救,并用尿激酶静脉溶栓。1 h 后出现阵发性心室纤颤,经除颤、利多卡因等治疗后好转。冠状动脉造影证实左冠状动脉中段 85% 狭窄。

分析:

　　1. 患者住院过程中出现了哪些病理过程?

　　2. 分析溶栓后患者阵发性心室纤颤的发生机制。

思考题

　　1. 何谓缺血再灌注损伤? 其发生的原因和条件有哪些?

　　2. 试述氧自由基增多的机制。

　　3. 缺血再灌注损伤时氧自由基的增多与钙超载的关系如何?

　　4. 什么是无复流现象? 其产生的基础是什么?

　　5. 心脏缺血-再灌注损伤时会发生哪些变化?

（李菲菲　孙　瑶）

第十一章　细胞信号转导异常与疾病

细胞信号转导(cell signal transduction)是指细胞通过位于胞膜或胞内的受体,接受细胞外信号,通过细胞内复杂的级联信号转导,进而调节胞内蛋白质的活性或基因表达,使细胞发生相应生物学效应的过程。细胞信号转导对于维持正常的细胞生物学功能如增殖、分化及凋亡等至关重要,任何环节异常都可能引起细胞功能改变,甚至导致危害人类健康的重大疾病发生,如肿瘤、糖尿病及多种遗传病等。

第一节　细胞信号转导的概述

细胞信号转导系统(cell signaling system)由细胞信号、接受信号的受体或类似于受体的物质、细胞内信号转导通路及细胞内的效应器组成(图 11-1)。

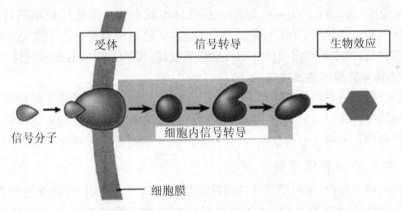

图 11-1　细胞信号转导基本过程示意图

一、细胞信号转导的过程

(一)细胞信号分子

细胞信号分子主要包括化学信号和物理信号。

1. 化学信号

一般通过细胞受体起作用,故又被称为配体(ligand),包括:① 可溶性的化学分子,如激素、神经递质和神经肽、细胞生长因子和细胞因子、细胞的代谢产物(如 ATP、活性氧、进入体内病原体产物)以及药物和毒物等;② 气体分子(如 NO、CO,可以自由扩散,进入细胞直接激活效应酶产生第二信使);③ 细胞外基质成分和与质膜结合的分子(如细胞黏附分子等)。

2. 物理信号

物理信号种类很多,主要包括各种射线、光信号、电信号、机械信号(摩擦力、压力、牵张力及切应力等)以及冷热刺激等。已证明物理信号能激活细胞内的信号转导通路,如视网膜细胞中的光受体,可以感受光信号并引起相应的细胞信号系统激活。

(二)细胞信号的接受和转导

细胞信号由受体或类似于受体的物质接受,然后将信息转发到细胞内,启动细胞信号转导过程。

1. 细胞受体

受体是指细胞膜或细胞内一些能与细胞外信号分子特异性结合的分子(蛋白质,糖脂等)。根据分布部位可分为膜受体与细胞内受体。膜受体占受体的大多数,细胞内受体主要是核受体超家族。

(1) 膜受体(membrane receptor)。膜受体一般为跨膜糖蛋白,具有膜外区、跨膜区和细胞内区。根据它们的分子结构不同,可分为:G 蛋白耦联受体(G protein coupled receptor,GPCR)家族;酪氨酸蛋白激酶(PTK)型受体或受体酪氨酸激酶(RTK)家族;丝/苏氨酸蛋白激酶(PSTK)型受体家族;死亡受体家族(如 TNFR、Fas 等);离子通道型受体家族;细胞黏附分子等。

(2) 核受体(nuclear receptor,NR)。核受体本质上为一类配体依赖的转录调节因子。其配体为脂溶性分子,受体与配体结合后,主要通过调节靶基因的表达产生生物学效应。主要包括:糖皮质激素受体(GR);性激素受体(SHR);甲状腺激素受体(TR)等。

2. 细胞信号转导的基本过程

细胞信号转导过程是将细胞信号通过受体或类似物质将信号导入细胞内并引起细胞内一系列信号转导蛋白的构象、活性或功能变化,从而实现调控细胞结构和功能的作用。细胞信号转导的过程十分复杂,而且存在广泛的细胞通路间的交叉调控。

(三)常见的细胞信号转导通路

近年来的研究发现,细胞受体介导的细胞内信号转导通路很多,较常见的有:G 蛋白耦联受体介导的信号转导途径、受体及非受体酪氨酸蛋白激酶介导的信号转导途径、丝/苏氨酸蛋白激酶介导的信号转导途径、死亡受体介导的信号转导途经、鸟苷酸环化酶介导的信号转导途径、黏附分子介导的信号转导途径、离子通道型受体介导的信号转导途径、Wnt 蛋白介导的信号转导途径、Hedgehog 蛋白介导的信号转导途径、糖皮质激素受体介导的信号转导途径、甲状腺激素受体介导的信号转导途径等。以下主要介绍其中几条常见的细胞信号转导途径。

1. G 蛋白偶联受体介导的信号转导途径

该信号转导途径通过配体作用于 G 蛋白耦联受体(GPCR)实现。GPCR 的类型达2000 多种,由一条 7 次穿膜肽链构成,称为 7 次跨膜受体(图 11-2),受体分子的胞外侧和跨膜螺旋内部有配体的结合部位,膜内侧部分有结合 G 蛋白的部位。GPCR 配体包括多种激素(去甲肾上腺素、抗利尿激素、促甲状腺激素释放激素等)、神经递质和神经肽、趋化因子以及光、气味等,它们在细胞生长、分化、代谢和组织器官的功能调控中发挥重要作用。此外,GPCR 还介导多种药物,如 β 肾上腺素受体阻断剂、组胺拮抗剂、抗胆碱能药物、阿片制剂等的作用。

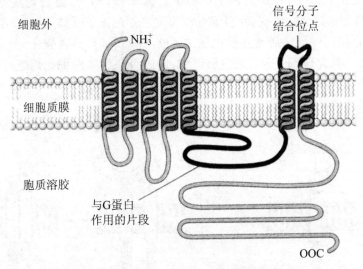

图 11-2　G 蛋白耦联受体示意图

G 蛋白是指可与鸟嘌呤核苷酸可逆性结合的蛋白质家族,包括由 α、β 和 γ 亚单位组成的异源三聚体和小 G 蛋白(只具有 G 蛋白 α 亚基的功能),通过与 GTP 结合(激活态)和 GDP 结合(失活态)状态的转换导致信号的转导或终止。当 GPCR 被配体激活后,Gα 上的 GTP 被 GDP 取代(这是 G 蛋白激活的关键步骤),G 蛋白解离成 GTP-Gα 和 Gβγ 两部分(图 11-3),它们分别与效应蛋白作用,直接改变其功能,如离子通道的开闭或产生第二信使影响细胞反应。Gα 上的 GTPase 水解 Gα-GTP 成 Gα-GDP,G 蛋白介导的信号转导终止。此时 GDP-Gα 和 Gβγ 两部分再重新结合成无活性的三聚体。

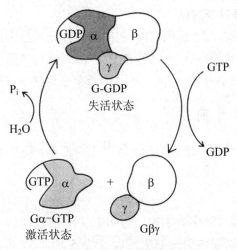

图 11-3　G 蛋白循环示意图

2. 受体酪氨酸蛋白激酶介导的信号转导途径

受体酪氨酸蛋白激酶(receptor tyrosine protein kinase,RPTK)是由50多种受体组成的超家族,其共同的结构特征是单次跨膜受体,胞内区含有PTK,配体以生长因子为代表,主要有表皮生长因子(EGF)、血小板源生长因子(PDGF)、血管内皮细胞生长因子(VEGF)等,与生长、分化、免疫、肿瘤等有密切关系。配体与受体胞外区结合后,受体发生二聚化使自身具备PTK活性并催化胞内区酪氨酸残基自身磷酸化(图11-4),磷酸化的酪氨酸可被一类含有SH_2区的蛋白质识别,通过级联反应向细胞内进行信号转导,从而引发相应的生物学效应。

(a) 酪氨酸蛋白激酶受体的结构　　　　(b) 酪氨酸蛋白激酶受体的激活

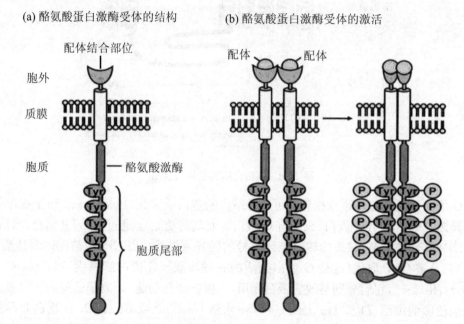

图 11-4　酪氨酸蛋白激酶受体激活示意图

3. 核受体介导的信号转导途径

如甲状腺激素受体(TR)位于细胞核内,多以同源或异源二聚体的形式与DNA或其他蛋白质结合,当配体(甲状腺激素)入细胞核与受体结合后,激活受体并通过DNA上的激素反应元件(hormone response element,HRE)调节基因转录(图11-5)。

二、细胞信号转导的调节

细胞信号转导系统参与调节细胞的几乎所有生命活动,而信号转导蛋白的数量和功能也受到严格的调控。

(一)信号的调节

如前所述,很多因素都可以作为细胞信号引起一定细胞的信号转导系统活化,从而调节细胞结构和功能。根据配体引发细胞反应的结果不同,将其分为两大类:激动剂与拮抗剂。前者与受体结合可激活受体的内在活性;后者与受体结合可阻抑激动剂与受体

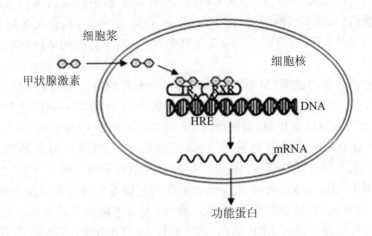

图 11-5 TR 介导的信号转导途径示意图

结合,从而抑制激动剂的作用。

配体一般通过两种方式控制信号转导蛋白的活性。

1. 配体与受体结合直接改变信号蛋白活性

如细胞内信使分子 cAMP 与二酰甘油(DAG)能分别激活蛋白激酶 A(PKA)和蛋白激酶 C(PKC)。

2. 配体通过激活受体型蛋白激酶控制信号转导

如细胞外信号(如胰岛素)可激动酪氨酸蛋白激酶型受体-胰岛素受体,通过激活多条信号转导通路控制糖、蛋白质代谢及细胞增殖等功能。

（二）受体的调节

1. 受体数量的调节

当体内配体持续升高时,配体-受体复合物可被细胞内化,内化后配体及部分受体被降解,部分受体返回胞膜重新利用,可致自身受体数量减少,称为受体下调(down-regulation);持续高浓度的配体与受体结合,除可引起自身受体下调外,还可引起其他受体明显增多,称为受体上调(up-regulation)。当受体下调时,可引起该受体介导的信号转导抑制;当受体上调时,则引起该受体介导的信号转导加强。

2. 受体亲和力的调节

受体的磷酸化和脱磷酸化是调节受体亲和力的最重要方式。当然,受体的变构及受体的寡聚体化也会影响受体的亲和力。受体对配体刺激的反应增强,称为受体增敏(hypersensitivity);受体对配体刺激的反应衰退,称为受体减敏(hyposensitivity)。当受体减敏时,可引起该受体介导的信号转导抑制;当受体增敏时,则引起该受体介导的信号转导加强。

一般来说,受体上调与受体增敏相联系,受体下调与受体减敏相关联。

（三）受体后调节

1. 通过可逆磷酸化快速调节靶蛋白的活性

信号转导通路对靶蛋白调节的最重要方式是可逆性的磷酸化调节。多种信号转导通路中激活的蛋白激酶(如 PKA、PKB、PKC、MAPK 家族中的成员等)和磷酸酶能通过对各种效应蛋白(如调节代谢的酶、离子通道、离子泵、运输蛋白、骨架蛋白等)及转录因子(如 NF-KB、AP-1 等)进行可逆的磷酸化修饰,快速调节它们的活性和功能,产生相应的生物学效应。

以丝裂原活化蛋白激酶(MAPK)家族为例,该家族的酶包括细胞外信号调节的蛋白激酶(ERK)、c-jun N 端激酶(JNK)/应激激活的蛋白激酶(SAPK)和 p38MAPK。MAPK 家族酶的激活机制相似,都是通过磷酸化的三步酶促级联反应进行的,即 MAPK 激酶的激酶(MAPKKK)磷酸化激活 MAPK 激酶(MAPKK),后者磷酸化后再激活MAPK。但参与不同通路的磷酸化级联反应的酶的组成不同。研究证实,生长因子等相关刺激可作用于 ERK 通路;物理、化学因素引起的细胞外环境变化以及致炎细胞因子可调节 JNK/SAPK 通路;紫外线照射、细胞外高渗、促炎细胞因子以及细菌病原体等都能激活 p38MAPK 通路。通过 ERK 通路,调节生长、发育和分化;通过 JNK/SAPK 通路和p38MAPK 通路,共同调节炎症反应、凋亡及生长分化(图 11-6)。

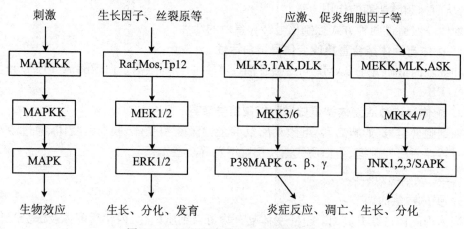

图 11-6 MAPK 家族信号转导途径示意图

2. 通过调控基因表达产生较缓慢的生物效应

胞外信号调节基因转录有两种方式:一是胞外信号启动细胞的信号转导,在信号通路中激活的蛋白激酶首先磷酸化细胞中现存的转录因子,使其激活并转入胞核,启动相应基因的转录过程;二是某些信号可直接进入细胞(如甾体激素),与核受体结合,调节靶基因的表达而产生较为缓慢的生物学效应。

第二节 细胞信号转导异常的机制

细胞信号转导异常的发生机制按发生环节总体上包括三方面:信号的异常、受体的异常和受体后信号转导成分的异常。

一、信号异常

信号的异常一般是信号的产生异常增多或减少；也可能是信号的拮抗因素产生增多或产生了抗扰信号的自身抗体；当然，外源性的刺激或损伤也可以导致细胞信号异常。

（一）内源性细胞信号异常

生理情况下，体内神经递质、内分泌激素、生长因子等的生成和释放是根据机体的状况而处于一定的变动之中，这种变化有利于维持内环境的稳定。若变化过于剧烈或持续时间过长，则会导致代谢紊乱或器官功能的变化，从而促进疾病的发生发展。如糖代谢信号异常，可以由多种不同的途径引起，如信号分子-胰岛素减少、体内产生抗胰岛素抗体和应激时产生的影响或对抗胰岛素作用的激素过多而引起，导致糖代谢障碍，血糖升高。再如嗜铬细胞瘤患者，由于肿瘤细胞大量分泌儿茶酚胺，激动 β 受体，通过 Gs 蛋白激活 AC，引发 cAMP-PKA 通路，引起多种靶蛋白磷酸化，如膜上的 L 型 Ca^{2+} 通道、受磷蛋白等磷酸化，结果促进细胞外 Ca^{2+} 内流及肌浆网释放 Ca^{2+}，引起心肌收缩力和速率增加。

（二）外源性细胞信号异常

1. 生物损伤性刺激

各种病原体及其相关物如病原微生物的菌体蛋白、脂多糖、核酸等均可作为配体干扰细胞的信号转导过程。

2. 理化损伤性刺激

环境中很多化学物质可引起细胞信号异常而导致信号转导异常。化学致癌物如多环芳烃类化合物，能诱导小鼠小 G 蛋白 *K-Ras* 基因突变，导致细胞异常增殖，从而诱发肿瘤。各种物理刺激同样可以引起细胞信号异常，如心肌的牵拉刺激、血管中流体的切应力对血管的刺激等可通过特定的信号转导通路，促进细胞的增殖，导致心肌肥厚、动脉硬化等病变。

二、受体异常

受体的异常可由编码受体的基因突变、免疫学因素和继发性改变所致。基因突变分为失活性突变和激活性突变，可引起受体数量改变或功能（如受体与配体结合功能、受体激酶的活性、核受体的转录调节功能等）异常。基因突变发生在生殖细胞可导致遗传性受体病，而发生在体细胞的突变与肿瘤的发生发展有关。

（一）遗传性受体病

由于编码受体的基因缺失、突变使受体缺失、减少或结构异常而引起的遗传性疾病，称为遗传性受体病。

1. 受体数量改变引发的疾病

受体合成数量减少、组装或定位障碍，使受体生成减少或受体降解增加，最终导致受体数量减少或缺失，出现受体功能丧失导致靶细胞对相应配体不敏感。这类疾病的特点是:患者体内的相应激素水平并无明显降低,但由于细胞受体缺失,使患者表现出该激素减少的症状和体征。如家族性高胆固醇血症,是由于基因突变引起低密度脂蛋白受体数量减少或功能异常所致;雄激素抵抗征/雄激素不敏感综合征,也是由于遗传性的雄激素受体数目减少或功能低下而导致的性分化发育障碍。相反,受体数量异常增多引起的受体过度激活,也可诱发一系列疾病如肿瘤。

2. 受体结构异常引发的疾病

基因突变导致受体结构改变,引起其功能降低或缺失,如受体与配体结合障碍、受体酶活性降低及受体-G蛋白偶联障碍、受体与DNA结合障碍、受体的调节异常等。基因突变也可引起受体成为异常的不受控制的激活状态,又称组成型激活状态;或者受体的抑制性成分缺陷,均可使细胞内特定的信号转导通路过度激活。促甲状腺激素受体(TSHR)激活型突变导致的甲状腺功能亢进和TSHR失活性突变导致甲状腺功能减退是其典型的临床病例。

（二）自身免疫性受体病

自身免疫性受体病是机体通过免疫应答反应产生了针对自身受体的抗体所引起的疾病。抗受体抗体根据其与相应受体结合所产生的效应可分为阻断型和刺激型。前者与受体结合后,可阻断受体与配体的结合,从而阻断受体的信号转导通路和效应,导致靶细胞功能低下。后者可模拟信号分子或配体的作用,与受体结合后激活特定的信号转导通路,使靶细胞功能亢进。

1. 重症肌无力

重症肌无力是一种神经肌肉间传递功能障碍的自身免疫性受体病,主要特征为受累横纹肌稍行活动后即迅速疲乏无力,经休息后有不同程度的恢复。轻者仅累及眼肌,重者可波及全身肌肉,甚至因呼吸肌受累而危及生命。正常情况下,当神经冲动抵达运动神经末梢时,后者释放乙酰胆碱(ACh),ACh与骨骼肌的运动终板膜表面的烟碱型乙酰胆碱(N-ACh)受体结合,使受体构型改变,离子通道开放,Na^+内流形成动作电位,引起肌纤维收缩。重症肌无力患者体内发现有抗N-ACh受体的抗体,该抗体通过干扰运动终板上的N-ACh受体与ACh结合或加速受体的内吞与破坏,最终导致运动神经末梢释放的ACh不能充分与运动终板上的N-ACh受体结合,使兴奋从神经传递到肌肉的过程发生障碍,从而影响肌肉的收缩。

2. 自身免疫性甲状腺病

自身免疫性甲状腺病是一种器官特异性自身免疫性疾病,因患者体内产生多种甲状腺自身抗体导致甲状腺功能紊乱而得名。自身免疫性甲状腺病可分为Graves病(又称Basedow病或毒性甲状腺肿)和桥本病(慢性淋巴细胞性甲状腺炎),前者表现为甲状腺功能亢进,后者表现为甲状腺功能低下。90%以上的Graves病和10%～40%的甲状腺萎缩黏液性水肿型桥本病的发病被认为与促甲状腺激素受体(TSHR)抗体的生成有关。自身免疫性甲状腺病患者体内的TSHR的抗体可分为两种:① 刺激性抗体:该抗体与TSHR结合后能模拟TSH的作用,通过激活G蛋白,增加cAMP含量,促进甲状腺素分泌和甲状腺腺体生长(称为Graves病)。多发于女性,患者甲状腺弥漫性肿大,甲状腺功能亢进,代谢率增加,约90%的患者有突眼。② 阻断性抗体:阻断性抗体可存在桥本病和特发性黏液性水肿患者的血中,其与 TSHR 的结合可减弱或消除 TSH 的作用,抑制甲状腺素分泌,造成甲状腺功能减退。近年来研究表明,刺激性和阻断性抗体都与 TSH 受体的胞外区结合,但刺激性抗体与 TSH 受体 N-末端结合,而阻断性抗体与受体 C-末端结合,这种与 TSH 受体结合部位的不同为解释 Graves 病和桥本病临床特征的差异提供了分子基础。

（三）继发性受体异常

大量的研究证实,很多内环境因素可以调节或改变受体的数量及与配体亲和力,从而引起继发性受体的调节性改变。机体在缺血、缺氧、炎症、创伤等内环境紊乱时可出现神经内分泌的改变,使神经递质、激素、细胞因子、炎症介质等释放异常(持续增多或减少),导致特定受体的数量、亲和力及受体后信号转导系统发生改变,引起细胞对特定信号的反应性增强或减弱。例如,肾上腺素受体及其细胞内信号转导是介导正常及心力衰竭时心功能调控的重要途径。正常人心肌细胞膜含 β_1、β_2 和 α_1 肾上腺素受体,其中 β_1 受体占 70%～80%,是调节正常心功能的主要的肾上腺素受体亚型。而心力衰竭患者心肌细胞膜的 β 受体下调,特别是 β_1 受体数量减少,可降至 50% 以下;β_2 受体数量变化不明显,但对配体的敏感性亦有降低。β 受体减敏是对过量儿茶酚胺刺激的代偿反应,可抑制心肌收缩力,减轻心肌的损伤,但也是促进心力衰竭发展的原因之一。

三、受体后信号转导通路成分异常

受体后信号转导通路成分异常多由基因突变所致的信号转导蛋白失活或异常激活引起,主要见于遗传病和肿瘤。如 *Ras* 基因突变,突变率较高的是甘氨酸[12]、甘氨酸[13]或谷氨酰胺[61]为其他氨基酸残基所取代,使 Ras 处于与 GTP 结合的持续激活状态而引起细胞增殖,因此,该通路的异常激活与多种肿瘤的发病有关。如人膀胱癌细胞 *Ras* 基因编码序列第 35 位核苷酸由正常 G 突变为 C,相应的 Ras 蛋白甘氨酸[12]突变为缬氨酸,使其处于持续激活状态。受体后信号转导通路异常也可由于配体异常或病理性刺激所致,如霍乱(Cholera)。

需要指出的是,细胞信号系统是一个网络系统,信号转导通路之间存在交互通话和作用。某种信号蛋白的作用丧失后,可由别的信号蛋白来替代,或者功能相近的信号转导通路间发生了功能上的互补,使细胞的功能代谢不受明显地影响,因此并非所有的信号转导蛋白异常都能导致疾病。

第三节　细胞信号转导异常与疾病

细胞信号转导异常会导致细胞功能代谢的紊乱而引起疾病或促进疾病的发生发展。细胞信号转导异常可以局限于某一个环节,亦可同时或先后累及多个环节甚至多条信号转导途径,造成调节信号转导的网络失衡,使细胞增殖、分化、凋亡、代谢及功能调控失常而引发疾病。下面举例说明几个具有代表性的细胞信号转导过弱或过强(包括单环节和多环节)引发的疾病。

一、信号转导系统减弱与疾病

信号转导障碍可见于受体数量减少、亲和力降低、阻断型抗受体抗体的作用、受体功能所需要的协同因子或辅助因子缺陷、受体功能缺陷及受体后信号转导蛋白缺陷等多种异常。总的表现为靶细胞对该信号的敏感性降低或丧失,并由此引起疾病。

（一）家族性高胆固醇血症

家族性高胆固醇血症(familial hypercholesterolemia, FH)是由于基因突变引起的低密度脂蛋白(LDL)受体缺陷症,以血浆 LDL 与胆固醇水平升高为主要特征的常染色体显性遗传性疾病。因 LDL 受体数量减少或功能异常,其对血浆 LDL 的清除能力降低,FH 患者出生后血浆 LDL 含量高于正常,并出现因巨噬细胞吞噬胆固醇引起许多部位出现的黄色结节性肿胀即黄色瘤和早发冠心病。

在肝细胞及肝外组织的细胞膜表面广泛存在着低密度脂蛋白(LDL)受体,它能与血浆中富含胆固醇的 LDL 颗粒相结合,并经受体介导的内吞作用进入细胞。在细胞内受体与 LDL 解离,再回到细胞膜,而 LDL 则在溶酶体内降解并释放出胆固醇,供给细胞代谢需要并降低血浆胆固醇含量。人 LDL 受体为 160 kD 的糖蛋白,由 839 个氨基酸残基组成,其编码基因位于 19 号染色体上。

目前已发现 LDL 受体有 150 多种突变,包括基因缺失与插入、错义与无义突变等,可干扰受体代谢的各个环节。按 LDL 受体突变的类型及分子机制可分为:① 受体合成受损,由于上游外显子及内含子的大片缺失使受体转录障碍;基因重排造成阅读框架移位,使编码氨基酸的密码子变成终止密码等,使之不能编码正常的受体蛋白;② 细胞内转运障碍,受体前体滞留在高尔基体,不能转变为成熟的受体以及向细胞膜转运受阻,受体在内质网内被降解;③ 受体与配体结合力降低,由于编码配体结合区的碱基缺失或突变,细胞膜表面的 LDL 受体不能与 LDL 结合或结合力降低;④ 受体内吞缺陷,因编码受体胞浆区的基因突变,与 LDL 结合的受体不能携带 LDL 进入细胞;⑤ 受体再循环障碍,基因突变使内吞的受体不能在酸性 pH 下与 LDL 解离,受体在细胞内降解,不能参与再循环。

（二）非胰岛素依赖性糖尿病

非胰岛素依赖性糖尿病(non-insulin-dependent diabetes mellitus,NIDDM)又称 Ⅱ 型糖尿病,占糖尿病患者总数的 90% 以上。患者除血糖升高外,血中胰岛素含量可增高、正常或轻度降低。Ⅱ 型糖尿病的发病机制尚不十分清楚,但已知涉及多个信号转导异常。

1. 胰岛素受体异常

胰岛素受体属于受体 PTK 家族,由 α、β 亚单位组成。与 PDGF 受体不同,无活性的胰岛素受体在未与配体结合时即以二聚体的形式存在于细胞膜。胰岛素与受体 α 亚单位结合后,引起 β 亚单位的酪氨酸磷酸化,并在胰岛素受体底物 1/2(IRS-1/2)的参与下,与含 SH2 区的 Grb2 和 PI-3K 结合,启动与代谢和生长有关的下游信号转导过程

（图 11-7）。

根据胰岛素受体异常的原因可分为：

（1）遗传性胰岛素受体异常。由基因突变所致，包括：① 受体合成减少或结构异常的受体在细胞内分解破坏增多导致受体数量减少；② 受体与配体的亲和力降低，如受体精氨酸[735]突变为丝氨酸，使合成的受体肽链不能正确折叠，与胰岛素亲和力下降；③ 受体 PTK 活性降低，如甘氨酸[1008]突变为缬氨酸，胞内区 PTK 结构异常，磷酸化酪氨酸的能力减弱。

（2）自身免疫性胰岛素受体异常。血液中存在抗胰岛素受体的自身抗体，这类抗体可以竞争性地抑制胰岛素与其受体结合，进而引发糖尿病。

（3）继发性胰岛素受体异常。任何原因引起的高胰岛素血症均可使胰岛素受体继发性下调，引起胰岛素抵抗综合征。

2. 受体后信号转导异常

胰岛素与受体结合后的信号转导过程有多种信号蛋白参与，如 IRS-1/2、PI-3K 等，并通过效应蛋白-葡萄糖转移蛋白-4（Glucose transporter protein 4，Glut4）从细胞内向细胞膜的移位激活，介导细胞外葡萄糖进入细胞内，实施胰岛素的代谢性效应；受体的激活还通过 MAPK 通路的 ERK1/2 等的活化，实现胰岛素的细胞分化生长效应（图 11-7）。

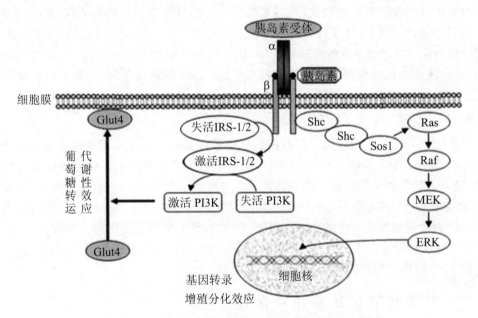

图 11-7 胰岛素的信号转导过程及生物学效应示意图

病例 11-1

患儿 10 岁,心前区疼痛 2 年,近 2 天心前区疼痛加剧。检查:血清总胆固醇(TC)20.9 mmol/L(正常:3.1~5.2 mmol/L),低密度脂蛋白胆固醇(LDL-C)18.9 mmol/L(正常:2.07~3.12 mmol/L);影像学检查:心脏彩色超声提示主动脉弓及降主动脉有明显脂质钙化灶。

分析:

患儿可能是何种疾病?发生的原因是什么?

二、信号转导过度激活与疾病

(一)肢端肥大症和巨人症

生长激素(growth hormone,GH)是腺垂体分泌的多肽激素,其功能是促进机体生长。GH 的分泌受下丘脑的生长素释放激素(GHRH)和生长素释放抑制激素(GHRIH,生长抑素)的调节,GHRH 经激活 Gs,导致 AC 活性升高和 cAMP 积聚,cAMP 可促进分泌 GH 的细胞增殖和分泌;生长抑素则通过减少 cAMP 水平抑制 GH 分泌。在分泌 GH 过多的垂体腺瘤中,有 30%~40% 是由于编码 Gs 的基因点突变,其特征是 Gs 的精氨酸[201]为半胱氨酸或组氨酸所取代,或谷氨酰胺[227]为精氨酸或亮氨酸所取代,这些突变抑制了 GTP 酶活性,使 Gs 处于持续激活状态,AC 活性升高,cAMP 含量增加,垂体细胞生长和分泌功能活跃。故在这些垂体腺瘤中,信号转导障碍的关键环节是 Gs 过度激活导致的 GHRH 和生长抑素对 GH 分泌的调节失衡。GH 的过度分泌,可刺激骨骼过度生长,在成人引起肢端肥大症,在儿童引起巨人症。

(二)霍乱

霍乱(Cholera)是由霍乱弧菌引起的烈性肠道传染病。霍乱弧菌通过分泌活性极强的外毒素-霍乱毒素(cholera toxin,CT)干扰细胞内信号转导过程。霍乱毒素选择性催化 Gs 亚基的精氨酸[201]核糖化,此时 Gs 仍可与 GTP 结合,但 GTP 酶活性丧失,不能将 GTP 水解成 GDP,从而使 Gs 处于不可逆性激活状态,不断刺激 AC 生成 cAMP,胞浆中的 cAMP 含量可增加至正常的 100 倍以上,导致小肠上皮细胞膜蛋白构型改变,大量氯离子和水分子持续转运入肠腔,引起严重的腹泻和脱水。患者起病急骤,剧烈腹泻,可因严重脱水、电解质紊乱和酸中毒,导致循环衰竭而死亡。

三、多个环节信号转导异常与疾病

(一)高血压病

正常血管平滑肌细胞(vascular smooth muscle cell,VSMC)呈非增殖性的收缩表型,在神经及激素刺激下调节血管壁张力,维持组织血流量。在病理状态下,VSMC 转化为合成表型,生成和分泌多种血管活性物质、生长因子及细胞外基质,同时自身发生迁移、肥大(指细胞体积增大)和增殖(指细胞数量增加)。VSMC 生物学变化可引起血管壁增厚、管腔狭窄、血管顺应性降低和血管重构,在高血压病的发生与发展中起重要作用。引起 VSMC 增殖肥大的细胞外信息可分为:

1. 生物化学性因素对 VSMC 的刺激

去甲肾上腺素、血管紧张素 Ⅱ 和内皮素分别与 VSMC 的各自受体结合后,激活 Gq 及 PLCβ,经磷脂酰肌醇级联反应,改变细胞的功能与代谢并增强基因转录;生长因子如 PDGF 等通过作用于细胞表面的受体 TPK,引起受体酪氨酸残基自身磷酸化,经与一系列信号转导分子的相互作用,引起基因转录和蛋白质合成增加。

2. 机械性因素对血管壁细胞的刺激

血液在血管内流动和血管内压的周期性变化对内皮细胞和 VSMC 产生机械性刺激,这对维持血管稳态起重要作用,同时也是导致 VSMC 增殖肥大的病理生理学因素。机械性和生物化学性刺激均可引起血管壁细胞中 Ras 含量迅速升高,无活性突变的 Ras 可减弱机械力刺激引起的 ERK 激活,急性高血压和球囊损伤血管壁亦可激活 VSMC 内 ERK。激活的 ERK 转移入核,磷酸化转录因子,进而影响调节促增殖肥大和细胞周期的基因表达。

(二)肿瘤

正常细胞的生长、分化及凋亡受到精细的网络调节,细胞癌变最基本的特征是增殖失控、分化障碍及凋亡异常。近年来人们认识到绝大多数的癌基因表达产物在细胞信号转导系统中发挥重要作用,从多个环节干扰细胞信号转导过程,导致细胞过度增殖、异常分化和凋亡减少,从而导致肿瘤发生。

1. 促进细胞增殖的信号转导过强

(1)表达生长因子样物质。某些癌基因可以编码生长因子样的活性物质,例如,*sis* 癌基因的表达产物与 PDGFβ 链高度同源,*int-2* 癌基因蛋白与成纤维细胞生长因子结构相似。此类癌基因激活可使生长因子样物质增多,以自分泌或旁分泌方式刺激细胞增殖。在人类神经胶质母细胞瘤、骨肉瘤和纤维肉瘤中均可见 *sis* 基因异常表达。

(2)表达生长因子样受体类蛋白。某些癌基因可以表达生长因子受体的类似物,通过模拟生长因子的功能受体起到促进细胞增殖的作用,其表达量与肿瘤的生长速度密切相关。例如,*erb-B* 癌基因编码的变异型 EGF 受体,缺乏与配体结合的膜外区,但在没有 EGF 存在的条件下,就可持续激活下游的增殖信号。在人乳腺癌、肺癌、胰腺癌和卵巢癌肿瘤中已发现 EGF 受体的过度表达;在卵巢肿瘤亦课可见 PDGF 受体高表达,且这些受体的表达与预后有关。

(3)表达蛋白激酶类物质。某些癌基因可通过编码的非受体 PTK 或丝/苏氨酸激酶类物质影响细胞信号转导过程。例如,*src* 癌基因产物具有高表达的 PTK 活性,在某些肿瘤中其表达增加,可催化下游信号转导分子的酪氨酸磷酸化,促进细胞异常增殖。此外,它还使糖酵解酶活性增强,糖酵解增强是肿瘤细胞的代谢特点之一。*mos*、*raf* 癌基因编码丝/苏氨酸激酶类产物,可促进 MAPK 磷酸化,进而促进核内癌基因表达。

(4)表达信号转导分子类蛋白。*ras* 癌基因编码的 21 kD 小分子 G 蛋白 Ras,可在 Sos 催化下通过与 GTP 结合而激活下游信号转导分子。在 30% 人类肿瘤组织已发现有不同性质的 *ras* 基因突变。变异的 Ras 与 GDP 解离速率增加或 GTP 酶活性降低,均可导致 Ras 持续活化,促增殖信号增强而发生肿瘤。如前所述,人膀胱癌细胞 *ras* 基因编码序列第 35 位核苷酸由正常 G 突变为 C,相应的 Ras 蛋白甘氨酸[12]突变为缬氨酸,使其处于持续激活状态。

(5) 表达核内蛋白类物质。某些癌基因如 *myc*、*fos*、*jun* 的表达产物位于核内,能与 DNA 结合,具有直接调节转录活性的调节因子样作用。过度表达的癌基因可引发肿瘤发生,如高表达的 jun 蛋白和 fos 蛋白与 DNA 上的 AP-1 位点结合,激活基因转录,促进肿瘤发生。

2. 抑制细胞增殖的信号转导过弱

细胞生长、增殖受正负调控因素影响,肿瘤的发生不仅由细胞增殖信号过强导致,也可由细胞生长的负调控机制减弱或丧失引起。例如,转化生长因子 β(transforming growth factor β,TGFβ)对多种肿瘤细胞具有抑制增殖及激活凋亡的作用。TGFβ 受体是具有丝/苏氨酸蛋白激酶活性的受体,分为 I 型和 II 型。II 型受体与配体结合后,与 I 型受体形成寡聚体,并使 I 型受体磷酸化,激活的 I 型受体能使 Smad 蛋白家族的丝/苏氨酸残基磷酸化,之后 Smad 以二聚体的形式转入核内,调节靶基因的转录,通过抑制细胞周期素依赖激酶 4(CDK4)的表达,诱导 P21[waf1]等 CDK 抑制因子的产生,将细胞阻滞于 G1 期。

已发现在肿瘤细胞中,如胃肠道癌、肝癌及淋巴瘤中有 TGFβ II 型受体的突变,并在多种肿瘤中证实有 Smad4 的失活、突变或缺失。受体和 Smad 的突变可使 TGFβ 的信号转导障碍,使细胞逃脱 TGFβ 的增殖负调控从而发生肿瘤。此外,TGFβ 可通过促进细胞外基质的生成和刺激肿瘤组织血管的增生,促进肿瘤的发生和发展。

综上所述,细胞信号转导异常对疾病的发生发展具有多方面的影响。其发生原因也是多种多样的,如基因突变、细菌毒素、细胞因子、自身抗体和应激等均可造成细胞信号转导过程的原发性或继发性损伤。细胞信号转导异常可以局限于单一环节,亦可同时或先后累及多个环节甚至多条信号转导途径,造成调节信号转导的网络失衡,引起复杂多变的表现形式。细胞信号转导异常在疾病中的作用亦表现为多样性,既可作为疾病的直接原因,引起特定疾病的发生;亦可干扰疾病的某个环节,导致特异性症状或体征的产生。细胞信号转导异常还可介导某些非特异性反应,出现在不同的疾病过程中。随着研究的不断深入,已经发现越来越多的疾病或病理过程中存在着信号转导异常,认识其变化规律及其在疾病发生发展中的病理生理意义,不但可以揭示疾病的分子机制,而且为疾病的防治提出了新的方向。

第四节　细胞信号转导异常性疾病防治的病理生理基础

近 30 年来细胞信号转导系统的研究取得了很多激动人心的进展,这些进展不仅阐明了细胞生长、分化、凋亡以及功能和代谢的调控机制,揭示了信号转导异常与疾病的关联,还为新疗法和新一代药物的设计提供了新思路和作用的新靶点。以纠正信号转导异常为目的的生物疗法和药物设计已成为近年来一个新的研究热点。

迄今为止,在临床上已试用了"信号转导疗法"治疗细胞信号转导异常引发的一系列疾病。例如,多种受体的激动剂和拮抗剂、离子通道的阻滞剂、蛋白激酶如 PTK、PKC、PKA、p38MAPK 的抑制剂等,它们中有些在临床应用时已取得明确的疗效,有些也已显示出一定的应用前景。如帕金森病患者的脑中多巴胺浓度降低,可通过补充其前体物质,调整细胞外信息分子水平进行治疗。而针对一些受体的过度激活或抑制引起的疾病,可分别采用受体拮抗剂或受体激动剂达到治疗目的。此外,调节细胞内信使分子或信号转导蛋白水平也是临床上使用较多的方法,如调节胞内钙浓度的钙通道阻滞剂、维持细胞 cAMP 浓度的 β 受体阻滞剂等均在疾病的治疗中应用广泛。由于 85% 与肿瘤相关的原癌基因和癌基因产物是 PTK,且肿瘤时 PTK 活性常常升高,故肿瘤治疗中常以 PTK 为治疗靶点阻断细胞增殖。

思考题

1. 何谓细胞信号转导? 常见的细胞信号转导通路有哪些?
2. 简述 G 蛋白偶联受体介导的信号转导途径。
3. 细胞信号转导过程是如何调节的?
4. 试述重症肌无力、自身免疫性甲状腺病细胞信号转导障碍的关键环节。
5. 试述非胰岛素依赖性糖尿病可能涉及的信号转导异常通路。
6. 试述肿瘤发生的细胞信号转导异常。

(赵士弟　王国光)

第十二章 细胞增殖异常、凋亡异常与疾病

第一节 细胞增殖异常与疾病

一、细胞周期的概述

细胞增殖(cell proliferation)是指亲代细胞通过分裂变成两个子代细胞,使细胞数目增加。同时细胞分裂前,还必须进行一定的物质准备。物质准备和细胞分裂是一个高度受控的相互连续的过程,这一过程即为细胞增殖。新形成的子代细胞具有与母细胞相同的遗传特性,这样周而复始,使细胞的数量不断增加,细胞增殖过程也称为细胞周期(cell cycle)。细胞周期是指从前一次分裂结束到下一次分裂完成的间隔时间。一个标准的细胞周期一般包括 4 个时期: G_1 期(first gap phase,DNA 合成前期)、S 期(synthetic phase,DNA 合成期)、G_2 期(second gap phase,DNA 合成后期)和 M 期(mitotic phase,有丝分裂期)。体内细胞根据细胞增殖能力可分 3 类:

1. 周期性细胞

这类细胞持续分裂,细胞按 $G_1 \rightarrow S \rightarrow G_2 \rightarrow M$ 四个阶段持续运转。如表皮细胞、骨髓细胞持续不断的分裂,增加细胞数量,补充细胞损失。

2. G_0 细胞

也称静止期细胞,这类细胞暂时脱离细胞周期,停止细胞分裂,但仍然进行代谢活性,一旦得到信号指使,会快速返回细胞周期,分裂增殖,如结缔组织中的成纤维细胞,平时并不分裂,一旦所在的组织部位受到伤害,马上返回细胞周期,分裂生成大量的成纤维细胞,促使伤口愈合。

3. 终端分化细胞

这类细胞分化程度高,执行特定功能,一旦特化定型后,则终生不再分裂。如神经细胞、横纹肌细胞等。

细胞周期的特点有:

(1)单向性。细胞增殖只沿 $G_1 \rightarrow S \rightarrow G_2 \rightarrow M$ 方向推进,不能逆行。

(2)阶段性。不同时相细胞形态和代谢各有特点,受有害因素影响可在某时相停滞,待条件改变时,细胞又可重新发展。

(3)检查点。细胞在各时相交叉处存在检查点(checkpoint),检查合格后细胞才能进入下一时相。

(4)细胞微环境。细胞外信号、条件也能影响细胞周期是否顺利推进。

二、细胞周期的调控

细胞周期的调控包括自身调控及胞外信号调控。这种调控涉及多种调节蛋白,其核心是周期素、周期素依赖性激酶和 CDK 抑制因子(图 12-1)。

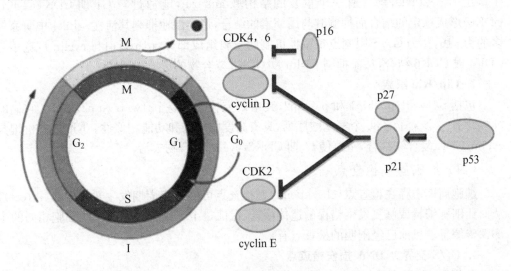

图 12-1　细胞周期及其调控

(一)周期素(cyclin)

周期素家族包括 11 种,共 16 个成员,人体 cyclin 有 cyclin A、cyclin B1、cyclin D1、D2、D3 和 cyclin E 等。cyclin 可分为两类,一类是 G_1/S 期周期素,另一类是 G_2/M 期周期素。各成员在细胞间期产生呈周期性波动,与 CDK 结合形成复合体,激活 CDKs,促进其对特定底物的作用,从而推动细胞周期进行和细胞增殖。

(二)周期素依赖性激酶家族(cyclin dependent kinase,CDK)

CDKs 是一组丝/苏氨酸蛋白激酶家族,目前发现该家族至少存在 9 个成员,分别称为 CDK1~9,参与细胞周期调控的主要有 CDK1、CDK2、CDK4 和 CDK6。CDKs 通过与相应的 cyclins 结合形成周期素依赖性激酶复合物(cyclin dependent kinase complex)而活化,活化的 CDKs 使其底物磷酸化并进而引发一系列与细胞周期进程相关的变化。不同的 CDKs 通过与不同的周期素结合而在细胞增殖周期中不同的阶段发挥不同的调控作用。

在细胞周期中 CDKs 起关键性作用,它的活性高低决定细胞周期是否顺利进行。CDK 活化因素有:① cyclins 与 CDK 的结合可以带动 CDK 磷酸化(激活),推动细胞周期进行;② CDK 活化激酶(CAK)也参与 CDK 的磷酸化,CAK 通过作用 CDKs 活化部位磷酸化,参与 CDK 活性的调节。

(三)CDK 抑制因子(CDK inhibitor,CDKI)

CDK 抑制因子(CDKI)是通过与 CDK/cyclin 复合物的结合而抑制 CDK 活性的一

类分子量较小的特异蛋白。目前发现 CDKI 家族有两类：Ink4(inhibitor of cdk4，Ink4)和 Cip/Kip(kinase inhibitor protein，Kip)。

1. Ink4 家族

包括 p15 Ink4b、p16 Ink4a、p18 Ink4c、p19 Ink4d，它们是一簇 CDK4 的抑制蛋白，分子量在 15～20KD，均含有一个重复的结构域 ankyrin，能通过与 G1 期 CDK(CDK4/CDK6)形成稳定的结合而抑制其与周期素的结合，特异性地抑制其活性。Ink4 中研究较多的为 p16，作为 G1/S 限制点负调控机制的重要组成部分，p16 蛋白与 cyclin D 竞争与 CDK4 或 CDK6 结合，从而抑制 cyclin D/CDK6 复合物的形成和活性。

2. Cip/Kip 家族

包括 p21wafl、p27kip1 和 p57kip2，其中研究较多的是 p21wafl 和 p27kip1。它们的 N 端含有一个保守的 80 个氨基酸序列，具有高度的结构和功能相似性。Kip 经共价键与 cyclin/CDK 复合物结合，主要使 G_1 期 CDK2/cyclin 复合物失活。

（四）细胞周期检查点

细胞周期中存在检查点(checkpoint)。检查点可使细胞周期发生暂时停滞(arrest)，从而让细胞编辑或修复发生错误的遗传信息，保证每个子细胞接受与亲代细胞相同的全部遗传信息。目前已经阐明的检查点有：

1. G_1/S 交界处 DNA 损伤检查点

在此 DNA 损伤引起的细胞周期停顿是 p53 依赖的。DNA 损伤能够快速诱导 P53 表达及活性增加，将细胞周期阻止在 G_1 期，从而发挥检查点作用。

2. S/G_2 交界处 DNA 复制检查点

此检查点负责检查 DNA 复制进度，其功能的发挥主要与蛋白激酶 Cdc25 途径和 p53 有关。

3. 纺锤体组装检查点

检查在纺锤体上发生的不正确的染色质联会，使细胞周期在有丝分裂中期停顿，从而管理染色体正确分配。

此外，细胞的外部环境(细胞因子、激素、基质、营养等)会不同程度地影响细胞周期。增殖信号如大多数肽类生长因子(PDGF、EGF、NGF 等)能刺激并启动 G_0 期细胞进入增殖过程。这些因子与细胞膜上的受体结合，启动细胞内的信号转导，促进 cyclin D 合成，同时下调 CDKI 的合成，使细胞进入 G_1 期。抑制信号使生长细胞发生周期阻滞，如转化生长因子 β(transforming growth factor，TGF-β)在体内外均能广泛抑制正常细胞和肿瘤细胞的生长，并使细胞阻滞于 G_1 期。

三、细胞增殖调控异常与疾病

从细胞增殖周期的调控机制来看，细胞增殖过度原因存在两个方面：一是细胞周期的驱动力过强；二是检查机制障碍。增殖过度的疾病有肿瘤、脏器纤维化等，研究最为深入的疾病是肿瘤。这里简要介绍与细胞增殖调控异常有关的疾病。

（一）家族性红细胞增多症

患者呈家族性发病史，其红细胞大量增多的机制与造血细胞磷酸酶功能改变有关。

造血细胞磷酸酶的羧基端有一个酪氨酸磷酸酶片段,可以与促红细胞生成素(EPO)、干细胞因子(SCF)、IL-3 受体的已经酪氨酸磷酸化的羧基端片段结合,使酪氨酸去磷酸化而关闭增殖信号通路。家族性红细胞增多症患者的 EPO 受体羧基端基因突变短缺 70 个氨基酸,因此失去了造血红细胞磷酸酶识别的磷酸化残基,使造血细胞磷酸酶不能结合导致其抑制作用不能发挥,这样 EPO 受体持续激活而传递增殖信号,导致大量的红细胞增生。

(二)银屑病

银屑病是一个表皮细胞过度增生性疾病。有研究表明,银屑病的表皮细胞增殖周期明显缩短,细胞增殖加快。在正常的表皮细胞中有三种不同的细胞群:一是周期细胞;二是被阻断在 G_1 期的非周期细胞;三是被阻止在 G_2 期的非周期细胞。在特殊的刺激下,非周期细胞可以进入增生池。在活动性银屑病中,由于有更多的非周期细胞进入到增生池从而使表皮细胞的增生加速。

(三)肿瘤

肿瘤的实质是细胞分裂的遗传控制发生根本改变,使调控细胞周期的蛋白出现功能异常,导致细胞的无序生长,细胞增殖与死亡的平衡破坏,导致细胞群体数量的增多。恶性肿瘤是典型的细胞周期异常性疾病。大量研究表明,细胞周期调控机制参与肿瘤的形成。致瘤蛋白可通过活化相应的信号传导通路,激活某些重要的核转录因子,通过调节 cyclins 和/或 CDKIs 的转录,从而调控细胞周期行进,促进细胞恶性转化。因此,肿瘤的发生与细胞周期调控蛋白基因突变和细胞周期失调有关,包括 CDK、cyclin、CDKI 及检查点蛋白。有研究发现,病毒编码的瘤蛋白(如腺病毒编码的 E1A,SV40 大 T 抗原)可与 pRB 结合,释放出核转录因子 E2F,促进细胞周期进行;此外,它们还可与 p53 蛋白结合,使其失去对 p21 等 CDKIs 分子的调节作用,继而丧失对 CDKs 的负性调控,从而使细胞周期的行进变得异常活跃。

病例 12-1

患者,男,63 岁,患者于三月前始觉进食后轻微哽噎感,因症状轻微且断续出现,故未做治疗。后症状较前明显加重,出现次数亦增加,消瘦。胃镜检查发现:距门齿 20～26 厘米食管四壁见不规则隆起病变,底苔污秽,表面黏膜破坏,边缘呈结节样隆起,质脆,管壁僵硬,触之易出血。

分析:

此患者可能发生了什么疾病?其中的细胞异常机制是什么?

(四)其他

细胞增殖过度除了引起上述疾病外,还可引起脏器纤维化、动脉粥样硬化等。细胞增殖缺陷可导致再生障碍性贫血、基因缺陷无汗症、胚胎发育障碍、先天畸形等。

四、调控细胞周期与疾病的防治

细胞的增殖、分化、衰老均是细胞周期依赖性的。细胞周期及其调控是由精细程序控制的。如果细胞自动控制程序、检查机制或信息传递通路等任何一环节出现故障,都可使细胞周期失控,最终可能发展为肿瘤或其他疾病。因此,纠正异常细胞周期调控和修复缺陷细胞周期检查机制等有望为肿瘤等增殖异常相关疾病治疗提供全新的策略。抑制 cyclin 表达或拮抗 cyclin 活性,提高 CDKI 的水平或利用 DNA 损伤检查点调控,可提高常规疗法的疗效。

第二节　细胞凋亡异常与疾病

一、细胞凋亡的概述

细胞凋亡(apoptosis)是指由体内外因素触发了细胞内预存的死亡程序而导致细胞死亡的过程。细胞凋亡是一种不同于细胞坏死的细胞死亡方式,在许多方面与坏死有显著的差别(表 12-1)。

表 12-1　细胞凋亡与坏死的比较

	坏死	凋亡
性质	非特异性,病理性	特异性,生理/病理性
诱导刺激	强刺激,随机发生	较弱刺激,非随机发生
生化特点	被动,不耗能	主动,耗能,新蛋白质合成
形态改变	细胞结构全面溶解,肿胀、破裂	细胞膜、器相对完整、皱缩,核固缩
DNA 电泳	弥散性降解,电泳呈均一 DNA 片状	DNA 片段化,电泳呈"梯状"
炎症反应	溶酶体破坏,局部炎症反应	溶酶体相对完整,局部无炎症反应
凋亡小体	无	有
基因调控	无	有

二、细胞凋亡的特征

1. 细胞凋亡的形态学特征

凋亡早期细胞的主要形态学变化包括:细胞皱缩,胞质变致密、空泡化,内质网不断扩张并与胞膜融合,形成芽状突起(出芽,budding),细胞骨架从疏松有序变得致密混乱,细胞核染色质向核膜下聚集,形成浓缩的染色质块(染色质边集,margination),线粒体、溶酶体的形态结构变化不大。凋亡后期,细胞膜内陷,分割包裹胞浆、细胞器、核碎片,形成泡状小体称为凋亡小体(apoptosis body)。凋亡小体是凋亡细胞特征性的形态学改变。电镜下典型的凋亡小体由透亮的空泡和不透光的浓密的核碎片两部分组成,二者形成强烈的反差。体积较大的凋亡小体用普通高倍光镜也可观察到。凋亡小体形成后迅即被邻近细胞吞噬、消化。整个凋亡过程没有细胞内容物的外漏,因而不伴有局部的炎症反应(图 12-2)。

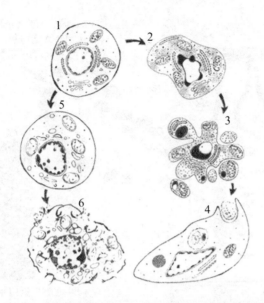

图 12-2　细胞凋亡的形态学变化及其与坏死的比较

1. 正常细胞；2. 凋亡早期，细胞核染色质致密，有核泡形成，细胞质浓缩；3. 凋亡细胞表面明显下陷，形成伪足样的突起，然后断裂，包绕细胞器和核碎片，形成凋亡小体；4. 凋亡小体为邻近细胞吞噬和消化；5. 坏死的细胞及细胞器肿胀，线粒体基质呈絮状致密化改变；6. 细胞膜破坏，引起组织炎症反应

2. 细胞凋亡的生化特征

细胞凋亡过程中 DNA 的片段化断裂及蛋白质的降解尤为重要，典型的细胞凋亡以染色质 DNA 的片段化为主要特征。组成染色质的基本结构单位是核小体，细胞凋亡发生时核小体之间的连接区容易受核酸内切酶的攻击而发生断裂。DNA 链上每隔 200 个核苷酸就有 1 个核小体，当内切酶在核小体连接区切开 DNA 时，即可形成 180～200 bp 或其整倍数的片段，这些片段在琼脂糖凝胶电泳中可呈特征性的"梯"状(ladder pattern)条带，这是判断细胞凋亡发生的客观指标之一(图 12-3)。

> **病例 12-2**
>
> 　　患者，男，44 岁，急性淋巴细胞性白血病，经连续化疗 6 周，自觉症状减轻。抽血，分离淋巴细胞作 DNA 琼脂糖电泳，常规透射电镜检查及核酸内切酶活性测定，发现：DNA 电泳谱呈梯状条带；电镜检查发现：细胞皱缩，胞膜及细胞器相对完整，核固缩；核酸内切酶活性显著增强。
>
> **分析：**
>
> 　　病人淋巴细胞发生了什么病理改变？依据是什么？

三、细胞凋亡的生理意义

细胞凋亡对维持人体正常发育与生理功能有重要意义：

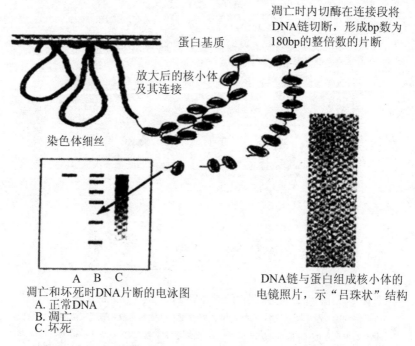

图 12-3　DNA 的核小体结构及凋亡特异性的 DNA 链断裂示意图

（1）在器官组织的形成、成熟过程中发挥重要作用，可清除机体在生长发育过程中多余的、失去功能与价值的细胞。如人胚胎肢芽发育过程中指（趾）间组织的消除以形成指（趾）间隙，蝌蚪尾巴脱落成蛙等，确保机体正常的生长发育。

（2）可清除受损、突变或衰老的细胞，维持内环境稳定。如在发育过程中机体通过细胞凋亡机制清除针对自身抗原的 T 淋巴细胞，从而维持了机体免疫系统功能的稳定；子宫内膜在周期性的增生之后由于激素撤退而发生细胞凋亡、脱落；受损不能修复的细胞或发生癌前病变的细胞通过凋亡而被清除等等。

（3）当机体受到病毒感染时，受感染的细胞发生凋亡，DNA 降解，整合于其中的病毒 DNA 也随之被破坏，从而阻止了病毒的复制，发挥积极的防御功能。

四、细胞凋亡的过程

从细胞受到凋亡诱导因素的作用到细胞凋亡的过程大致可分成以下四个阶段。

1. 凋亡信号转导

细胞内外的凋亡诱导因素通过各种受体作用于细胞产生一系列复杂的生化反应，然后通过胞内的信号转导途径激活后续的凋亡程序。

2. 凋亡基因激活

调控凋亡的基因接收由信号转导途径传来的死亡信号，按预定程序启动，合成执行凋亡所需的各种酶及相关物质。

3. 细胞凋亡的执行

凋亡的主要执行者是核酸内切酶（endogenous nuclease，DNase）和凋亡蛋白酶

（Caspases）。正常情况下，核酸内切酶以无活性的形式存在于细胞核内，Ca^{2+}/Mg^{2+} 可增强它的活性，而 Zn^{2+} 能抑制其活性。此外，在某些细胞也存在着非依赖二价金属离子的核酸内切酶，这些酶的活性不依赖 Ca^{2+}/Mg^{2+}，Zn^{2+} 也不能抑制其活性。尽管在细胞核内有多种核酸内切酶存在，但细胞外的凋亡诱导因素并不能直接激活该酶，它需要经过一系列胞内信号转导环节方能被激活，彻底破坏细胞生命活动所必需的全部指令。凋亡蛋白酶是一组对底物天冬氨酸部位有特异水解作用的、其活性中心富含半胱氨酸的蛋白酶（cysteine-containing aspartate-specific protease，caspase）。

4. 凋亡细胞的清除

已经凋亡的细胞可被邻近的吞噬细胞或其他细胞所吞噬、分解。

上述全过程约需数分钟至数小时不等。但从凋亡信号转导的各个阶段到凋亡执行都有负性调控因子存在，形成了完整的反馈环路，使凋亡过程受到精确、严密的调控（图 12-4）。

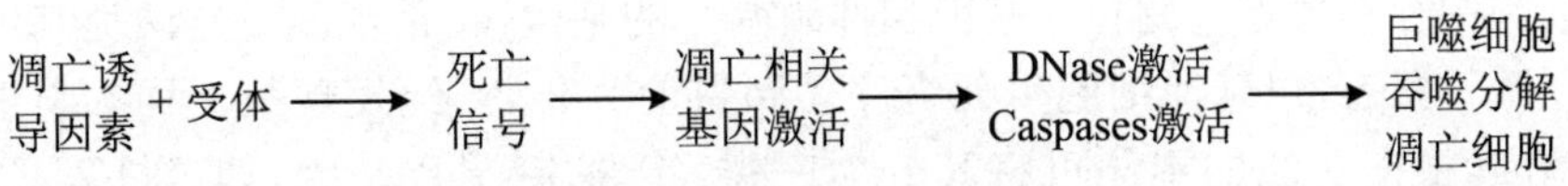

凋亡诱导因素 + 受体 → 死亡信号 → 凋亡相关基因激活 → DNase激活 Caspases激活 → 巨噬细胞吞噬分解凋亡细胞

图 12-4　细胞凋亡过程

五、细胞凋亡的发生机制

细胞凋亡是一个程序化的过程，这个程序虽已预设于活细胞之中，但正常情况下它并不"随意"启动，只有当细胞受到来自细胞内外的凋亡诱导因素作用时才会启动，使细胞一步步走向死亡。因此，大多数细胞凋亡是在诱导因素的作用下发生的，少数情况下细胞凋亡可自发产生。凋亡的诱导因素是凋亡程序的启动者。常见的凋亡诱导因素有：激素和生长因子失衡、理化因素（如射线、高温、强酸、强碱、乙醇、抗癌药物等）、免疫性因素、微生物学因素（细菌、病毒等致病微生物及其毒素）。细胞凋亡的发生机制极为复杂，目前尚未充分阐明，研究的比较清楚的是细胞凋亡的死亡受体途径（外源性途径）、线粒体途径（内源性途径）等重要信号转导通路及相应的酶学变化，凋亡相关基因研究也取得相当进展。

1. 死亡受体途径

通过跨膜死亡受体与其配体的相互作用而启动凋亡的途径。这些跨膜死亡受体大多是肿瘤坏死因子受体（TNF）超家族中的成员，迄今研究得比较清楚的死亡配体及受体有 Fas/FasL、TNF-α/TNFR1、Apo3L/DR3、Apo2L/DR4，5 等。它们均含有一个相似的富含半胱氨酸的细胞外区域和一个大约由 80 个氨基酸组成的胞内区域，即死亡域（death domain），后者在将细胞表面接受到的死亡信号向胞内传递过程中起重要作用。

2. 线粒体途径

多种非受体介导的细胞凋亡信号是通过启动线粒体途径。这些刺激信号如生长因子缺乏、辐射、毒素、缺血、氧自由基、感染等，常通过引起线粒体内膜的跨膜电位（$\Delta\psi m$）下降，内、外膜之间的通透性转换孔（permeability transition pore，PTP）开放，线粒体内膜通透性增大,导致线粒体膜通透性增大,使细胞凋亡的启动因子如细胞色素 c、凋亡蛋白酶激活因子(Apaf)和凋亡诱导因子(AIF)等从线粒体内释放到胞浆,细胞色素 c 与 Apaf 激活 caspase-9,继而激活 caspase-3 而执行凋亡。AIF 是核基因组编码的一种相对分子量为 50000 的膜间蛋白,可快速激活核酸内切酶,并增强 caspase-3 的水解活性,导致细胞 DNA 断裂。引起细胞凋亡。

近年来,越来越多的研究报道了内质网应激启动的凋亡通路,它是一种不同于死亡受体介导和线粒体介导细胞凋亡的新途径。在细胞凋亡的发生机制上,这三条信号通路既可单独启动,又可联合作用,常常是互相联系,互为因果,故近来有学者把它们合而为一,提出了细胞凋亡的恶性网络假说(deleterious network hypothesis),以求更全面的解释细胞凋亡发生的机制。

六、细胞凋亡的基因调控

在细胞中存在着促进凋亡的基因和抑制凋亡的基因,正常情况下这两类基因处于协调的对立统一状态,以确保细胞生死有序。到目前为止,已经发现数十种参与细胞凋亡调控的基因,根据功能的不同可将其分为三类:① 抑制凋亡基因,如:Bcl-2、EIB、IAP;② 促进凋亡基因,如:P53、Fas、Bax、Bid;③ 双向调控基因,如 c-myc、Bcl-x。

1. Bcl-2 家族

Bcl-2 是 B 细胞淋巴瘤/白血病-2(B cell lymphoma/leukemia-2,Bcl-2)基因,是第一个被确认有抑制凋亡作用的基因。人的 Bcl-2 蛋白由 229 个氨基酸组成,主要分布在线粒体内膜、细胞膜内表面、内质网、核膜等处,广泛存在于造血细胞、上皮细胞、淋巴细胞、神经细胞及多种肿瘤细胞。Bcl-2 的高表达能够阻抑多种凋亡诱导因素(如射线、化学药物等)所引发的细胞凋亡。

关于 Bcl-2 抗凋亡的主要机制目前认为主要是:① 直接的抗氧化;② 抑制线粒体释放促凋亡的蛋白质,如细胞色素 C,凋亡诱导因子(AIF);③ 抑制促凋亡的调节蛋白 Bax、Bak 的细胞毒作用;④ 抑制凋亡蛋白酶(caspases)的激活;⑤ 维持细胞钙稳态。

2. p53 基因

野生型 p53 基因编码的 p53 蛋白具有诱导细胞凋亡的功能,当该基因发生突变后其编码的 p53 蛋白反而可抑制细胞凋亡。野生型 p53 基因编码的 p53 蛋白是一种 DNA 结合蛋白,在细胞周期的 G_1 期发挥检查点(checkpoint)的功能,一旦发现 DNA 损伤,它就刺激 CIP(cyclin dependent kinase interacting protein-1)的表达,阻止细胞进入细胞周期,并启动 DNA 修复机制;如果修复失败,p53 则启动细胞凋亡机制。通过这种机制,那些遗传信息出错,有可能演变为恶性肿瘤的细胞常常被消灭在萌芽之中,因此,p53 有"分子警察"(molecular policeman)的美誉。目前发现一半以上的人类肿瘤有 p53 基因突变或缺少,因此,p53 突变被认为是肿瘤发生的一个重要机制。

3. ICE 基因家族(IL-1β converting enzyme)

是最近克隆出的哺乳动物的凋亡基因家族,它与线虫的死亡基因 ced-3 有一定的同源性,编码丝氨酸蛋白水解酶,可使 IL-1β 前体转变为 IL-1β。将 ICE 基因导入小鼠细胞可引起凋亡,这一作用可被 Bcl-2 所阻断,反之,ICE 突变可维持细胞存活。

4. 双向调节基因

C-myc 是一种癌基因,C-myc 蛋白作为重要的转录调节因子,根据细胞生长环境和接受的胞外信号既可激活介导细胞增殖的基因,也可激活介导细胞凋亡的基因,具有双向调节作用。Bcl-x 基因可翻译出两种蛋白 Bcl-XL 和 Bcl-Xs,前者抑制细胞凋亡,后者促进细胞凋亡。后来又发现了一种新的凋亡基因 ICH-1,ICH-1 可因不同的剪接方式编码两种蛋白质:ICH-1L 和 ICH-1S,前者促进细胞凋亡,后者抑制细胞凋亡,对细胞凋亡也有正负的双重调节作用。

七、细胞凋亡的调控异常与疾病

细胞凋亡是机体维持细胞群体数量稳态的重要手段,是多细胞生物体内一个重要的生命现象,既可发生在个体发育过程中,也可发生在成体正常生理与病理过程。细胞凋亡失调(凋亡不足或/和凋亡过度)可成为某些疾病的重要发病机制。

(一)细胞凋亡不足

这类疾病的共同特点是细胞凋亡相对不足,细胞生死相抵之后仍然是生大于死,导致细胞群体的稳态被破坏,于是病变细胞异常增多或病变组织体积增大,器官功能异常。典型的细胞凋亡不足有关的疾病有肿瘤和自身免疫病。

正常情况下,机体的免疫系统在发育过程中通过细胞凋亡已将针对自身抗原的免疫细胞有效清除。T 细胞在胸腺内发育、分化时有选择性保留或去除 T 细胞中不同克隆的功能,即正选择(positive selection)和负选择(negative selection)。通过正选择使那些具有与非己抗原-MHC 抗原结合的 TcR 的单阳性细胞存活下来,并进入外周 T 细胞库。通过负选择使那些具有与自身抗原-MHC 抗原有高度亲和力的 TcR 的双阳性细胞通过细胞凋亡而被清除,这样可以确保 T 细胞不会针对自身抗原而仅对非己抗原产生免疫反应。如果胸腺功能异常,T 细胞在胸腺内发育、分化时的负选择机制失调,那些针对自身抗原的 T 细胞就可存活,并得到不应有的增殖,进而攻击自身组织,产生自身免疫病,如多发性硬化症、胰岛素依赖型糖尿病、慢性甲状腺炎等。自身免疫病最主要的特征是自身抗原受到来自自身抗体或致敏 T 淋巴细胞的攻击,造成器官组织损伤。从细胞凋亡角度看自身免疫病的发病是由于免疫细胞在发育过程中细胞凋亡不足,未能有效清除自身免疫性 T 细胞所致。因此,到目前为止,糖皮质激素仍是治疗自身免疫性疾病的有效药物之一,其主要机制就是诱导那些异常存活的自身免疫性 T 细胞凋亡。

(二)细胞凋亡过度

这类疾病的共同特点是细胞凋亡过度,导致细胞群体数量减少,病变器官功能异常。如近些年研究较多的心肌的缺血再灌注损伤、神经元退行性疾病。

1. 心肌的缺血-再灌注损伤

既往认为心肌缺血或缺血-再灌注损伤造成的心肌细胞死亡形式是坏死。目前研究表明,该种心肌细胞损伤不但有坏死,也有凋亡。缺血、病毒感染、氧自由基、NO 或细胞因子刺激都可能通过不同的机制启动心肌细胞凋亡的信号转导,激活凋亡的执行器,从而造成细胞凋亡。且心肌缺血与缺血-再灌注损伤的细胞凋亡有如下特点:① 缺血早期以细胞凋亡为主,晚期以细胞坏死为主;② 在梗死灶的中央通常以细胞坏死为主,梗死灶周边部分以细胞凋亡为主;③ 轻度缺血以细胞凋亡为主,重度缺血通常发生坏死;④ 在一定时间范围内,缺血-再灌注损伤时发生的细胞凋亡比同时间的单纯缺血更严重;⑤ 急性、严重的心肌缺血(如心肌梗死)以心肌坏死为主,而慢性、轻度的心肌缺血则发生细胞凋亡。

心肌细胞一旦坏死,目前临床尚无法干预,但细胞凋亡是受一系列程序控制的过程,人们有可能通过干预死亡程序加以挽救。因此,研究细胞凋亡,研究心肌缺血或缺血再灌注时通过干预细胞凋亡达到保护和减少心肌细胞凋亡的目的,为心肌缺血或缺血-再灌注损伤的防治开辟了一条新的途径。

病例 12-3

患者女,65 岁,因"胸闷痛 2 d 加重 3 h"入院,心电图提示Ⅲ度房室传导阻滞,心室率 35 次/min 左右,意识模糊,血压测不到,静脉滴注盐酸多巴胺($20\mu g \cdot min^{-1} \cdot kg^{-1}$)后血压 可维持在 80/50 mmHg($1\ mmHg = 0.133\ kPa$)左右,诊断为"急性下壁心肌梗死、心源性休克、Ⅲ度房室传导阻滞"。

分析:

此患者发病过程中,心肌细胞发生了什么类型的异常?

---

2. 神经元退行性疾病

在神经系统疾病中有一类以特定神经元的进行性丧失为病理特征的疾病,如阿尔茨海默病(Alzheimer disease,AD)、帕金森病(Parkinson disease)、多发性硬化症等。研究发现 AD 患者海马及基底神经核的胆碱能神经元丧失的主要途径是细胞凋亡。其可能机制是:有关疾病因素(如氧自由基)作用于神经元,激活与 β-淀粉样蛋白合成有关的基因,导致神经元内 β-淀粉样蛋白含量增加,从而引起神经元凋亡。研究还显示阿尔茨海默病病人的神经细胞有 Bcl-2 表达下调,提示通过转染 Bcl-2 基因,促进神经轴突生长和再生,可能对神经元退行性疾病防治提供新途径。

人类组织器官通常由不同种类的细胞构成。由于细胞类型的差异,在一定致病因素的作用下,同一组织的不同细胞表现可能不同,有些表现为凋亡不足,而另一些有可能表现为凋亡过度,因此在同一疾病或病理过程中也可能出现凋亡不足和凋亡过度并存两种情况,如动脉粥样硬化。研究表明,动脉粥样硬化(atherosclerosis,AS)的各种致病因素(LDL 特别是氧化型 LDL 升高、血小板激活、血管紧张素Ⅱ、高血压等)均可引起内皮细胞凋亡过度,使血管内皮防止血脂沉积的屏障作用减弱,加速 AS 发展;另一方面,在 AS 过程中血管平滑肌细胞凋亡大幅度升高,但平滑肌细胞的增殖始终占主导地位,增殖与凋亡相抵后平滑肌细胞数的净增值仍然增加,AS 的血管壁仍然会变厚、变硬。

八、调控细胞凋亡与疾病的防治

目前大量的研究正探索调控细胞凋亡达到防治疾病的目的。

（一）合理利用凋亡相关因素

凋亡诱导因素是细胞凋亡的始动环节,人们正尝试用某些药物、射线、细胞因子及细胞表面受体等直接用于治疗一些因细胞凋亡不足而引起的疾病。大量的研究证实 TNF-α 具有诱导细胞凋亡的作用,因此使用外源性 TNF-α 可以诱导肿瘤细胞凋亡;降低癌细胞突变型 p53 及 bcl-2 基因表达都可以有效的抑制肿瘤的发生和发展;某些抗肿瘤中药可直接杀伤肿瘤细胞或通过诱导 TNF-α,提高体内某些激素(如糖皮质激素等)水平而导致细胞凋亡;高热或高温也可引起大量肿瘤细胞发生凋亡。临床上将神经生长因子应用于老年性痴呆,可以防止神经细胞的凋亡,改善患者的临床症状;去势(切除睾丸)撤除雄激素可引起前列腺癌癌细胞凋亡,应用雄激素受体阻断剂或雄激素的拮抗剂治疗前列腺癌已取得良好效果。

（二）干预凋亡信号转导

Fas/FasL 信号系统是重要的凋亡信号转导系统之一,因此可利用阿霉素刺激肿瘤细胞在其胞膜上表达 Fas/FasL,可导致肿瘤细胞凋亡。

（三）调节凋亡相关基因

运用分子生物学手段人为地控制凋亡相关基因的表达可改善许多疾病的防治效果,运用转基因治疗的方式将野生型 p53 基因导入 p53 基因发生突变的肿瘤细胞内,重新恢复其"分子警察"的职责来诱导肿瘤细胞凋亡,可使转入 p53 基因的肿瘤对常规化疗或放疗更敏感。

（四）控制凋亡相关的酶学机制

核酸内切酶的激活需要 Ca^{2+} 和 Mg^{2+},降低细胞内、外的 Ca^{2+} 浓度,细胞凋亡过程即受到阻遏或延迟,因此,在缺血-再灌注损伤防治中使用钙阻滞剂可在一定程度上减轻细胞凋亡的发生。此外,Zn^{2+} 对核酸内切酶的活性有抑制作用,因此使用含锌药物可望用于治疗某些与细胞凋亡过度有关的疾病如老年性痴呆、AIDS 病等。

（五）防止线粒体跨膜电位的下降

目前已发现环胞霉素 A(cyclosporin A,免疫抑制剂)具有阻抑线粒体膜电位下降防止细胞凋亡发生的作用。Cyclosporin 的衍生物(N-methyl-Val-Cyclos-porin)有较强的稳定线粒体膜电位的作用,因而呈现明显的细胞保护作用,故有良好抗凋亡的应用前景。

思考题

1. 试述正常细胞周期的自身调控包括哪些方面。
2. 试比较细胞凋亡与坏死的差异。
3. 试述细胞凋亡的生理意义及常见的凋亡路径。
4. 试述细胞凋亡的基因调控。
5. 试述神经元退行性疾病的细胞凋亡机制。

（李 曙 赵士弟）

第十三章　心　力　衰　竭

血液在血管内通过心脏有规律的收缩和舒张,不断地供给组织细胞代谢所需要的营养物质、氧气并及时运走各种代谢产物,从而保障了机体的新陈代谢活动能够顺利进行,以致机体内环境处于稳态。血液循环的动力来自心脏协调地收缩和舒张,心脏的这种活动犹如水泵一样,亦称心泵功能。若各种病因使心脏泵血功能降低,即为心功能不全(cardiac insufficiency)或称为心功能障碍(cardiac dysfunction)。轻度心功能不全或其早期,动用心力储备尚能满足日常代谢对心排出量的需要,属心功能障碍代偿期。此时无明显临床症状,需经心功能专项检查方能发现。若致心功能障碍的病因较重或持续作用,则导致心力衰竭(heart failure)。心力衰竭是指在多种致病因素作用下,心脏泵功能发生异常变化,导致心输出量绝对减少或相对不足,以致不能满足机体组织细胞代谢需要,患者有明显的临床症状和体征的病理过程。心力衰竭一般是指心功能不全的晚期。心力衰竭和心功能不全只有程度上的不同,没有概念上的区别。

心力衰竭呈慢性经过时,常伴有血容量及组织间液增多以及体循环和(或)肺循环静脉系统淤血水肿,称为充血性心力衰竭(congestive heart failure)。

第一节　心力衰竭的病因、诱因与分类

一、心力衰竭的病因

心力衰竭的关键环节是心输出量的绝对减少或相对不足,而心输出量的多少与心肌收缩性的强弱、前负荷和后负荷的高低以及心率的快慢密切相关。因此,凡是能够减弱心肌收缩性,使心脏负荷过度和引起心率显著加快的因素都可能导致心力衰竭的发生。

（一）原发性心肌舒缩功能障碍

1. 原发性心肌病变

如病毒性心肌炎、心肌病、心肌梗死等,由于心肌结构的完整性遭到破坏,损害了心肌收缩的物质基础,故心肌的收缩性减弱。此时是否出现心力衰竭,关键取决于心肌病变的程度、速度和范围。若病变轻、范围小或发展缓慢,通过机体的代偿,病人可长期处于心功能不全的代偿阶段;若病变重、范围广、发展迅速,可导致急性心力衰竭。克山病是流行于我国东北及西南地区的一种心肌病,表现为急性或慢性心力衰竭。尸解可见心肌有弥漫性病变和坏死。目前认为,克山病的发生与该地区土壤缺乏微量元素硒有关。

2. 能量代谢障碍

心脏要保持其正常的泵功能,必须有充足的 ATP 供应。ATP 主要依赖于底物的有氧氧化。当冠状动脉粥样硬化、重度贫血以及心肌肥大时,心肌因长期供血绝对减少或相对不足而缺氧,心肌能量生成障碍,从而导致心肌收缩性逐渐减弱,以致最后引起心力衰竭。维生素 B_1 是丙酮酸脱羧酶的辅酶,当体内含量不足时,ATP 生成减少。此外,如果同时伴有能量利用障碍,则更易发生心力衰竭。

(二)心脏负荷过度

心脏负荷分压力负荷和容量负荷。

1. 压力负荷过度

压力负荷(pressure load)又称后负荷(after load),指收缩期心室壁产生的张力,即心脏收缩时所承受的后方阻力负荷。左心压力负荷过度时,主动脉压一般增高,临床见于高血压、主动脉缩窄、主动脉瓣狭窄等;右心压力负荷过度时,肺动脉压往往升高,临床见于肺动脉高压、肺栓塞、肺动脉狭窄等。压力负荷过度的心脏,往往要经历代偿肥大阶段,最后转向心力衰竭。

> **病例 13-1**
>
> 患者,男,56 岁,患高血压多年,近半月出现活动后气短、不能平卧而入院。检查发现:患者双下肺可闻及湿啰音,胸片示心脏扩大。
>
> **分析:**
>
> 该患者处于何种病理状态? 病因是什么?

2. 容量负荷过度

容量负荷(volume load)又称前负荷(preload),指心脏舒张时所承受的负荷,相当于心腔舒张末期容积。一般以心室舒张末期压力的大小衡量心室容量负荷的高低。容量负荷的大小,决定心肌纤维收缩的初长度。容量负荷过度,临床可见于二尖瓣或主动脉瓣关闭不全时引起的左心室容量负荷过度;三尖瓣或肺动脉瓣关闭不全时引起的右心室容量负荷过度。通常,心脏对容量负荷过度较对压力负荷过度的适应代偿能力大,故发生心力衰竭的时间较晚。

(三)心室充盈障碍

心包疾病、房室瓣狭窄、限制型心肌病等使心室充盈受限,导致心排出量降低。缩窄性心包炎和心包填塞使心脏舒张受外在机械性限制,此时心肌自身的舒缩性能多属正常。

二、心力衰竭的诱因

实际上,许多慢性心功能不全的患者通过机体的多种代偿措施,心功能维持在相对正常状态而不表现出明显的心力衰竭症状和体征。通常在某些因素作用下,心脏负荷加重,而发生心力衰竭。这些因素能够增强基本病因的作用,促进心力衰竭的发生,即称为诱因(predisposing cause)。临床统计表明,约有 90％的心力衰竭病例伴有诱因存在。诱因的作用环节是增加耗氧和/或减少供氧,或者降低心输出量或抑制心肌收缩力。

（一）感染

感染,特别是全身感染,可通过多种途径加重心脏负荷,易诱发心力衰竭。主要机制为:① 发热时,交感神经系统兴奋,代谢增加,加重心脏负荷;② 交感神经兴奋,心率加快,既加剧心肌耗氧,又通过缩短舒张期降低冠脉血液灌流量而减少心肌供血供氧;③ 内毒素直接损伤心肌细胞;④ 若发生肺部感染,则进一步减少心肌供血供氧。

（二）妊娠与分娩

孕妇在妊娠期血容量可增加 20％以上,此时心率加快、心输出量增多,致使心脏负荷加重;分娩时,精神紧张等因素兴奋交感-肾上腺髓质系统,除增加静脉回流血量、加剧心脏前负荷外,尚可通过收缩外周阻力血管、加剧心脏的后负荷,加之心率加快导致耗氧增多及冠脉血流不足,从而引发心力衰竭。

（三）心律失常

心房纤颤、室性心动过速、室性纤颤等快速型心律失常也是心力衰竭的常见诱因。其诱发心力衰竭的机制主要为:① 房室协调性紊乱,导致心室充盈不足,射血功能障碍;② 舒张期缩短,冠脉血流不足,心肌缺血缺氧;③ 心率加快,耗氧量增加,加剧缺氧。心律失常既可以是心力衰竭的基本病因,也可使心功能不全患者从代偿期转向失代偿,发生心力衰竭。

（四）酸中毒和高钾血症

酸中毒诱发心力衰竭的机制是:① 酸中毒时 H^+ 取代 Ca^{2+} 竞争性地和肌钙蛋白相结合,使 Ca^{2+} 和肌钙蛋白结合减少,导致兴奋-收缩耦联障碍;② 酸中毒时,肌浆网和 Ca^{2+} 结合牢固,使肌浆网对 Ca^{2+} 的释放缓慢,并且抑制 Ca^{2+} 的内流,胞浆中的 Ca^{2+} 不能迅速升高,心肌收缩力降低;③ H^+ 抑制肌球蛋白 ATP 酶的活性,使心肌收缩功能障碍。

血钾升高抑制心肌动作电位复极化期 Ca^{2+} 内流使心肌收缩性降低。高钾血症还可引起心肌传导性降低并导致单向阻滞和传导缓慢,因而容易形成兴奋折返而造成心律失常,促使心衰发生。

三、心力衰竭的分类

常见的心力衰竭分类方法,简述如下。

（一）根据心力衰竭的发病部位分

1. 左心衰竭

左心衰竭常见于高血压、冠心病、心肌病、二尖瓣关闭不全等。主要是由于左心室受损或负荷过度导致搏出功能障碍,心输出量降低,造成肺循环淤血甚至肺水肿。

2. 右心衰竭

常见于肺动脉高压、肺心病、二尖瓣狭窄、慢性阻塞性肺疾患等,并常继发于左心衰竭。主要是右心室搏出功能障碍,心输出量降低,故导致体循环淤血和静脉压升高,并常伴有下肢水肿甚至全身性水肿。

3. 全心衰竭

风湿性心脏病、重度贫血等疾病发生时,常同时累及左右心而引起全心衰竭。但全心衰竭也可继发于一侧心力衰竭。如左心衰竭时,肺静脉压增高,右心后负荷因肺动脉压的继发性增高而增大,故发生右心衰竭;右心衰竭时,肺循环的血流量减少,以致左心不能充盈、冠脉血流减少、左心受损,发生左心衰竭。

（二）根据心力衰竭的发生速度分

1. 急性心力衰竭

常见于急性大面积心肌梗死、严重心肌炎等。特点为发病急,发展迅速,机体代偿机制常来不及动员,因心输出量在短时间内急剧减少,故动脉血压进行性降低,常可导致心源性休克。

2. 慢性心力衰竭

常见于高血压病、心脏瓣膜病、肺动脉高压等。特点为发病缓慢,病程较长,机体常发挥代偿动员机制,临床多见,常表现为充血性心力衰竭。

（三）根据心输出量的高低分

1. 低心输出量性心力衰竭

常见于冠心病、高血压病、心肌病、心脏瓣膜病等。此种病人的心输出量绝对减少,在基础状态下明显低于正常水平。

2. 高心输出量性心力衰竭

继发于代谢增高或心脏后负荷降低的疾病,如甲状腺功能亢进、严重贫血、维生素 B_1 缺乏和动静脉瘘等。高心输出量性心力衰竭虽然其心输出量可稍高于正常水平,但比心力衰竭发生前有所降低,对于病人本身而言其心输出量相对减少。在这种情况下,心脏长期处于高输出量状态,心脏做功增强使心肌能量供应相对不足,导致心泵功能降低,心输出量下降。此时,由于组织需氧量增高,因此心输出量相对不足。

（四）根据心力衰竭的严重程度分

1. 轻度心力衰竭

代偿完全,一般无明显的心力衰竭症状、体征,心功能一级(休息或轻体力活动情况下,可不出现心力衰竭的症状、体征)或二级(体力活动略受限制,一般体力活动时可出现气急心悸)。

2. 中度心力衰竭

体力活动时,心力衰竭的症状、体征明显,休息后好转,心功能三级(体力活动明显受限制,轻体力活动时即可出现心力衰竭的症状、体征,休息后可好转)。

3. 重度心力衰竭

完全失代偿,患者在静息状态下即表现出明显的心力衰竭症状和体征,心功能四级(安静状态下症状即明显,完全丧失体力活动能力,病情危重)。

第二节　心力衰竭时机体的代偿

代偿反应是机体在心力衰竭发生时防止心输出量进一步减少的必要措施,且代偿反应的强度与心力衰竭是否发生、发生速度以及严重程度密切相关。从心功能不全的早期代偿到晚期的心力衰竭,是机体从完全代偿、不完全代偿到失代偿的连续的动态发展过程。就急性心力衰竭患者而言,由于机体的代偿反应不能及时动员,患者常在短时间内可表现出严重的心力衰竭状态。反之,慢性心力衰竭发生时,机体可通过心脏代偿和心外代偿使这个过程的持续时间长达数年甚至更久,以致患者在相当长的时间内维持相对正常的生命活动。这表明,通过代偿,心输出量尚可满足机体的代谢需要,患者未表现出心力衰竭的表征,此为完全代偿;若心输出量仅能满足机体在静息状态下的代谢需要,患者有轻度的心力衰竭表现,称为不完全代偿;严重时,心输出量甚至不能满足机体在静息状态下的代谢需要,患者有明显的心力衰竭症状和体征,此为失代偿,是心功能不全的最后阶段。

一、心脏本身的代偿方式

心脏本身的代偿方式包括功能代偿(心率加快、心脏紧张源性扩张)以及结构代偿(心肌肥大),功能代偿可以在短时间内被迅速动员,而结构代偿则是心脏长期负荷过度时的主要代偿方式。

(一) 功能代偿

1. 心率加快

心率加快是一种快速代偿反应。① 心输出量减少时引起动脉血压下降,主动脉弓、颈动脉窦压力感受器抑制,传入冲动减少,心迷走神经兴奋性减弱,心交感神经兴奋性增强,心率加快。② 回心血量减少,右房、腔静脉淤血,刺激容量感受器,引起交感神经兴奋,心率加快。③ 缺氧时兴奋颈 A 体、主 A 体化学感受器,兴奋心血管运动中枢,使心率加快。

心率加快在一定范围内可提高心输出量,对维持动脉血压,保证对冠脉、脑血管的灌流有积极意义,但这种代偿也有一定的局限性。其原因是:① 心率增快,增加耗氧量,可进一步加重病情;② 心率加快到一定程度(成人＞180 次/分),由于舒张期缩短影响冠脉灌流,严重时可引起心肌缺血及心室充盈不足,心输出量下降。

2. 紧张源性扩张

心力衰竭时心脏的扩张分两种类型,一种是具有代偿作用的紧张源性扩张,另一种是代偿失调后出现的肌源性扩张。根据 Frank-Starling 定律,心肌收缩力和心搏量在一定范围内随着心肌纤维初长度的增加或心室舒张末期容积增大而增加,直到肌节初长度达到最适长度(2.2 μm)为止,此时收缩力最强,这种伴有心肌收缩力加强的心脏扩张,称为紧张源性扩张。如果心脏进一步扩大,舒张末期容积过大或压力过高,心肌收缩力和心搏量反而降低,称为肌源性扩张,此时已丧失代偿意义。肌节过度拉长是心脏扩张从代偿转向失代偿的关键因素。此外,心脏扩张心肌耗氧量增多,也是引起失代偿的重要因素(图 13-1)。

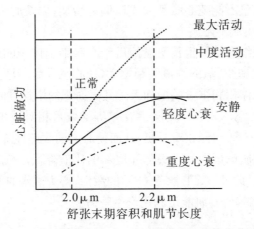

图 13-1　正常和心力衰竭时心脏功能曲线和肌节长度的关系

3. 心肌收缩力增强

心肌收缩力增强使心输出量增加。交感神经兴奋,通过激动 β 受体,增加胞浆 cAMP 浓度,激活蛋白激酶 A,使肌膜钙通道蛋白磷酸化,导致心肌兴奋后胞浆 Ca^{2+} 浓度升高的速度及幅度增加而发挥正性变力作用。在泵功能损害的急性期,心肌收缩能力增强对于维持心输出量和血流动力学稳态是十分必要的适应机制。

(二)结构代偿

1. 心肌肥大

心肌肥大是指心肌细胞体积增大,重量增加。心肌细胞一般不增生,但有人报道,当成人心脏重量超过 500 g,或左室超过 200 g 左右时,心肌细胞也可有数量的增多。

心肌肥大系心脏长期负荷过重时逐步形成的较经济、持久的代偿方式,有两种表现形式:向心性肥大(concentric hypertophy)和离心性肥大(eccentric hypertrophy)。前者主要是由于心脏长期压力负荷增大引起收缩期室壁张力持续增加,导致心肌纤维呈并联性增生(parallel hyperplasia),心肌纤维增粗,心室壁厚度增加而心室腔无明显扩大,如高血压病导致左心室肥厚;后者主要是心脏长期容量负荷过度增加引起舒张期室壁张力持续增加,导致心肌纤维呈串联性增生(series hyperplasia),心肌纤维拉长使心室腔明显扩大,如二尖瓣关闭不全导致左心室腔扩大。

心肌肥大可以在两方面发挥代偿作用:一是可以增加心肌的收缩力,有助于维持心输出量;二是降低室壁张力,降低心肌耗氧量,有助于减轻心脏负担。因此,心肌肥大有积极的代偿作用。但肥大的心肌也存在一定的负面影响,例如,肥大心肌可发生不同程度缺氧,能量代谢障碍,心肌收缩性减弱等。但心肌过度肥大时,由于具有不平衡生长的特点,即心肌重量的增加与心功能的增强不成比例,故心肌肥大超过某种限度(成人心脏重量≥500 g 或左室重量≥200 g)时,则由代偿转为失代偿即发生心力衰竭。这种生长的不平衡性在器官、组织、细胞和分子水平上都有其特征性表现。

（1）心脏重量的增长超过了支配心脏的交感神经元轴突的生长，使单位重量肥大心肌内交感神经分布密度显著降低。而且肥大心肌中儿茶酚胺合成减少而消耗增多，因此心肌内去甲肾上腺素含量明显减少。

（2）心肌线粒体数量不能随心肌肥大成比例地增加，以及肥大心肌线粒体氧化磷酸化水平下降，导致能量生成不足。

（3）肥大心肌内毛细血管的生长明显落后于心肌细胞体积的增长，所以单位重量肥大心肌的毛细血管数目减少，氧的弥散间距增大，使心肌供血不足。

（4）肥大心肌细胞体积和重量的增加大于其表面积的增加，即细胞表面积相对减少，这使细胞质膜上的钙泵、$Na^+ - Ca^{2+}$ 交换、β受体等的数目相对减少，因此，细胞膜对离子的转运能力减弱，包括 Ca^{2+} 内流相对不足，从而使心肌的收缩性降低。

（5）肥大心肌细胞肌球蛋白分子头部和尾部的比值降低。头部比重减少，使其上的 ATP 酶活性相对降低。此外，ATP 酶受 Ca^{2+} 的激活，心力衰竭时心肌细胞内 Ca^{2+} 减少，激活 ATP 酶的作用减弱，使心肌能量利用产生障碍。

2. 心肌表型改变

即由于所合成的蛋白质的种类变化所致的心肌细胞质的改变。在引起心肌肥大的机械信号和化学信号刺激下，通常在成年个体心脏处于静止状态的胎儿期基因被激活，并表达胎儿型蛋白质；而另一些基因的表达则受到抑制，从而发生同工型转换而使细胞表型改变。转型的心肌细胞和非心肌细胞由于分泌活动增强，还可通过它们分泌的细胞因子和局部激素而相互作用，进一步促进细胞生长、增殖及表型改变，从而使细胞器发生在蛋白质分子水平的变化。

二、心脏以外的代偿调节

心脏以外的代偿调节是由于心功能不全所致的低动力性缺氧引发的一系列继发性代偿变化，包括呼吸、血液、神经-体液系统的代偿以及组织摄氧和利用氧的能力加强等。

（一）血容量增加

慢性心功能不全时，血容量增加是其主要代偿方式之一，由肾小球滤过率降低和肾小管重吸收增加引发的钠水潴留所致。

1. 肾小球滤过率降低

肾小球滤过率降低是肾血流量减少的结果，机制为：① 心力衰竭时，心输出量降低、动脉血压下降可直接导致肾小球滤过率降低；② 动脉血压下降兴奋交感-肾上腺髓质系统，肾动脉收缩、肾血流减少，滤过率进一步降低；③ 交感神经兴奋和肾血流减少通过刺激近球细胞激活肾素-血管紧张素-醛固酮系统，血管紧张素Ⅱ强烈收缩肾动脉；④ 肾缺血导致肾脏合成的扩血管物质 PGE_2 等减少。因此，肾脏对于水钠的排出会明显减少，从而使机体血容量增加。

2. 肾小管重吸收钠水增加

机制为：① 肾血流重新分布：在交感神经兴奋及血管紧张素Ⅱ增多时，大量血液从皮质肾单位流向髓质肾单位,使钠水重吸收增加。② 肾小球滤过分数(filtration fraction,FF＝肾小球滤过率/肾血流量)增加:交感神经兴奋时,肾小球滤过率因出球小动脉收缩明显而相对增大,肾小管周围的毛细血管内胶体渗透压升高,流体静压下降,故近曲小管的钠水重吸收增加;③ 促进钠水重吸收的激素增多:醛固酮释放增加,抗利尿激素可因肝清除不足而作用增强;④ 利钠激素(心房肽)和PGE_2等抑制钠水重吸收的物质减少。

通过上述机制增加血容量,有利于提高心输出量和维持动脉血压,但钠水潴留也可能存在潜在的危险。

(二)血流重分布

心功能不全时,交感-肾上腺髓质系统兴奋可导致血流重新分布,其中肾血管收缩明显,血流量显著减少,其次是皮肤和肝,有利于保障心、脑等重要器官的供血。

(三)红细胞增多

心功能不全时,体循环淤血和血流速度减慢可引起循环性缺氧;肺淤血、水肿又可引起乏氧性缺氧,缺氧刺激肾小球旁器合成、分泌促红细胞生成素增加,促进骨髓造血功能,使红细胞数和血红蛋白含量增加,血液的携氧能力增强有利于改善周围组织的供氧。但红细胞过多,可增大血液黏滞性,加重心脏负荷。

(四)组织细胞摄氧、用氧能力增强

低灌注时循环系统对周围组织的供氧减少,组织细胞通过自身功能、结构、代谢的调整来加以代偿,以克服供氧不足带来的不良影响。组织摄氧的能力增加与心功能不全的程度成正相关,心功能愈差时动静脉氧差也愈大,说明组织从单位血流中摄取的氧增多。与此同时,细胞线粒体中呼吸链酶的活性增强,而且线粒体的数量也增多,所以组织利用氧的能力也增强。

三、神 经-体 液 的 代 偿 反 应

心衰时,心输出量显著下降,周围组织器官灌流不足而缺血、缺氧,这对机体是一个严重的应激信号,此时神经-体液率先做出代偿反应,其中交感-肾上腺髓质系统最先被激活,大量儿茶酚胺分泌,据测定去甲肾上腺素的释放量比正常时增加 50 倍,相当于一个健康人做极限运动时的水平。交感-肾上腺髓质的兴奋使心率立刻增加,心肌收缩增强,心输出量迅速回升,外周血管收缩,血压上升,组织灌注压也随之升高,有利于组织灌流的改善。与此同时在"血流重分布"效应中,肝、脾等贮血脏器通过血管收缩将血液挤入循环中,肾血管收缩减少了水盐的排出,这样确保有足够的循环血量来维持心输出量,使生命的重要器官,特别是心、脑等重要脏器的供血得到保证。

交感-肾上腺髓质系统的激活也带动了其他神经-体液因素的变化。如肾血管的收缩激活肾素-血管紧张素-醛固酮系统,其中血管紧张素Ⅱ(AngⅡ)强化交感-肾上腺髓质系统的心血管效应,醛固酮加强水钠的重吸收,有利于血浆的扩容。AngⅡ的形成又可刺激内皮素(endothelin,ET)的合成和释放,后者具有更强的缩血管作用和正性肌力作用。此外,交感-肾上腺髓质系统的兴奋也可刺激垂体后叶大量分泌抗利尿激素,增强远曲小管对水分的重吸收,使血浆容量扩大。上述反应在维持心功能方面有积极意义。

如果心衰病因不能及时、有效清除,上述代偿反应会长期持续下去,其有利的一面逐步减弱,以下消极影响将逐步转化为矛盾的主要方面,直至心衰发生。

（一）心脏负荷增大

由于儿茶酚胺、AngⅡ、ET 等作用,外周阻力血管持续收缩,心脏后负荷增大。血浆容量增大,回心血量增加,心脏前负荷增大。

（二）心肌氧耗量增加

由于心率加快、心肌收缩性增强,心肌耗氧量增加;由于回心血量增加,右室扩张,室壁张力加大;或者周围血管阻力上升,左室射血阻抗增加,可使心肌氧耗量增加,从而加剧心肌缺氧。

（三）心律失常

强烈交感神经兴奋及大量儿茶酚胺分泌,导致心肌电活动不稳定,诱发心律失常。在心肌重构中由于纤维组织增生,心脏几何形态的变化影响冲动的传导可能引起心律失常。此外,心率加快使舒张期缩短,冠脉灌流下降,可使心肌供氧减少,诱发心律失常。

（四）细胞因子的消极作用

缺血、缺氧、室壁应力加大,可刺激肿瘤坏死因子(TNF)、IL-1、IL-6 等合成分泌,这些细胞因子,特别是 TNF 可产生多种对心脏不利的生物学效应。如:TNF 可直接抑制心肌的收缩,也可通过刺激 NO 的生成间接削弱心肌的收缩力。TNF 可刺激白细胞呼吸爆发(respiratory burst)产生大量氧自由基,从而诱导心肌细胞凋亡或直接造成心肌的损伤等。

（五）氧化应激

神经-体液代偿反应可通过多种途径造成氧化应激(如前述),引起心肌损伤。

（六）心肌重构

心力衰竭时为适应心脏负荷的增加,心肌及心肌间质在细胞结构、功能、数量及遗传表型方面所出现的适应性、增生性的变化称为心肌重构(myocardial remodelling)。心力衰竭时引起心肌重构的常见因素包括体液因素如:AngⅡ、醛固酮、TNF、ET-1、氧化应激、机械应力(前后负荷增大)等,发生重构的心肌细胞使其肌原纤维及线粒体数量增多。心肌细胞体积增大,组成肌原纤维的肌球蛋白和肌动蛋白的表型发生异常。例如,心肌的肌球蛋白重链(myosin heavy chain,MHC)有两种异构体 α-MHC 和 β-MHC。α-MHC 有较高水解 ATP 的活性,因而有快速收缩的性能,而 β-MHC 的性能则与 α-MHC 相反。正常心肌以表达 α-MHC 为主,发生重构的心肌则转变为以表达 β-MHC 为主。这是重构心肌收缩性减弱的分子基础。肌动蛋白也有类似的改变。

肾素-血管紧张素-醛固酮系统是促进心肌间质重构的重要因素,血管紧张素Ⅱ和醛固酮可刺激心肌纤维母细胞大量合成Ⅰ和Ⅲ型胶原,与此同时,血管紧张素Ⅱ可抑制间质金属蛋白酶Ⅰ(matrix metalloproteinase Ⅰ,MMPⅠ),该酶是降解胶原的关键酶,这样导致胶原合成增多,分解减少,大量的胶原沉积在心肌间质,使心肌僵硬度加大,顺应性下降,影响心肌的舒缩。

（七）水钠潴留

代偿反应中血容量的增加引起大量水钠潴留在体内（已如前述），加上长期心衰病人可出现 ANP（心房利钠肽）抵抗，不能及时排出多余的水钠，增加了心性水肿的潜在危险。

上述代偿机制可使心功能维持在相对正常状态，但任何代偿方式都有一定的限度，超过代偿限度则会对机体造成不利影响。若引起心功能不全的病因持续存在或某种诱因使心脏的损害或负荷加重，各种代偿仍不足以克服心功能障碍，则心输出量显著减少而出现心力衰竭的临床表现，即失代偿状态。

第三节　心力衰竭的发病机制

一、正常心肌舒缩的分子机制

心力衰竭的发病机制较复杂，迄今尚未完全阐明。心脏有规律协调的收缩与舒张是保障心输出量的重要前提，目前认为，各种病因通过削弱心肌舒缩功能从而引起心衰发病。

其中收缩性是决定心输出量的最关键因素，也是血液循环动力的来源。因此，心力衰竭发病的中心环节，主要是收缩性减弱，但也可见于舒张功能障碍，或者二者兼而有之。

在讨论心肌舒缩功能障碍之前，先扼要了解正常心肌舒缩的分子基础（图 13-2）。心肌正常舒缩活动所需的基本物质是：收缩蛋白、调节蛋白、钙离子、能量（ATP）。

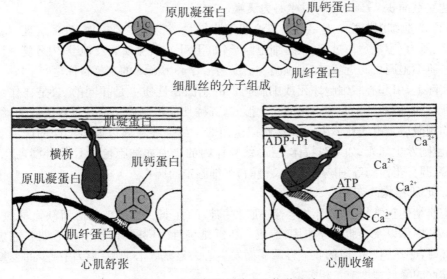

图 13-2　心肌舒缩的分子生物学基础

1. 收缩蛋白

主要由肌球蛋白和肌动蛋白组成。心肌细胞的肌原纤维是产生舒缩活动的主要结构,由若干肌节连接而成,肌节是心肌舒缩的基本单位,主要由粗、细两种肌丝组成。

2. 调节蛋白

主要由向肌球蛋白和肌钙蛋白组成。每个向肌球蛋白分子附有一个肌钙蛋白复合体,后者由三个亚单位构成,分别是向肌球蛋白亚单位(TnT)、钙结合亚单位(TnC)和抑制亚单位(TnI)。调节蛋白在钙离子的参与下调节、控制收缩蛋白的舒缩活动。

3. 钙离子

在把兴奋的电信号转化为机械收缩的过程中发挥了极为重要的中介作用。酸中毒、能量缺乏、离子通道异常和膜结构破坏等常引起钙离子转运、分布异常而影响心肌兴奋-收缩耦联。

4. ATP

为粗细肌丝的滑动提供能量。心肌缺血、缺氧、$VitB_1$缺乏、线粒体受损等使 ATP 生成减少;或肌球蛋白 ATP 酶活性下降,ATP 利用障碍等均可影响心肌兴奋-收缩耦联。

二、心肌收缩性减弱

(一)心肌细胞损害

1. 心肌细胞数量减少

(1)心肌细胞坏死。当心肌细胞受到各种严重的损伤性因素,如严重的缺血缺氧、细菌、病毒感染、中毒等作用后心肌细胞发生坏死,坏死细胞由于溶酶体破裂,大量溶酶,特别是蛋白水解酶释放引起细胞成分自溶,与收缩功能相关的蛋白质也被彻底破坏,心肌收缩功能严重受损。临床上,引起心肌细胞坏死最常见的原因是急性心肌梗死,当梗死面积达左室面积23%时便可发生心力衰竭。

(2)心肌细胞凋亡。是老年心脏心肌细胞数量减少的主要原因,许多病理因素如氧化应激、压力/容量负荷过重、某些细胞因子(如 TNF)、缺血缺氧及神经-内分泌失调都可诱导心肌细胞凋亡。近年来,干预凋亡已成为治疗心力衰竭的重要目标之一。

实际上,引起心肌细胞坏死或细胞凋亡的刺激在性质上是相同的,只是在作用强度上有所不同,但却产生两种不同的死亡形式,其确切的机制尚不清楚。目前认为,细胞接受损伤刺激后是由线粒体决定细胞死亡途径的。如果线粒体以能量代谢的严重受损为主,细胞则发生坏死;如果线粒体受损,线粒体内的蛋白如细胞色素 C 等外漏,激活核酸内切酶、凋亡蛋白酶等细胞凋亡的关键酶,则细胞走向凋亡。

2. 心肌结构改变

心肌结构正常与否直接决定着心肌收缩性的强弱。当严重的心肌缺血缺氧、心肌炎、感染、中毒以及心肌病等作用,造成心肌纤维变性、坏死、纤维化,使心肌收缩蛋白大量破坏时,必然引起心肌的收缩性减弱而发生心力衰竭。心肌收缩蛋白减少的程度与心肌收缩性的降低程度成正相关。

(二)能量代谢障碍

心肌的收缩活动是主动耗能过程,Ca^{2+}的转运和肌丝滑行等都需要能量。显然,心脏正常活动必然以能量供应充足且为心肌细胞有效利用为前提。因此,心肌能量代谢的任何环节发生障碍,均可导致心肌收缩性减弱。

1. 能量生成障碍

心脏活动所需的能量主要来源于营养物质的有氧氧化,因此可以说心脏是绝对需氧器官,对缺氧敏感。凡是影响心肌供氧或有氧氧化过程的因素,均可导致心肌内能量生成不足。常见于:

(1) 心肌供血供氧绝对不足。在正常安静情况下,心肌细胞从动脉血中摄取 75% 的氧,冠状动静脉血氧含量差可高达 14 mL/dL,这意味着当心肌需氧增加时,心肌再从单位血液中摄取氧的潜力很小,而是主要依靠扩张冠脉、增加冠脉血流量满足代谢需要。因此,要保证心肌的能量供应,就必须有充足的血液供应。当患者发生冠状动脉粥样硬化、休克、重度贫血时,均可因供血或供氧减少,导致心肌能量生成不足。此外,$VitB_1$ 缺乏时,焦磷酸硫胺素(丙酮酸脱羧酶的辅酶)生成不足,丙酮酸的氧化发生障碍,也可引起心肌的能量生成不足。

(2) 胞膜、肌浆网对钙离子的转运是胞浆内钙离子达到有效浓度的决定性因素,然而转运过程需要 ATP,因此,当 ATP 不足时,造成钙离子的转运、分布异常,影响心肌收缩。

(3) 蛋白质的合成是耗能反应,故 ATP 缺乏,收缩蛋白和调节蛋白均难以更新,直接影响心肌收缩。

2. 能量利用障碍

心肌收缩利用能量的过程,就是通过肌球蛋白头部 ATP 酶水解,将化学能转变为机械能的过程。因此,即使 ATP 含量正常,但如果肌球蛋白 ATP 酶的活性降低,该酶也不能水解利用 ATP,也无法保障肌丝正常滑行。临床常见于心脏长期负荷过度而引起心肌过度肥大。目前认为,肌球蛋白 ATP 酶活性下降的原因是该酶的肽链结构发生变异,由原来高活性的 V1 型 ATP 酶(由 α、α 两条肽链组成)逐步转变为低活性的 V3 型 ATP 酶(由 β、β 两条肽链组成)。

(三)心肌兴奋-收缩耦联障碍

心肌兴奋、收缩耦联的过程即是心肌细胞的电活动转变为机械活动的过程,Ca^{2+} 起着至关重要的中介作用。因此任何影响 Ca^{2+} 转运、分布、结合的因素均可引发心肌兴奋-收缩耦联障碍。

1. 肌浆网摄取、贮存和释放 Ca^{2+} 障碍

(1) 肌浆网 Ca^{2+} 摄取能力减弱。心肌缺血缺氧,ATP 供应不足,肌浆网 Ca^{2+} 泵本身酶蛋白含量的减少均可导致肌浆网从胞浆中摄取 Ca^{2+} 的能力下降。受磷蛋白(PLN)是一种由 52 个氨基酸残基所组成的低分子量蛋白,存在于心肌、平滑肌和骨骼肌中。非磷酸化的 PLN 对肌浆网 Ca^{2+} 泵起抑制作用,磷酸化后抑制作用解除,Ca^{2+} 泵活性增强。心力衰竭时由于心肌内去甲肾上腺素减少及 β-受体下调,PLN 磷酸化减弱,使肌浆网摄取 Ca^{2+} 的能力下降。

(2) 肌浆网 Ca^{2+} 储存量减少。心肌复极化时,心肌肌浆网的 Ca^{2+}-ATP 酶被激活,使胞质内 Ca^{2+} 逆着浓度差被摄取到肌浆网贮存;心肌兴奋除极化时,肌浆网向胞质释放 Ca^{2+}。在心力衰竭和肥大心肌中,肌浆网 Ca^{2+}-ATP 酶的活性降低,致使在复极化时,肌

浆网摄取和贮存 Ca^{2+} 量均减少,故心肌兴奋时,肌浆网向胞浆中释放的 Ca^{2+} 减少。通常摄入肌浆网中的 Ca^{2+} 与钙储存蛋白结合,以结合钙的形式被储存在肌浆网的钙池内。心力衰竭时,虽然肌浆网中钙储存能力没有降低,但实际摄取的钙减少,而线粒体摄取钙反而增多。胞膜 Na^+/Ca^{2+} 交换的 Ca^{2+} 外排功能代偿性增强,使胞浆 Ca^{2+} 浓度进一步下降,不利于肌浆网的钙储存。肌浆网中 Ca^{2+} 储存量减少,可导致心肌收缩时释放到胞浆中的 Ca^{2+} 减少,心肌收缩性减弱。

(3) 肌浆网中 Ca^{2+} 释放量下降。许多因素可导致肌浆网中 Ca^{2+} 储存量和释放量降低,如酸中毒,可导致 Ca^{2+} 与钙储存蛋白的结合较紧密,不易解离,使肌浆网中钙释放量下降。在肌浆网释放 Ca^{2+} 减少的同时,线粒体摄取的 Ca^{2+} 增多,但线粒体在心肌兴奋时向胞浆中释放的 Ca^{2+} 量却很少,而且速度十分缓慢。这种 Ca^{2+} 在细胞内的异常分布,不仅进一步降低胞浆内 Ca^{2+} 浓度,而且使线粒体内的生物氧化过程发生障碍,导致能量生成不足。

2. 胞外 Ca^{2+} 内流障碍

心肌收缩时胞浆中的 Ca^{2+} 除大部分来自肌浆网外,尚有一部分 Ca^{2+} 是从细胞外流入胞内的。目前认为,钙内流的主要途径有两条:一是经过钙通道内流,另一是经过钠钙交换体内流。

钙通道分"膜电压依赖性"Ca^{2+} 通道和"受体操纵性"Ca^{2+} 通道。前者受膜电位调节而开、闭。除极时,膜内电位为正,通道开放,胞外 Ca^{2+} 顺浓度差流入胞内;复极时,膜内电位为负,通道关闭,Ca^{2+} 内流停止。后者受细胞膜上 β-受体和某些激素调控。当去甲肾上腺素与 β-受体结合时,可激活腺苷酸环化酶使 ATP 变为 cAMP,激活胞膜上的"受体依赖性"Ca^{2+} 通道,通道开放,Ca^{2+} 进入胞内;当去甲肾上腺素减少,β-受体和腺苷酸环化酶活性降低时,该通道关闭,Ca^{2+} 内流停止。

Ca^{2+} 跨膜内流的另一途径是经 $Na^+ - Ca^{2+}$ 交换体。$Na^+ - Ca^{2+}$ 交换的效率很高,是钙 ATP 酶的数十倍。在膜内电位为正时,$Na^+ - Ca^{2+}$ 交换体的作用方向是:Na^+ 向外,Ca^{2+} 向内转运。

在多数病理情况下,Ca^{2+} 内流受阻可导致心肌兴奋-收缩耦联障碍。例如:各种病因引起的心脏负荷过重时,心肌发生肥大,严重肥大的心肌肌膜 β-受体密度相对减少,加上心肌内去甲肾上腺素含量下降(合成减少,消耗增多),Ca^{2+} 内流受阻。酸中毒时 H^+ 可降低 β-受体对去甲肾上腺素的敏感性,使 Ca^{2+} 内流受阻。细胞外液的 K^+ 与 Ca^{2+} 在心肌细胞有竞争作用,因此在高钾血症时 K^+ 可阻止 Ca^{2+} 的内流,导致胞内 Ca^{2+} 浓度降低。

3. 酸中毒和高钾血症

各种原因引起机体缺氧,可使细胞外液的 H^+ 和 K^+ 浓度升高,从而影响 Ca^{2+} 转运。其机制可能是:

(1) 酸中毒时,H^+ 取代 Ca^{2+} 竞争性的和肌钙蛋白上的 TnC 结合,且 H^+ 与 TnC 的亲和力远较 Ca^{2+} 的亲和力大,使 Ca^{2+} 和 TnC 结合减少,导致兴奋-收缩耦联障碍。

(2) 细胞内酸中毒时,肌浆网和 Ca^{2+} 结合牢固,使肌浆网对 Ca^{2+} 的释放缓慢,结果在心肌兴奋时,胞浆中的 Ca^{2+} 不能迅速升高,从而导致兴奋-收缩耦联障碍。

(3) 细胞外液的高 H^+ 和高 K^+ 与 Ca^{2+} 在心肌细胞膜上有竞争结合作用,抑制除极

化时 Ca^{2+} 的内流,使心肌胞质内 Ca^{2+} 浓度降低。

三、心肌舒张功能异常

心脏收缩后,如果没有正常舒张,心室便没有足够血液充盈,心输出量必然减少。因此,心脏的收缩与舒张对正常心输出量的维持同等重要。据研究,由舒张功能障碍所致的心力衰竭,占 30% 左右。它不但可使充盈受损导致心搏出量减少,而且是充盈压升高的重要原因。心肌舒张功能障碍可能与下列因素有关:

(一) 钙离子复位延缓

心肌收缩完毕后,胞浆中 Ca^{2+} 浓度要迅速降至"舒张阈值",这样 Ca^{2+} 才能与肌钙蛋白脱离,肌钙蛋白恢复原来的构型。

在 ATP 供应不足(心肌缺血,严重贫血等)的情况下,舒张时肌膜上的钙 ATP 酶不能迅速将胞浆内 Ca^{2+} 向胞外排出,肌浆网钙泵不能将胞浆中的 Ca^{2+} 重摄回去,肌钙蛋白与 Ca^{2+} 仍处于结合状态,心肌无法充分舒张。另外,钠钙交换体在舒张期将胞内 Ca^{2+} 排放到胞外也是舒张期胞浆 Ca^{2+} 迅速回降的重要机制之一。心力衰竭时钠钙交换体与 Ca^{2+} 亲和力下降,Ca^{2+} 外排减少,导致舒张期胞浆 Ca^{2+} 处于较高水平,不利于 Ca^{2+} 与肌钙蛋白的解离。

(二) 肌球-肌动蛋白复合体解离障碍

正常的心肌舒张过程,需要肌球-肌动蛋白复合体解离,这是一个耗能的主动过程,在 ATP 参与下肌球-肌动蛋白复合体才能解离为肌球蛋白- ATP 和肌动蛋白。因此,ATP 不足时肌球-肌动蛋白复合体的解离就会发生困难,导致心肌舒张功能障碍而引发心力衰竭。

(三) 心室舒张势能减少

心室舒张的势能来自心室的收缩。心室收缩愈好这种势能就愈大,对心室的舒张也越有利。因此,凡是削弱收缩性的病因也可通过减少舒张势能影响心室的舒张。此外,心室舒张期冠状动脉的充盈、灌流也是促进心室舒张的一个重要因素。冠状动脉因粥样硬化发生狭窄,或者冠脉内血栓形成,或者室壁张力过大,心室内压过高(高血压,心肌病)均可造成冠脉灌流不足,影响心室舒张。

(四) 心室顺应性降低

心室顺应性(ventricular compliance)是指心室在单位压力变化下所引起的容积改变 (dV/dp),其倒数 dp/dV 即为心室僵硬度(ventricular stiffness)。$p - V$ 曲线(心室舒张末期压力-容积曲线)可反映心室的顺应性和僵硬度,当顺应性下降(僵硬度增大)时,曲线左移,反之则右移(图 13-3)。引起心室顺应性下降常见的原因有:心肌肥大引起的室壁增厚,心肌炎,水肿,纤维化及间质增生等。

心室顺应性下降的临床意义:由于心室顺应性下降,心室的扩张充盈受到限制,导致心输出量减少;由于左室舒张末期容积扩大时,左室舒张末期的压力会进一步增大,肺静脉压随之上升,从而出现肺淤血,肺水肿等左心衰竭的临床表现。因此,心室顺应性下降可诱发或加重心力衰竭。

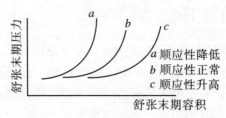

图 13-3　心室舒张末期压力-容积曲线

此外,心肌细胞骨架的改变、室壁应力(后负荷)过大、心率过快、心室显著扩张以及心室的相互作用也会影响心室舒张功能。

四、心脏各部舒缩活动的不协调性

为保持心功能的稳定,心脏各部、左-右心之间、房-室之间、心室本身各区域的舒缩活动处于高度协调的工作状态。一旦舒缩活动的协调性被破坏,心输出量将下降,这也是心力衰竭的发病机制之一。破坏心脏舒缩活动协调性最常见的原因是各种类型的心律失常。各种引起心力衰竭的病因如心肌炎、甲状腺功能亢进、严重贫血、高血压性心脏病、肺心病,特别是冠心病、心肌梗死,其病变区和非病变区的心肌在兴奋性、自律性、传导性、收缩性方面发生巨大差异,在此基础上可引起心律失常。心律失常可使心脏各部舒缩活动的协调性遭到破坏。两侧心室不同步舒缩时,心输出量也有明显下降,当然较房室活动不协调时要小些。同一心室,由于病变(如心肌梗死)呈区域性分布,病变轻的心肌舒缩活动减弱,病变重的完全丧失收缩机能,非病变心肌功能相对正常,三种心肌共处一室,特别是病变面积较大时必然使全室舒缩活动不协调,最终导致心输出量下降。

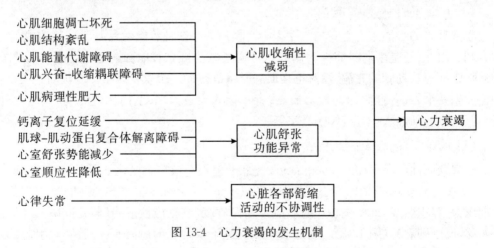

图 13-4　心力衰竭的发生机制

第四节　心力衰竭时机体的功能与代谢变化

心力衰竭时,由于心脏泵功能降低,不能将回心血液完全排出,导致心输出量减少,使动脉系统血液充盈不足,静脉系统血液淤滞,结果引起各器官组织血液灌流不足,发生缺氧、淤血和水肿,于是机体出现一系列的机能、代谢变化。归根结底,患者明显的临床症状和体征均由心输出量不足、肺循环淤血和体循环淤血所致。

一、心血管系统的功能变化

(一)心功能变化

心功能降低是心力衰竭时最根本的变化,通常用以评价心脏功能的指标都发生显著变化。

1. 心输出量减少

心力衰竭时每搏及每分心输出量均降低。正常人心输出量(cardiac output, CO)为 $3.4\sim5.5$ L/min,心力衰竭时往往低达 2.5 L/min 以下(指低输出量心力衰竭)。

2. 心脏指数降低

心脏指数(cardiac index, CI)是单位体表面积的每分心输出量(CO/m^2),正常值为 $2.5\sim3.5$ L(min·m²),心力衰竭时心指数降低,多数在 2.5 L/(min·m²)。但在此种情况下,往往由于组织代谢率升高、血液加快等原因,这样的心指数仍显相对不足。

3. 射血分数降低

射血分数(ejection fraction, EF)是每搏输出量(stroke volume, SV)与心室舒张末期容积(ventricular end diastolic volume, VEDV)的比值,正常为 $0.56\sim0.78$。心力衰竭时,由于心肌收缩性减弱,每搏输出量减少,因而心室收缩末期余血较多,心室舒张末期容积也必然增大,故 EF 降低。

4. 心肌最大收缩速度降低

心肌最大收缩速度(V_{max})是指负荷为 0 时的心肌最大收缩速度,须通过左室压力动态变化所投影的图来计算,测量比较复杂。但它能更准确地反映心肌的收缩性,因为上述 CO、CI 及 EF 等指标明显地受负荷状态的影响,不能独立反映心肌的收缩性。

5. 心室$(\mathrm{d}p/\mathrm{d}t)_{max}$减少

心室$(\mathrm{d}p/\mathrm{d}t)_{max}$(ventricular $\mathrm{d}p/\mathrm{d}t$ maximum)表示心室内压力随时间的最大变化率,也即心室内压力上升的最大速度,可反映心肌的收缩性,心肌收缩性减弱时此值减小。

6. 心室舒张末期容积增大、压力增高

心力衰竭时心室舒张末期容积(VEDV)增大。根据 Frank-Starling 关于长度-张力相关的定律,在一定范围内,心肌初长度的增大可使心肌收缩性加强,表现为每搏输出量增加或搏出功增大。

7. 肺动脉楔压升高

肺动脉楔压(pulmonary artery wedge pressure，PAWP)，也称肺毛细血管楔压 (pulmonary capillarp wedge pressune PCWP)是用漂浮导管通过右心进入肺小动脉末端 而测出的。PAWP 接近左房压和 LVEDP，可以反映左心功能。正常值为 0.93 kPa (7 mmHg)(平均压)，左心衰竭时由于 LVEDP 异常升高，PAWP 也明显高于正常。

(二) 动脉血压的变化

急性心力衰竭时，由于心输出量急剧减少，动脉血压可以下降，甚至可以发生心源性 休克。但在慢性心力衰竭时，机体可通过窦弓反射使外周小动脉收缩和心率加快，以及 通过血量增多等代偿活动，使动脉血压维持于正常水平。动脉血压的正常有利于保证 心、脑的血液供应，故有重要的代偿意义；然而，外周阻力的增高使心脏的后负荷加重，心 率加快使心肌的耗氧量增多，血量的增多又使心脏的前负荷加重，这些又是对机体不 利的。

(三) 器官、组织血流量的改变——血液重分布

心输出量的减少，可使动脉系统充盈不足，同时又通过窦弓反射引起外周小血管收 缩，故可使器官组织的血液量减少。由于各脏器的血管对交感神经兴奋的反应不一致， 因而发生血液的重分布。心力衰竭时，肾脏的血流量减少最显著，其次是皮肤和肝脏等。 在重度心力衰竭时，肾血流量的减少可使肾小球滤过率减少 30%~50%。正常人在运动 时器官血液量一般都有增加或不减少，而心力衰竭患者在运动时肾、肝的血液量比在安 静时更进一步地明显减少。由于交感神经兴奋时脑血管并不收缩而冠状血管反有所舒 张，故脑和心脏的血液供应可不减少(指慢性心力衰竭患者动脉血压正常时)。这种血液 的重分布具有重要的代偿意义。

(四) 淤血、静脉压升高和水肿

1. 淤血

心力衰竭时，淤血发生的机制为：① 钠水潴留，导致血容量增加；② 心输出量减少， 心脏收缩时射血不充分，心室内余血量增加，致使心室舒张末期容积增大和心室舒张末 期压力增高，心房压力相继增高，导致静脉血难以回流。左心衰竭时，肺循环淤血，甚至 可发生肺水肿。

2. 静脉压升高

心力衰竭时，静脉淤血和交感神经兴奋引起小静脉收缩(也同时收缩小动脉)，均可 导致静脉压升高。

3. 水肿

淤血和静脉压升高是引起水肿的重要机制。左心衰竭可引起肺淤血和肺静脉压升 高，导致肺水肿，临床表现为：呼吸困难、两肺湿啰音、咳粉红色泡沫痰甚至咯血等。右心 衰竭可引起体循环静脉淤血和静脉压升高，临床上表现为：颈静脉怒张、肝颈静脉返流征 阳性以及臂肺循环时间延长等，甚者发生心性水肿。

病例 13-2

患者,男,60 岁,患有心肌梗死,近半月出现双下肢浮肿,急诊入院。患者神志清楚,呼吸急促,口唇紫绀,颈静脉怒张,双下肢Ⅱ度指凹性水肿,心电图示电轴右偏,胸片示心脏向右侧扩大。

分析:

该患者处于什么病理状态?发生机制如何?该患者出现颈静脉怒张、下肢水肿的病理生理基础是什么?

二、肺呼吸功能的变化

(一)呼吸困难

呼吸困难是左心衰竭时最早出现的临床表现。左心衰竭所致的肺循环淤血是呼吸困难发病的病理生理学基础,其发生机制是:① 肺的顺应性降低,因而要吸入正常时同样量的空气,就必须增大胸廓运动的幅度,也就是呼吸时做功和耗能增大,患者感到呼吸费力,即出现了呼吸困难。② 肺血管感受器受刺激,经迷走神经传入而使呼吸中枢兴奋,因而呼吸运动增强,患者感到呼吸费力。③ 肺淤血水肿时,支气管静脉内血液含量增多,因而支气管黏膜肿胀,呼吸道阻力增高,患者感到呼吸费力。④ 肺泡毛细血管与肺泡间气体交换障碍,动脉血氧分压可以降低,从而反射性地引起呼吸中枢兴奋。而且,前文所提到的呼吸困难时呼吸做功和耗能增加,又使全身耗氧量增多,这又可促进缺氧并加重呼吸困难。

呼吸困难有三种表现形式:劳力性呼吸困难、端坐呼吸和夜间阵发性呼吸困难。

1. 劳力性呼吸困难(dyspnea on exertion)

指伴随着体力活动所出现的呼吸困难,这是由于体力活动时机体需氧量增加,但衰竭的心脏不能提供相应的心输出量;体力活动时,心率加快,舒张期缩短,一方面冠脉灌注不足,加剧心肌缺氧,另一方面左室充盈减少加重肺淤血;加之体力活动时,回心血量增多,肺淤血加重,病人感到呼吸困难。

2. 端坐呼吸(orthopnea)

即病人平卧时呼吸困难,被迫采取端坐位或半卧位以减轻呼吸困难的状态。其发生机制与平卧时下半身血液回流增加及水肿液回流入血增加,肺淤血加重,同时膈肌上移,胸腔容积减小,使肺活量降低有关。

3. 夜间阵发性呼吸困难(paroxysmal nocturnal dyspnea)

即病人入睡后突然感到气闷而惊醒,被迫坐起咳喘后好转。其发生机制是:① 端坐呼吸的患者入睡后往往趋向平卧位,因而下半身静脉血液回流增多,而且在白天因重力关系积聚在下垂部位组织间隙中的水肿液也因体位改变而回流入血,故肺部的淤血水肿明显加剧。② 病人平卧后,胸腔容积减少,不利于通气。③ 入睡时迷走神经中枢紧张性升高,支气管口径变小,通气阻力增大。④ 熟睡时神经反射的敏感性降低,因而只有当肺淤血发展到比较严重的时候,才能刺激呼吸中枢,引起突然发作的呼吸困难。由于发作时常伴有哮鸣音,故又称心源性哮喘(cardiac asthma),可能与患者有潜在的支气管炎有关。

> **病例 13-3**
>
> 男,70岁,高血压病30年,夜间阵发性呼吸困难10年,间断双下肢水肿、少尿5年。近一个月上述症状加重,伴厌食和腹胀。查体:端坐位,心界向双侧扩大,肝脏肿大压痛,肝颈静脉回流征阳性,双下肢水肿。
>
> **分析:**
>
> 1. 该病人患有何种心力衰竭?
> 2. 试述高血压引起心力衰竭的机制。

（二）肺水肿

严重的急性左心衰竭可导致急性肺水肿。此时,患者出现极度呼吸困难、发绀、咳嗽、咯粉红色泡沫痰,听诊满肺湿性啰音。其发生机制如下:

1. 肺毛细血管流体静压升高

当左心衰发展到一定程度时,肺毛细血管静压急剧上升超过 30 mmHg(4 kPa)。肺抗水肿的代偿能力不足抵抗时,肺水肿即会发生。此外,左心衰病人由于输液不当,导致肺血容量急剧增加,也可引起肺毛细血管静压上升而加速肺水肿发生。

2. 毛细血管通透性增加

由于肺循环淤血,导致肺泡通气/血流失调,动脉 PaO_2 下降,缺氧使毛细血管通透性加大,血浆渗入肺泡形成水肿。

三、其他器官的功能变化

（一）肝脏和消化系统功能的变化

肝脏和消化系统的功能障碍,除因动脉血液灌流不足外,主要由体循环淤血所致。右心衰竭时,肝因淤血而肿大,并有压痛和上腹部不适感。若肝淤血持续时间过久,还可引起淤血性肝硬化及黄疸。胃肠淤血导致消化功能障碍,表现为消化不良、食欲缺乏以及胃肠道刺激症状如恶心、呕吐、腹泻等。胰腺淤血影响至其内分泌和外分泌功能时,可致使食物的化学性消化和糖代谢障碍。

（二）肾功能的变化

心力衰竭时,肾血流量减少,致使肾小球滤过率下降、肾小管重吸收增加,临床表现为少尿、尿钠含量低而比重高,可伴有一定程度的氮质血症。心力衰竭早期,肾脏功能的改变一般为功能性肾功能衰竭。若心力衰竭持续时间久、程度重,肾脏功能可发展为器质性肾功能衰竭。

（三）脑功能的变化

中枢神经系统对缺氧十分敏感,在严重心力衰竭时,脑组织缺血缺氧,因而出现功能紊乱,患者常有头晕、失眠、记忆力减退等症状,甚至昏迷。这与能量代谢障碍、酸中毒、钙超载、脑细胞水肿等诸多因素有关。

（四）皮肤黏膜

心力衰竭时，心输出量减少，另一方面，交感神经兴奋、皮肤血管收缩，故皮肤的血液灌流减少，患者皮肤苍白、皮温下降。若心力衰竭所致的低动力性缺氧严重时，可因血液中还原血红蛋白的含量超过 5 g/dL 而发生紫绀。

（五）水、电解质和酸碱平衡紊乱

心力衰竭时，可出现钠水潴留和心性水肿。另外，在忌盐、进食少和应用利尿剂等情况下，还常发生低钠血症、低钾血症和低镁血症等。严重心力衰竭时，体循环淤血可引起低动力性缺氧，肺循环淤血可引起低张性缺氧。重度缺氧可引起代谢性酸中毒，在肾功能也出现障碍时，酸中毒则更易发生。

第五节　心力衰竭的防治原则

一、防治原发病，消除诱因

必须采取积极措施防治心力衰竭的病因，如做冠脉搭桥术来解除冠脉堵塞，用药物控制严重的高血压等。由于大多数急性心力衰竭的发作都有诱因，所以及时控制和消除诱因的作用也可减轻症状，控制病情，如控制感染，避免过度紧张劳累，合理补液，纠正水、电解质和酸碱平衡紊乱等。

二、减轻心脏前、后负荷，改善心功能

（一）调整前负荷

心力衰竭时，心脏前负荷可高可低（急性心力衰竭时，心脏前负荷可降低），应该把前负荷调整到适宜的高度。前负荷过高者，应限制钠盐摄入，也可用扩张静脉血管的药物如硝酸甘油等以减少回心血量。前负荷过低者，可适当输液使之调整到正常，最好能测定肺毛细血管楔压，使之维持在 2～2.4 kPa（15～18 mmHg）最为适宜。不管前负荷高或低，均应慎重把握输液的速度和总量，可以通过测定中心静脉压作为输液时的重要参考指标。

（二）降低心脏后负荷

心脏后负荷增大可增加心肌耗氧，加大心室的射血阻抗和降低心输出量。因此适当、合理选用动脉血管扩张药如肼屈嗪可降低后负荷，使心肌耗氧量降低和心输出量提高。

另外，对伴有心室充盈压过高和心输出量降低的患者，可同时应用扩张动脉和静脉的药物如硝普钠等降低心脏的前后负荷，改善心脏功能。

（三）改善心脏舒缩功能

对于因心肌收缩性减弱所致的心力衰竭，可选用正性肌力药物如洋地黄类药物来提高心肌收缩性，增加心输出量，进而缓解静脉淤血；对于因心肌舒张功能障碍所致的心力衰竭，也可合理选用钙拮抗剂，通过减少胞浆内 Ca^{2+} 浓度，改善心肌的舒缩性能。

（四）控制水肿

从理论上讲，洋地黄类强心剂是控制水肿的最佳药物，因为它能从根本上改善心脏的泵功能。但实际上单用洋地黄还不能消除水肿，因而，往往还可加用利尿剂，并且要适当限制钠的摄入量。每天钠的摄入量可限制在 $20\sim25$ mmol（$20\sim25$ mEq）左右，同时要适当补钾，以防大量利尿时引起缺钾。消除水肿的意义，主要在于减少过多的细胞外液，从而使心脏的负荷得以减轻。此外，还应当注意，持续过久的不适当的低盐饮食，可引起低钠血症，这是对患者很不利的。

三、改善组织供氧和心肌代谢

吸氧是临床上对心力衰竭病人的常规治疗措施之一。对严重心力衰竭或急性心肌梗死伴有休克的病人，应用高压氧治疗有一定的疗效。另外，可给予能量合剂、葡萄糖、氯化钾等以改善心肌代谢。

病例 13-4

患者女性，65 岁，风湿性心脏病史 20 年。近日感冒后出现胸闷、气促、夜间不能平卧，腹胀，双下肢水肿。查体：颈静脉怒张，肝颈静脉回流征阳性，双肺可闻及湿性啰音。心界向两侧扩大，心音低钝，心尖部可闻及舒张期隆隆样杂音。肝大，肋下三指。

分析：

1. 患者发生了什么病理过程？
2. 请用病理生理知识解释其临床表现。

思考题

1. 心力衰竭常见的病因和诱因有哪些？
2. 什么是心肌肥大的不平衡生长？其主要特征是什么？
3. 心力衰竭时心脏以外的代偿调节包括哪些方面？
4. 简述酸中毒引起心力衰竭的机制。
5. 心肌舒张功能障碍与哪些因素有关？为什么？
6. 心力衰竭时呼吸困难的表现有什么特点？
7. 试述心源性肺水肿的发生机制。

（李　言　许　敏）

第十四章　呼　吸　衰　竭

呼吸的主要功能是不断地给机体提供氧气和从机体排出多余的二氧化碳。完整的呼吸功能包括外呼吸、气体的运输和内呼吸三个过程。外呼吸是指外界的气体与血液的气体在肺部进行交换的过程;气体的运输过程是血液携带运输氧和二氧化碳的过程;内呼吸是指血液与组织细胞之间进行气体交换及细胞内生物氧化的过程。呼吸衰竭通常是指外呼吸功能严重障碍的结果。

正常人动脉血氧分压(PaO_2)随年龄、运动及所处海拔高度而异,成年人在海平面静息时吸入空气,PaO_2的正常范围为$(100-0.33×年龄)±5$ mmHg,动脉血二氧化碳分压($PaCO_2$)极少受年龄的影响,正常范围为$(40±5)$ mmHg。当外呼吸功能严重障碍时,以致机体在海平面静息状态下吸入空气时,出现 PaO_2 低于 60 mmHg 或伴有 $PaCO_2$ 高于 50 mmHg 的病理过程,称为呼吸衰竭(respiratory failure)。

呼吸衰竭的分类方法较多,根据血液气体的变化特点,通常把呼吸衰竭分为低氧血症型(Ⅰ型)和高碳酸血症型(Ⅱ型);根据主要的发病机制不同,也可将呼吸衰竭分为通气性和换气性两大类;根据原发病变部位不同又可将呼吸衰竭分为中枢性和外周性两类;根据发病急缓还可将呼吸衰竭分为急性和慢性两类。

第一节　呼吸衰竭的病因和发病机制

呼吸衰竭是外呼吸功能障碍引起的临床综合征,外呼吸又包括肺通气和肺换气两个基本过程,因此凡能导致肺通气和肺换气障碍的因素皆可引起呼吸衰竭。肺通气是肺泡气与外界气体交换的过程,肺换气是肺泡气与血液之间的气体交换过程。各种病因通过肺通气功能障碍或肺换气功能障碍等机制,导致呼吸功能不全,最终引发呼吸衰竭(图 14-1)。

一、呼吸衰竭的病因

呼吸衰竭是外呼吸功能障碍引起的临床综合征,因此凡可严重阻碍呼吸运动和肺内气体交换的病变,皆可引起呼吸衰竭。临床上此类病因很多,概括起来主要有以下几个方面:

（一）神经系统疾病

中枢或周围神经的器质病变,如脑或脊髓外伤、脑肿瘤、脑血管意外、脑部感染、脑水肿、脊髓灰质炎、多发性神经炎等。呼吸中枢抑制,如镇静药、安眠药或麻醉药过量等。

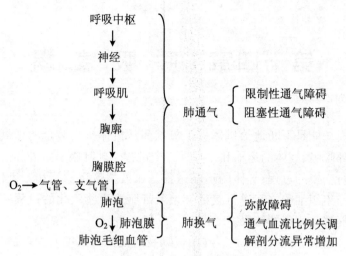

图 14-1　外呼吸过程和呼吸衰竭的发病环节

（二）胸廓骨骼、肌肉和胸膜疾病

1. 胸廓骨骼病变

如脊柱后侧凸、多发性肋骨骨折等。

2. 呼吸肌活动障碍

如重症肌无力症、有机磷中毒、多发性肌炎、肌营养不良、低钾血症以及腹压增大或过度肥胖膈肌活动受限等。

3. 胸膜病变

如胸膜纤维化、胸腔大量积液、张力性气胸等。

（三）肺和气道的疾病

1. 气道病变

如异物、肿瘤、炎症使中央气道狭窄或阻塞。更为多见的是细支气管炎、支气管哮喘、慢性支气管炎、慢性阻塞性肺气肿等引起的外周气道阻塞。

2. 肺泡、肺间质和肺循环病变

如肺部炎症、肺不张、弥漫性肺间质纤维化、肺气肿、肺充血、肺水肿、肺肿瘤、肺栓塞、肺动脉灌流不足等。

患有慢性呼吸系统疾病肺功能已有损害的病人，或已患慢性呼吸衰竭的病人，往往因某种诱因而导致急性呼吸衰竭或慢性呼吸衰竭急性加重。常见的诱因有：① 呼吸道感染、肺栓塞；② 应用麻醉药、镇静药、安眠药及止痛药等；③ 基础代谢增加使呼吸负荷加重，如高热、手术创伤、甲状腺功能亢进症；④ 静脉输液等。

二、呼吸衰竭的发病机制

呼吸衰竭由肺通气功能障碍或（和）肺换气功能障碍所致。肺通气功能障碍包括限制性通气不足和阻塞性通气不足；而肺换气功能障碍又包括弥散障碍、肺泡通气与血流比例失调和解剖分流增加。

病例 14-1

男,50 岁,重症肺炎患者,入院后次日病情加重,突发持续性呼吸急促,发绀,伴烦躁,双肺可闻及湿啰音。血气分析:PaO_2 50 mmHg,$PaCO_2$ 30 mmHg。

分析:

1. 患者发生了什么病理过程? 依据是什么?

2. 为缓解患者的呼吸困难,可采用何种治疗方法?

(一)肺通气功能障碍

正常成人在静息状态下,肺通气量约为 6 L/min,有效通气量约为 4 L/min。

有效通气量即肺泡通气量＝(潮气量－无效腔气量)×呼吸频率

因此,除无效腔气量增加可直接减少肺泡通气量外,凡能使呼吸活动减弱及气道受阻的病变,均可引起肺泡通气不足。依据发病机理的不同可将肺泡通气不足分为限制性通气不足和阻塞性通气不足。

1. 限制性通气不足

吸气时肺泡扩张受限而引起的肺泡通气不足称为限制性通气不足。通常吸气运动是吸气肌收缩引起的主动过程,呼气是肺泡弹性回缩和胸廓借助重力作用复位的被动过程。主动过程更易发生障碍,因此,限制性通气不足主要由肺泡扩张受限所致,其原因有:

(1) 呼吸肌活动障碍。过量镇静药、麻醉药、安眠药引起的呼吸中枢抑制;中枢或周围神经器质性病变如脑血管意外、脊髓灰质炎等;呼吸肌本身的病变如营养不良所致呼吸肌萎缩、重症肌无力;低钾血症、家族性周期性麻痹所致呼吸肌无力等,均可导致呼吸肌收缩功能障碍,引起限制性通气不足。

(2) 胸廓和肺的顺应性降低。顺应性(compliance)是指单位压力的变化所引起的容量变化,为弹性阻力的倒数。弹性阻力是指在外力作用下被变形的弹性物体所产生的对抗变形的力量或视为弹性物体变形后回位的能力。当呼吸肌收缩使胸廓与肺扩张时必须克服弹性阻力。如果弹性阻力增大,顺应性减小,则难以扩张。反之,弹性阻力小,顺应性大,扩张就容易。因此,凡能增加胸廓和肺弹性阻力、降低顺应性的病变,均可引起肺泡扩张受限而降低肺泡通气量。

胸廓顺应性可因胸廓畸形、胸膜粘连增厚或纤维化而降低。另外,当吸气至肺活量的 75% 以上时,胸廓对吸气可构成弹性阻力。肺的弹性阻力主要来自肺的弹力纤维和肺泡的表面张力。肺的顺应性降低多见于以下几种情况:①肺的弹性阻力增加,如严重的肺纤维化、肺淤血、肺水肿、肺不张和肺部分切除等肺组织疾病;②肺泡表面活性物质减少。

所谓肺泡表面活性物质是指肺泡Ⅱ型上皮细胞合成与分泌的一种脂蛋白,其主要活性成分是二棕榈酰卵磷脂(二软脂酰卵磷脂),具有降低肺泡液-气界面表面张力、提高肺的顺应性、防止肺水肿和保证大小肺泡稳定性的作用。根据 Laplace 定律,肺泡的弹性回缩力（P）与肺泡表面张力（T）成正比,与肺泡的半径（r）成反比,即 $P=2T/r$,肺泡的半径越小,表面张力越大,其弹性回缩力越大。然而生理情况下,肺泡并不随着呼气过程的进行而萎缩塌陷,吸气时肺泡也容易扩张。这是由于吸气末肺泡扩张,肺泡表面活性物质分布密度减低,肺泡表面张力增大,有利肺泡回缩;呼气末肺泡缩小,表面活性物质分布密度增加,肺泡表面张力降低,有利肺泡再次扩张。因此,肺泡表面活性物质减少是导致肺顺应性降低,甚至出现肺不张的重要因素。

肺泡表面活性物质减少的原因主要为:① 肺泡Ⅱ型上皮受损（如急性肺缺血缺氧、氧中毒）或发育不全（新生儿呼吸窘迫综合征）导致肺泡表面活性物质合成与分泌不足;② 肺泡表面活性物质可因急性胰腺炎、肺水肿和过度通气等情况被大量破坏或消耗。这些均可导致肺的顺应性降低,甚至肺不张。

（3）胸腔积液和气胸。胸腔大量积液,导致肺严重受压而扩张受限;开放性气胸时,胸内负压减小,限制肺的扩张,甚至造成压迫性肺萎缩、塌陷,从而发生限制性通气障碍。

2. 阻塞性通气不足

由于呼吸道阻塞或狭窄,使气道阻力增加引起通气不足,称为阻塞性通气不足。气体在气道内流动必须克服一定的气道阻力。气道阻力是气体流动时,气体分子之间和气体与呼吸道内壁产生摩擦而形成的阻力。生理情况下,80％以上的气道阻力产生于直径大于 2 mm 的支气管和气管;直径小于 2 mm 的外周小气道,因其横截面积较大而阻力较小,只占总阻力的 20％以下（图 14-2）。

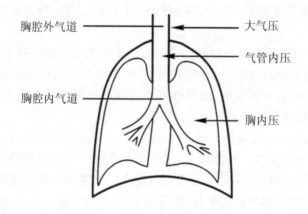

图 14-2　正常上气道口径的压力

影响气道阻力的因素有气道内径、长度和形态、气体黏滞度、气流速度和形式（层流和湍流）等,其中最重要的是气道内径。当气流为层流时,由泊肃叶定律可知:

$$R=\frac{8\eta L}{\pi r^4}$$

气道阻力（R）与气道黏滞度（η）、气道长度成（L）正比,与气道内径（r）四次方成反比。当气流为湍流（如气道口径或其方向突然发生改变、变形）时,气流阻力比层流时明显增加,一般认为和气道内径五次方成反比。气道被异物、渗出物阻塞,管壁肿胀或痉挛（如支气管哮喘）以及肺组织弹性降低使之对气道壁的牵引力减弱等,均可使气道内径变小或气流形式改变而增加气道阻力,从而引起阻塞性通气不足。气道阻塞可分为中央性与外周性两种。

(1) 中央性气道阻塞。是指气管分叉处以上的气道阻塞，又可分为胸外阻塞和胸内阻塞。① 阻塞若位于胸外气道（如声带麻痹、炎症、水肿等）时，中央气道的跨壁压力取决于气道内压与大气压之差。吸气时气流经过病灶时，可导致文丘里（Venturi）效应（高速流动的流体附近会产生低压）及湍流的形成，这使得阻塞下端的气道内压明显低于大气压，跨壁压明显增加，因而导致气道阻塞加重；呼气时则因气道内压大于大气压而使阻塞减轻，故患者表现为吸气性呼吸困难（inspiratory dyspnea）；② 如阻塞位于中央气道的胸内部位，中央气道的跨壁压力取决于气道内压与胸膜腔内压之差。吸气时胸膜腔内压相对于气道内压力为负压，跨壁压趋向于使胸内气道扩张，可使阻塞减轻；呼气时胸膜腔内压相对于气道内压力为正压，跨壁压趋向于使胸内气道缩窄，使气道阻塞加重，故患者表现为呼气性呼吸困难（expiratory dyspnea）（图 14-3）。

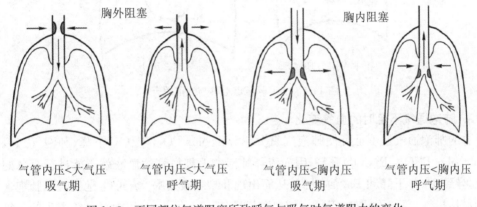

图 14-3　不同部位气道阻塞所致呼气与吸气时气道阻力的变化

(2) 外周性气道阻塞。是指内径小于 2 mm 的小、细支气管阻塞。内径小于 2 mm 的小支气管软骨为不规则块片状，细支气管无软骨支撑，管壁薄，又与管周围的肺泡结构紧密相连，因此呼吸时随着胸膜腔内压的变化，其内径也发生相应的变化。吸气时胸膜腔内压降低，肺泡扩张，细支气管受周围弹性组织牵拉，其口径变大和管道变长，气道阻力变小；呼气时则相反，小气道缩短变窄，阻力增大。

外周性气道阻塞常见于慢性阻塞性肺疾患（COPD）病人，表现为明显的呼气性呼吸困难，其发生机制主要有两个方面：① 呼气时小气道狭窄更加严重，这是由于慢性阻塞性肺疾患不仅可使管壁增厚或痉挛，而且管腔也可被分泌物堵塞，另外肺泡壁的损坏还可降低对细支气管的牵引力，呼气时管周组织的牵拉力大大降低，因此小气道狭窄加重，阻力进一步增加；② 呼气时等压点移向小气道，用力呼气时，胸膜腔内压和气道内压均高于大气压，在呼出气道上，压力由小气道至中央气道逐渐下降且必有一点气道内压与胸膜腔内压相等，该点通常称为"等压点"。等压点的上游端（肺泡端），呼气时气道内压大于胸膜腔内压，气道不被压缩；等压点的下游端（通向鼻腔的一端），呼气时气道内压小于胸膜腔内压，气道可能被压缩。正常人的等压点位于有软骨支撑的较大气道，即便胸膜腔内压大于气道内压，气道也不会被明显压缩。当慢性阻塞性肺部疾患时，由于病变导致小气道狭窄，气道阻力异常增加，气流经过狭窄部位时耗能增加，气道内压迅速下降；或由于病变导致细支气管与肺泡壁中的弹性纤维因蛋白酶的作用而降解,使肺泡的弹性回缩力下降,使胸内压增高,从而使"等压点"上移(移至肺泡端)。当等压点移到无软骨支撑的膜性气道时,导致小气道动力性压缩而闭合(图 14-4),出现呼气性呼吸困难,严重时可引起肺气肿。

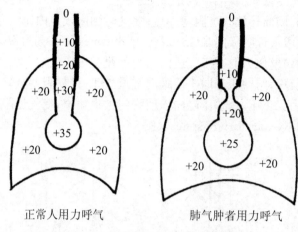

正常人用力呼气　　　　　　　肺气肿者用力呼气

图 14-4　气道等压点上移与气道闭合

3. 肺泡通气不足时的血气变化

总的肺泡通气量不足可使肺泡气氧分压(alveolar PO_2,P_AO_2)下降,肺泡气二氧化碳(alveolar PCO_2,P_ACO_2)升高,因而流经肺泡的毛细血管的血液就不能进行充分的动脉化,导致 PaO_2 下降和 $PaCO_2$ 升高,从而出现 Ⅱ 型呼吸衰竭。$PaCO_2$ 是反映总肺泡通气量的最佳指标。$PaCO_2$ 取决于每分肺泡通气量(V_A,L/min)与体内每分钟产生的二氧化碳的量(carbon dioxide production,VCO_2,mL/min),可表示为:

$$PaCO_2 = P_ACO_2 = \frac{0.863VCO_2}{V_A}$$

因此,即使 VCO_2 不变,V_A 减少也必然引起 $PaCO_2$ 的升高。

(二)肺换气功能障碍

肺换气功能障碍包括弥散障碍、肺泡通气与血流比例失调及解剖分流增加。

1. 弥散障碍

弥散是指肺泡气中的氧和二氧化碳通过肺泡毛细血管膜(简称肺泡膜,图 14-5)与肺泡毛细血管血液中的气体进行交换的一个物理过程。气体弥散的速度取决于肺泡膜两侧的气体分压差、肺泡膜的面积与厚度以及气体的弥散能力,弥散能力又与气体的分子量和溶解度,即弥散系数相关。此外,气体弥散量还取决于血液与肺泡接触的时间。弥散障碍(diffusion impairment)是指由于肺泡膜面积减少、肺泡膜异常增厚或弥散时间缩短所引起的气体交换障碍。

(1)肺泡膜面积减少。正常成人肺泡膜总面积约为 80 m^2,静息时参与换气的面积约为 35~40 m^2,由于储备量大,只有当肺泡面积减少一半时,才会发生换气障碍。肺泡膜面积减少见于肺实变、肺不张、肺叶切除等。

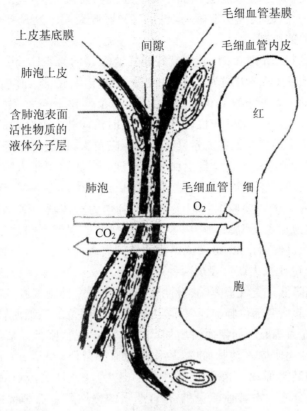

图 14-5　肺泡膜结构示意图

（2）肺泡膜厚度增加。肺泡膜由肺泡表面液体层、肺泡上皮、基底膜、间质、毛细血管基底膜和毛细血管内皮组成，厚 $1\sim4~\mu m$，气体易于通过。当发生肺泡和间质的水肿、肺泡内透明膜形成及肺纤维化形成时，都可使肺泡膜厚度增加，弥散距离加大，弥散速度减慢。

（3）弥散时间缩短。正常静息时，血液流经肺泡毛细血管的时间约为 $0.75~s$，由于弥散距离很短，只需 $0.25~s$ 血液氧分压就可升至肺泡气氧分压水平，因此肺泡病变时虽然弥散速度减慢，但大多数情况下在 $0.75~s$ 的接触时间内肺泡气与血气仍可取得平衡。仅当体力负荷增加使心输出量增加、肺血流加快时，血液和肺泡接触时间过于缩短的情况下，才会由于气体交换不充分而发生低氧血症。

（4）弥散障碍时的血气变化。单纯的弥散障碍主要导致 PaO_2 下降，而 $PaCO_2$ 一般不升高。其理由是 CO_2 的分子量虽然比 O_2 的分子量大，但 CO_2 在水中的溶解度却比 O_2 大 24 倍，弥散系数是 O_2 的 21 倍，弥散速率（弥散系数与分压差的乘积）一般较 O_2 大 1 倍，因而血液中的 CO_2 能够较快地弥散到肺泡中，故 CO_2 在血液中的分压多正常。如果因低氧血症导致代偿性通气过度还可使 $PaCO_2$ 低于正常。因此，弥散障碍导致的呼吸衰竭多为Ⅰ型呼衰。

2. 肺泡通气与血流比例失调

有效地进行换气不仅要求正常的通气量和肺血流量，而且二者应保持一定的比例。

当肺通气或(和)血流不均一,可能造成部分肺泡通气与血流比例严重失调(ventilation-perfusion imbalance),引起换气功能障碍,也可导致呼吸衰竭。这是肺部疾患引起呼吸衰竭最常见和最重要的机制。

正常成人在静息状态下呼吸时,肺泡有效通气量(V_A)约为 4 L/min,肺血流量(Q)约为 5 L/min,两者的比例(V_A/Q)约为 0.8。由于重力的作用,正常人肺内各部分通气与血流的分布是不均匀的。人处于直立位时,胸腔内负压上部比下部大,生理情况下肺尖部肺泡的扩张程度已较大,肺泡的顺应性较低,故吸气时流向肺上部肺泡的气量较少,使肺泡通气量自上而下依次递增。但血流量受重力的影响更大,自上而下依次递增的血流量更为显著,因而各部分肺泡的 V_A/Q 自上而下依次递减。正常青年人肺尖部 V_A/Q 可达到 3.0,而肺底部仅 0.6,且随年龄的增长差别更大。这种生理性的 V_A/Q 不协调是造成正常 PaO_2 比 P_AO_2 稍低的主要原因。但正常人的肺作为整体其肺泡通气与血流是保持平衡的,即其比值约为 0.8。当肺部疾患时,由于其病变的程度不同及分布不均,使各部分肺的通气与血流比例偏离正常,可造成严重的比例失调(图 14-6),导致换气功能障碍,出现呼吸衰竭。V_A/Q 比例失调可表现两种形式:

(1) V_A/Q 比例降低。支气管哮喘、慢性支气管炎、阻塞性肺气肿、肺纤维化、肺萎缩和肺水肿等,均可引起病变部位肺泡通气不足,但流经该部位的毛细血管血流并未减少,甚至还可由于炎症充血等原因而使血流增加,导致 V_A/Q 比例降低。流经这部分肺泡的静脉血未经充分动脉化便掺入动脉血内,故称静脉血掺杂(venous admixture)。这种情况属功能性变化,因其类似动-静脉短路开放,又称为功能性分流(functional shunt)。正常情况下,功能性分流约占肺血流量的 3%,严重的慢性阻塞性肺部疾患时可增加到 30%~50%,严重影响换气功能。

(2) V_A/Q 比例增高。肺动脉栓塞、弥散性血管内凝血、肺血管收缩等均可使部分肺泡血流减少,而肺泡通气量无相应减少,导致 V_A/Q 比例增高。由于病变部位肺泡血流少而通气多,肺泡内的气体不能充分被利用,如同进入没有气体交换功能的气道内,在功能上扩大了生理无效腔,称为无效腔样通气(dead space like ventilation)。正常人的生理无效腔(dead space,V_D)约占潮气量(tidal volume,V_T)的 30%,肺疾患时功能性无效腔(functional dead space,V_D)可显著增多,使 V_D/V_T 高达 60%~70%。

(3) V_A/Q 比例失调时的血气变化。不论是功能性分流增加还是无效腔样通气,均导致 PaO_2 下降,而 $PaCO_2$ 可正常、升高或降低,这主要与健全肺泡的代偿及氧解离曲线和二氧化碳的解离曲线的特点有关。

① 当部分肺泡通气不足时,$V_A/Q<0.8$,流经该处肺泡的血流未充分动脉化,致使血液的氧分压下降而二氧化碳分压升高。此时健全肺泡因血液氧分压下降而代偿性通气,使健全肺泡通气增加,$V_A/Q>0.8$,流经该部肺泡的血液 PO_2 明显升高。由于氧解离曲线呈 S 型的特点,当氧分压达到 100 mmHg(13.3 kPa)时,血氧饱和度已达到曲线上端的平坦段,即可达 95%~98%,在此情况下,再增加氧分压,血氧含量增加极少,也无法代偿因通气不足造成的低氧血症。

② 当部分肺泡血流不足时,$V_A/Q>0.8$,流经该处血液的氧分压显著升高,同样因氧解离曲线的特点而氧含量增加有限。健全肺泡因代偿性血流增加使 $V_A/Q<0.8$,流经这

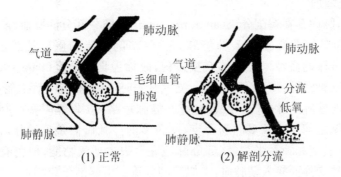

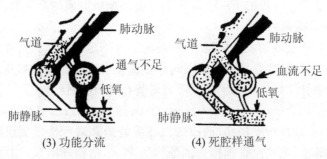

图 14-6 通气与血流比例失调模式图

里的血流不能充分氧合而致使氧分压和氧含量显著降低。

当血液中二氧化碳的分压在 $37.5\sim60$ mmHg($5\sim8$ kPa)时,由于二氧化碳的解离曲线的特点,使血液中二氧化碳的含量与其分压几乎呈直线关系(图 14-7)。因此,在代偿性通气的过程中,只要 P_AO_2 降低,血液中的二氧化碳就可以大量排出,可代偿因通气不足造成的二氧化碳潴留,使 $PaCO_2$ 保持正常水平。如果代偿过度,$PaCO_2$ 可低于正常。只有在通气严重障碍和代偿不足的情况下,才会出现 $PaCO_2$ 高于正常。

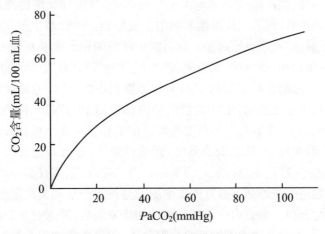

图 14-7 二氧化碳的解离曲线示意图

3. 解剖分流增加

生理情况下,肺内存在解剖分流(anatomic shunt),即一部分静脉血经支气管静脉和极少的肺内动-静脉短路直接流入肺静脉。这些解剖分流的血流量约占心输出量的 $2\%\sim3\%$。解剖分流的血液未经气体交换过程,故称为真性分流(true shunt)。解剖分流增加可见以下几种情况:① 支气管扩张、支气管癌时,可伴有支气管血管扩张;② 肺小血管收缩或栓塞时使肺动脉高压,导致肺内动-静脉短路;③ 慢性阻塞性肺部疾病时,支气管静脉和肺静脉之间形成较多的吻合支,使较多的静脉血掺杂入动脉血中。另外,肺的严重病变,如肺实变和肺不张等,该部分肺泡完全失去通气功能,但仍有血流,流经的血液完全未经气体交换而掺入动脉血,类似解剖分流。由解剖分流增加引起换气障碍时的血气变化也仅有 PaO_2 降低。真性分流和功能性分流的有效鉴别方法是吸入纯氧。吸入纯氧后可提高功能性分流的 PaO_2,而解剖分流增加所造成的低氧血症,吸入纯氧后其 PaO_2 不能得到明显提高。

临床上常见呼吸衰竭的发病机制中,单纯的通气不足、弥散障碍、肺内分流或无效腔样通气增加比较少见,往往是几个因素同时存在或相继发生作用。如急性呼吸窘迫综合征患者和慢性阻塞性肺病患者发生的呼吸衰竭就有多种机制参与。

急性呼吸窘迫综合征(acute respiratory distress syndrome,ARDS)是指多种致病因素所导致的肺泡-毛细血管膜损伤,造成的以呼吸窘迫和进行性低氧血症为特征的急性呼吸衰竭。急性肺泡-毛细血管膜损伤的原因很多,包括物理因素:如放射性损伤、严重肺挫伤等;化学因素:如吸入有害气体、误吸胃内容物或淹溺;生物因素:如细菌性肺炎、真菌性肺炎、严重急性呼吸综合征(severe acute respiratory syndrome,SARS)、脓毒血症、败血症等;全身性病理过程:如休克、大面积烧伤等;以及某些治疗措施:如体外循环、血液透析等。

急性肺泡-毛细血管膜损伤的发生机制比较复杂,迄今尚未完全阐明。有的致病因子可直接损伤肺泡-毛细血管膜,有的可间接损伤肺。近年来认为 ARDS 时的急性肺泡-毛细血管膜损伤主要与炎症反应失控有关。炎症细胞和炎症介质、细胞因子构成了 ARDS 炎症反应的"细胞网络"和"细胞因子网络"。参与炎症反应的细胞主要有中性粒细胞、巨噬细胞、血小板、血管内皮细胞和肺泡上皮细胞。中性粒细胞在趋化因子作用下聚集于肺、黏附于肺泡-毛细血管内皮。激活的中性粒细胞产生并释放大量的氧自由基、多种蛋白酶(弹性蛋白酶、胶原酶、明胶酶、组织蛋白酶等)和血管活性物质(5-羟色胺、组胺等),造成肺泡上皮细胞、肺血管内皮和基质的损伤,血管壁的通透性增加。巨噬细胞在致病因子的作用下迅速激活,生成大量的肿瘤坏死因子(TNF)、白细胞介素(IL-1)等细胞因子,这些细胞因子具有进一步激发炎症反应的作用。血小板在肺血管内皮损伤时发生黏附、聚集和释放反应,启动凝血系统,形成微血栓,导致肺泡通气/血流比例失调;还可释放 5-羟色胺(5-HT)、血栓素 A_2(TXA_2)、白三烯(LT_s)等使肺小动脉痉挛,并使肺微血管壁的通透性进一步增加。血管内皮细胞既是炎症介质和炎症细胞的作用部位,又是炎症介质的产生部位。血管内皮细胞受活性物质刺激后,能通过自分泌和旁分泌产生多种血管活性物质、炎症介质及细胞表面黏附分子,促进炎症细胞的黏附、聚集和炎症介质的释放,导致血管内皮细胞进一步损伤。肺泡上皮的Ⅰ型和Ⅱ型细胞连接同一基底膜上共同构成肺泡上皮屏障,其屏障的致密度是邻近毛细血管内皮屏障的十余倍,且能清除肺泡内过多的液体,保持肺泡的干燥。各种致病因子损伤肺泡上皮细胞,使其屏障作用减弱,尤其Ⅱ型肺泡上皮受损,可引发肺水肿,导致肺不张。

急性肺泡-毛细血管膜损伤引起呼吸衰竭发生的机制有以下几个方面(图14-8)。

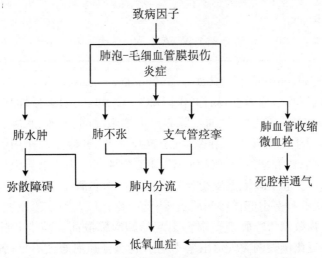

图 14-8　ARDS 患者呼吸衰竭发病机制示意图

1. 肺通气功能障碍

主要由肺的顺应性降低所致。原因有:① 肺间质与肺泡水肿,使肺泡壁增厚,肺僵硬度增加,肺扩张受限;② ARDS 后期肺上皮增生和纤维化(但 SARS 早期就可出现明显的肺纤维化);③ Ⅱ型肺泡上皮受损,表面活性物质减少,使肺泡表面张力增加;④ 肺泡萎陷或肺泡内充满水肿液,使肺容量减少。

2. 弥散障碍

肺泡-毛细血管膜受损,毛细血管内皮与肺泡上皮的通透性增加,引起肺水肿和肺泡透明膜形成,导致气体弥散障碍。

3. 肺泡通气/血流比例失调

其原因有:① 功能性分流增加。炎性渗出液和水肿液阻塞小气道以及炎症介质使支气管痉挛,导致通气阻力增加;表面活性物质减少,造成肺萎陷、不张,肺通气量下降。由于部分肺泡通气不足,流经该处的静脉血未能充分动脉化,导致静脉血掺杂,使功能性分流增加。② 无效腔样通气增加:主要由于肺小血管收缩、栓塞或 DIC,使部分肺泡有通气而无血液灌注或灌注减少,以致肺泡无效腔增加,通气/血流比例失调。

4. 解剖分流增加

肺小血管收缩与栓塞,使肺循环阻力增加,可导致肺内动-静脉吻合支开放,使静脉血直接掺杂入动脉血中。

> **病例 14-2**
>
> 男性患者,25 岁,在一次飞机着陆事故中多处骨折,烧伤及烟雾吸入致呼吸道损伤。入院 24 小时后患者呼吸急促,30 次/分,发绀。血气分析:$PaCO_2$ 35 mmHg,PaO_2 35 mmHg,组织学检查发现肺泡内充满渗出物。
>
> **分析:**
>
> 患者在入院 24 小时后处于何种病理状态? 其发生机制如何?

慢性阻塞性肺病(chronic obstructive pulmonary disease,COPD)是指由慢性支气管炎和肺气肿引起的慢性气道阻塞,简称"慢阻肺"。COPD 是引起慢性呼吸衰竭最常见的原因。其参与的机制有:① 阻塞性通气障碍。炎细胞浸润、充血、水肿、黏液腺及杯状细胞增殖、肉芽组织增生使支气管壁肿胀;气道高反应性、炎症介质作用引起支气管痉挛;炎性渗出物使支气管管腔堵塞;小气道阻塞、肺泡弹性回缩力降低导致气道等压点上移。② 限制性通气障碍。Ⅱ型肺泡上皮受损及表面活性物质消耗过多使表面活性物质减少;缺氧、酸中毒、呼吸肌疲劳引起的呼吸肌衰竭;肺纤维化以及炎症累及胸膜使肺和胸廓的顺应性降低。③ 弥散障碍。肺泡壁损伤引起的肺泡弥散面积减少和肺泡膜炎性增厚。④ 肺泡通气与血流比例失调。气道阻塞不均引起部分肺泡通气不足;肺小血管收缩、血栓形成引起部分肺泡血流不足。

第二节　呼吸衰竭时机体的主要机能代谢变化

外呼吸功能障碍导致呼吸衰竭对机体影响的直接效应就是血气的变化,即 PaO_2 降低或伴有 $PaCO_2$ 的升高。低氧血症、高碳酸血症和酸碱平衡紊乱是呼吸衰竭时机体各器官、系统功能和代谢变化的基础。它们对机体的影响取决于其发生的速度、程度、持续的时间和机体自身原有的功能状态等情况。在发病过程中,尤其是慢性、轻度的呼吸衰竭的病人,首先引起的是一系列的代偿性反应,以改善组织的供氧,调节酸碱平衡,和改变组织器官的功能、代谢,以适应新的环境。急性、重症的呼吸衰竭病人,机体来不及代偿或代偿不全,可出现严重的功能、代谢紊乱,甚至成为死亡的直接原因。

一、酸碱平衡及电解质紊乱

Ⅰ型呼吸衰竭和Ⅱ型呼吸衰竭时均有低氧血症,因此均可引起代谢性酸中毒;而Ⅱ型呼吸衰竭时还伴有高碳酸血症,因此可有代谢性酸中毒合并呼吸性酸中毒;某些肺部疾患可因代偿性通气过度而出现代谢性酸中毒合并呼吸性碱中毒;在纠正代谢性酸中毒过程中,可因为医源性因素(如人工呼吸机不恰当应用、过量利尿剂或碳酸氢钠的应用)导致代谢性碱中毒。通常情况,呼吸衰竭时以混合性酸碱平衡紊乱多见。

(一) 呼吸性酸中毒

主要见于通气障碍所致的Ⅱ型呼吸衰竭,因大量二氧化碳潴留可引起呼吸性酸中毒。此时血液中电解质主要变化为：

1. 血清钾浓度增高

急性呼吸性酸中毒时，细胞内 K^+ 外移而引起血钾浓度升高；慢性呼吸性酸中毒时，由于肾小管泌 H^+ 增多而排 K^+ 减少，故也可导致血清钾升高。

2. 血清氯浓度降低

当血液中二氧化碳潴留时，在缓冲系统及碳酸酐酶作用下，红细胞中 HCO_3^- 生成增多，细胞内 HCO_3^- 与细胞外 Cl^- 交换，使细胞内 HCO_3^- 进入细胞外，而细胞外 Cl^- 进入细胞内；酸中毒时肾小管上皮细胞泌 H^+、产 NH_3 增多及 $NaHCO_3$ 重吸收增多，使尿中 NH_4Cl 和 $NaCl$ 排出增加，均使血清氯浓度降低。

（二）代谢性酸中毒

各种类型的呼吸衰竭都有低氧血症，严重缺氧时，组织无氧代谢增强，乳酸等酸性产物增多，可引起代谢性酸中毒；一些原发病或病理过程如休克、感染等，既可导致呼吸衰竭，又可引起代谢性酸中毒；此外，呼吸衰竭合并肾功能不全时，肾小管排酸能力降低，也可成为代谢性酸中毒的原因。此时血液电解质的主要变化可有高血钾和高血氯。血氯增高的原因是：代谢性酸中毒时由于血清 HCO_3^- 浓度原发性降低，肾排 Cl^- 减少。当代谢性酸中毒合并呼吸性酸中毒时，血清钾浓度升高更明显，但血氯可正常。

（三）呼吸性碱中毒

见于弥散障碍、肺通气血流比例失调而又有代偿性通气过度的患者，此时血浆中 H_2CO_3 的浓度原发性减少。由于细胞外钾离子转移入细胞内，血清钾浓度降低。由于 CO_2 排出较多，红细胞内 HCO_3^- 生成减少，血浆中的 HCO_3^- 向红细胞内转移，氯离子则向红细胞外转移；而且在碱中毒时，肾小管泌 H^+ 减少，HCO_3^- 重吸收减少，以 NH_4Cl 和 $NaCl$ 的形式由尿排出的氯的减少，所以血清氯浓度增高。

（四）代谢性碱中毒

主要与临床上治疗呼吸衰竭所采取的一些不当措施有关。如给 Ⅱ 型呼吸衰竭患者使用人工呼吸机改善通气，大量的 CO_2 排出，血浆中 H_2CO_3 浓度急剧降低，使体内原来代偿性增加的 HCO_3^- 不能迅速排出，出现代谢性碱中毒；纠正酸中毒时碱性药物（如 $NaHCO_3$）使用过量引起代谢性碱中毒；长期应用排钾利尿剂或因禁食、进食过少等造成钾摄入不足导致的低钾血症，均可出现代谢性碱中毒。

二、呼吸系统变化

呼吸衰竭时伴有的低氧血症和高碳酸血症会影响呼吸功能。PaO_2 降低刺激颈动脉体与主动脉体外周化学感受器，反射性增强呼吸运动，当 PaO_2 低于 60 mmHg（8 kPa）时作用才明显。当 PaO_2 为 30 mmHg（4 kPa）时，肺通气量最大。缺氧对呼吸中枢有直接抑制作用，当 PaO_2 低于 30 mmHg 时，此作用可大于反射性兴奋作用而使呼吸抑制。$PaCO_2$ 升高主要作用于中枢化学感受器，使呼吸中枢兴奋，引起呼吸加深加快。当 $PaCO_2$ 超过 10.7 kPa（80 mmHg）时，反而抑制呼吸中枢，此时呼吸运动主要依赖动脉血低氧分压对血管化学感受器的刺激得以维持。这一点对于指导临床上给呼吸衰竭病人吸氧的浓度有重要意义。在这种情况下,氧疗只能吸入浓度不高于 30% 的氧,以免缺氧完全纠正后反而抑制呼吸,CO_2 进一步潴留,加重高碳酸血症而使病情恶化。

呼吸衰竭时呼吸运动的形式和导致呼吸衰竭的原发病及机制有关。中枢性呼吸衰竭可出现呼吸浅慢,或出现潮式呼吸、间歇呼吸、抽泣样呼吸、吸气样呼吸、下颌呼吸等呼吸节律紊乱,其中以潮式呼吸最为常见。其发生机理一般认为是,由于呼吸中枢的兴奋性降低,血液中正常的 CO_2 浓度不足以引起呼吸中枢兴奋而致呼吸暂停;呼吸暂停后血液中的 CO_2 浓度逐渐升高,对呼吸中枢的刺激逐渐增强,而促进 CO_2 排出,CO_2 浓度逐渐降低,对呼吸中枢的刺激又逐渐减弱,呼吸逐渐抑制,以至停止。如此周而复始,即为潮式呼吸。限制性通气障碍的患者,由于牵张感受器或肺毛细血管旁感受器(Juxtapulmonary-capillary receptor,J 感受器)受刺激反射性引起呼吸变浅变快。阻塞性通气障碍患者,由于气道阻力增加,呼吸深慢、呼吸时间延长,因阻塞部位不同,可出现吸气性或呼气性呼吸困难。

三、循环系统变化

轻度的 PaO_2 降低和 $PaCO_2$ 升高可兴奋交感神经和心血管运动中枢,使心率加快、心肌收缩力增强,腹腔内脏血管收缩,心输出量增加,血压升高。这样可增加组织血流量,同时还使血流重新分配,以保证心、脑的血液供应。这一反应特别在急性呼吸衰竭时有代偿意义。但严重的缺氧和二氧化碳潴留可直接抑制心血管中枢,并直接造成心肌损害,导致心率减慢,心肌收缩力降低;同时,CO_2 的浓度升高可直接扩张血管(肺血管例外),导致血压下降,甚至发生休克。

在慢性肺部病变的过程中,由于肺血管阻力增加、肺动脉压升高、右心负荷增加,造成右心室肥大,同时伴有心肌损害,最后发展为右心衰竭,称为慢性肺源性心脏病(chronic cor pulmonale)。而呼吸衰竭累及心脏主要引起右心肥大和衰竭,即肺源性心脏病,其发生机制比较复杂,主要包括以下几个方面。

(一)肺动脉高压

目前认为,不论是急性或慢性呼吸衰竭,肺血管功能性改变在肺动脉高压的发病中都具有极重要意义。其形成主要与下列机理有关:

1. 肺小血管收缩

缺氧(主要是肺泡气氧分压降低)可引起肺血管收缩,若合并二氧化碳潴留,血液氢离子浓度增高,更增加肺血管对缺氧的敏感性,使肺血管收缩进一步加重,从而大大增加肺循环的阻力,导致肺动脉压力增高。

2. 肺小动脉管壁增厚、口径变小

慢性缺氧引起肺小动脉壁增生、肥大;如肺部炎症波及肺小动脉引起小动脉纤维化,内膜增生,管壁增厚,从而导致管腔狭窄,阻力增大,引起肺动脉高压。

3. 肺毛细血管网减少

肺气肿时,肺泡内压力增高,肺泡壁的毛细血管受压;或肺泡壁萎缩、断裂,使毛细血管遭受破坏,由此造成的毛细血管床减少,亦可增加肺循环阻力而导致肺动脉高压。

4. 血量增多、血液黏滞性增加

有的慢性呼吸衰竭患者血液中的红细胞增多,因而血液黏滞性增高,而后者又可因合并酸中毒而加重,这也是肺动脉高压发病的一个因素;某些患者可因血量增多,或因呼吸深快以致胸腔负压增大,或因体循环外周血管扩张,阻力降低,以致静脉回流增加而加重肺动脉压力。

（二）心肌受损

缺氧,高碳酸血症、酸中毒和高钾血症均可直接损害心肌,降低心肌的舒缩性;长期持续缺氧还可引起心肌变性、坏死、纤维化等病变。

（三）心室缩舒活动受限

呼吸困难时,用力呼气则胸膜腔内压明显增高,心脏受压,影响心脏的舒张功能;用力吸气时则胸膜腔内压异常降低（心脏外面的负压增大）,心室收缩时负荷增加,心肌受损加上负荷过重,导致右心衰竭。

呼吸衰竭也可以影响左心功能。近年来进一步临床观察发现,肺源性心脏病患者发生肺水肿者并不少见,失代偿性的肺心病患者,约有半数肺动脉楔压增高。由此可见,呼吸衰竭同样可累及到左心。其发生机制有以下几个方面参与:

（1）低氧血症、高碳酸血症、酸中毒及高钾血症等因素同样对左心有损害作用,同样可降低左心心室肌收缩力。

（2）血量增加、血液黏滞性增高,也可使左心负荷加重。

（3）胸膜腔内压的高低同样影响左心的收缩与舒张功能。

（4）右心扩大,右心室压力增高,将室间隔左推,使左室的顺应性降低、左室舒张末期压力增高导致左室舒张功能障碍。

四、中枢神经系统变化

中枢神经系统对缺氧最敏感,当 PaO_2 降至 60 mmHg（8 kPa）时,可出现智力和视力轻度减退。如 PaO_2 迅速降至 40～50 mmHg（5.33～6.67）以下,会引起一系列神经精神症状,如头痛、定向与记忆障碍、嗜睡以致昏迷。当 PaO_2 低于 20 mmHg（2.67 kPa）时,几分钟就可造成神经细胞的不可逆损害。脑组织部位不同,其耐缺血缺氧的时间也有所差异:大脑 3～4 min,中脑 5～10 min,小脑 10～15 min,延髓 20～30 min。

当 $PaCO_2$ 超过 10.7 kPa（80 mmHg）时,患者可出现头痛、头晕、烦躁不安、精神错乱、嗜睡、抽搐和呼吸抑制等表现,称为"CO_2 麻醉"。当 $PaCO_2$ 达到正常的 3 倍即 120 mmHg（16kPa）时,患者不可避免地发生昏迷。

由呼吸衰竭引起的中枢神经功能障碍称为肺性脑病（pulmonary encephalopathy）。肺性脑病的发病机制可能与低氧血症、高碳酸血症和酸中毒所致的脑血管的改变以及脑细胞功能障碍有关。

（一）缺氧和酸中毒对脑血管的作用

缺氧和二氧化碳增加可扩张脑血管,增加脑血流量,造成脑充血。$PaCO_2$ 升高10 mmHg（1.33 kPa）,可使脑血流量增加 50%。缺氧和酸中毒使血管内皮细胞受损,血管的通透性增加,造成脑间质水肿。缺氧时 ATP 生成减少,脑细胞膜上"钠泵"失灵,造成脑细胞水肿。脑充血、水肿使颅内压增高,压迫脑血管,使脑缺氧进一步加重,形成恶性循环,重者可形成脑疝。

（二）缺氧和酸中毒对脑细胞的作用

脑组织和脑脊液 pH 降低。由于存在血脑屏障,正常时脑脊液 pH 较血液低（pH 7.33～7.4）,缓冲作用也较弱,PCO_2 比动脉血高。当 CO_2 潴留时,脂溶性的 CO_2 能自由通过血脑屏障,使脑脊液内碳酸很快增加,同时血液中 HCO_3^- 又不易通过血脑屏障进入脑脊液,故脑内 pH 降低更为明显。H^+ 由脑脊液进入脑细胞,使细胞内酸中毒。神经细胞内酸中毒一方面可增加脑谷氨酸脱羧酶活性,使 γ-氨基丁酸生成增多,导致中枢抑制;另一方面增强磷脂酶活性,使溶酶体酶释放,引起神经细胞和组织的损伤。另外,缺氧导致能量生成减少,可引起脑细胞肿胀、变性、坏死,细胞功能严重障碍。

> **病例 14-3**
>
> 患者,女,71 岁,患高血压 40 年,8 年前诊断为脑梗,遗留轻微右侧肢体体力弱。患者入院前半个月一夜失眠后出现嗜睡,入院前 7 天开始出现双手抖,持物不稳。辅助检查:$PaCO_2$ 108 mmHg,PaO_2 55 mmHg。
>
> **分析:**
>
> 病人出现了何种呼吸衰竭？发生机制是什么？该患者发生嗜睡、持物不稳的原因又是什么？

五、肾功能变化

呼吸衰竭患者严重时可发生急性肾功能衰竭,出现少尿、氮质血症和代谢性酸中毒,此时肾结构往往并无明显改变,为功能性肾功能衰竭。肾功能衰竭的发生是由于缺氧与高碳酸血症反射性通过交感神经使肾血管收缩,肾血流量严重减少所致。

六、胃肠道变化

缺氧使胃壁血管收缩,从而导致胃壁黏膜的屏障作用降低,呼吸衰竭的晚期可出现胃肠道黏膜的糜烂、坏死出血和急性溃疡形成。CO_2 潴留可增加胃壁细胞碳酸酐酶的活性,使胃酸分泌过多,参与溃疡的形成。

第三节　呼吸衰竭的防治原则

任何患者发生呼吸衰竭都是由一定的原发病引起,其基本病理生理变化是低氧血症或伴有高碳酸血症,因此除对引起呼吸衰竭的原发病进行治疗外,还需对呼吸衰竭的基本病理生理改变进行处理,即提高 PaO_2 及氧饱和度（SaO_2）和降低 $PaCO_2$。

一、积极防治原发病

积极防治原发疾患是防治呼吸衰竭的关键。如由气管和支气管异物阻塞引起的通气不足而造成的呼吸衰竭,应尽快取出异物以解除狭窄和阻塞;由支气管哮喘或炎症引起的小气道阻塞,应用解痉、抗炎的药物解除支气管痉挛和控制炎症与感染及去除诱发因素的作用。

二、保持呼吸道通畅、改善肺通气,降低 $PaCO_2$

$PaCO_2$升高是由呼吸道不畅、肺总通气量下降所致。增加肺通气量的常用方法有:① 解除支气管痉挛。用解痉平喘药扩张支气管;② 清除呼吸道分泌物。用体位引流,必要时气管插管以清除分泌物;③ 消除气道黏膜的肿胀与分泌。应用抗炎药物;④ 必要时使用呼吸中枢兴奋剂、气管插管及人工辅助通气。

三、提高 PaO_2

无论何种类型的呼吸衰竭都必定有 PaO_2降低即低氧血症,氧疗即吸入氧的治疗方法,可直接提高 PaO_2,改善低氧血症造成的组织缺氧,但根据呼吸衰竭时的血气变化特点,可有不同的治疗方案。Ⅰ型呼吸衰竭只有缺氧而无 CO_2潴留,可吸入较高浓度的氧(一般不超过 50%),尽快使 PaO_2上升到 60 mmHg(8 kPa)以上。Ⅱ型呼吸衰竭患者,既有低氧血症,又有高碳酸血症,因血中高浓度 CO_2($PaCO_2$超过 80 mmHg)对呼吸中枢产生抑制作用,此时主要依靠低氧血症刺激外周化学感受器反射性兴奋呼吸中枢而调节呼吸,因此宜吸入较低浓度的氧(30%左右),流速为 1~2 L/min,以免给高浓度氧使呼吸中枢抑制加深,加重 CO_2潴留甚至产生肺性脑病。

四、改善内环境和支持重要器官功能

注意纠正酸碱平衡紊乱与水电解质平衡紊乱,积极预防与治疗肺源性心脏病和肺性脑病等。

病例 14-4

某特发性肺间质纤维化患者,男,33 岁,因气短入院。体检:体温 36.7℃,心率 103 次/分,呼吸 55 次/分。呼吸急促,紫绀,两肺底有细湿啰音。血气分析:PaO_2 55 mmHg,$PaCO_2$ 31 mmHg,pH 7.47。

分析:

1. 该病人发生了哪种类型呼吸衰竭?机制如何?

2. 如何对该病人进行氧疗?

思考题

1. 呼吸衰竭的病因包括哪些方面？
2. 如何理解肺泡表面活性物质减少是引起呼吸衰竭的重要因素。
3. 为什么说肺泡通气与血流比例失调是肺疾患引起呼衰最常见和最重要的机制？
4. 什么是急性呼吸窘迫综合征（ARDS），试述其发病机制。
5. 如何理解呼吸道阻塞的部位不同产生不同的呼吸困难表现形式。
6. 试述慢性阻塞性肺疾患（COPD）引起慢性呼吸衰竭的机制。
7. 试述慢性肺源性心脏病的发病机制。
8. 试述肺性脑病的发病机制。

（赵云霞　张　翠）

第十五章　肝功能衰竭

肝脏是人体内最大的腺体,由肝实质细胞(肝细胞)和非实质细胞如肝星形细胞、窦内皮细胞、枯否(Kupffer)细胞等。肝脏的主要功能是参与物质代谢、生物转化(解毒与灭活)、凝血物质的生成和消除、胆汁的生成与排泄。肝脏有丰富的单核吞噬细胞,具有肝动脉和门静脉双重血供系统。肝脏在特异和非特异免疫中具有重要的作用。

当肝脏受到某些致病因素的损害,可以引起肝脏形态结构的破坏(变性、坏死、肝硬化)和肝功能的异常。但由于肝脏具有巨大的贮备能力和再生能力,比较轻度的损害,通过肝脏的代偿功能,一般不会发生明显的功能异常。如果损害比较严重而且广泛(一次或长期反复损害),引起明显的物质代谢障碍、解毒功能降低、胆汁的形成和排泄障碍及出血倾向等一系列临床综合征,称为肝功能不全(hepatic insufficiency)。严重肝功能损害晚期,不能清除血液中有毒的代谢产物,或物质代谢平衡失调,主要表现为中枢神经系统功能紊乱(肝性脑病)和肾功能损伤(肝肾综合征),称为肝功能衰竭(hepatic failure)。

第一节　肝功能衰竭的病因与分类

一、病因

(一)生物性因素

寄生虫(血吸虫、华支睾吸虫、阿米巴)、钩端螺旋体、细菌、病毒均可造成肝脏损害;其中尤以肝炎病毒最常见(如病毒性肝炎)。目前已发现 7 种病毒可导致病毒性肝炎或与肝脏疾病有关,以 HBV 引起的乙型肝炎的发病率最高,危害最大。病毒性肝炎的发病与感染病毒的量、毒力及途径有关。

(二)化学药品中毒

酒精、四氯化碳、氯仿、磷、锑、砷剂等,往往可破坏肝细胞的酶系统,引起代谢障碍,或使氧化磷酸化过程受到抑制,ATP 生成减少,导致肝细胞变性坏死;有些药物,如氯丙嗪、对氨柳酸、异菸肼、某些磺胺药物和抗生素(如四环素),即使治疗剂量就可以引起少数人的肝脏损害,这可能与过敏有关。

(三)免疫功能异常

肝病可以引起免疫反应异常,免疫反应异常又是引起肝脏损害的重要原因之一。例如乙型肝炎病毒引起的体液免疫和细胞免疫都能损害肝细胞;乙型肝炎病毒的表面抗原

(HBsAg)、核心抗原(HBcAg)、e抗原(HBeAg)等能结合到肝细胞表面,改变肝细胞膜的抗原性,引起自身免疫。又如原发性胆汁性肝硬化,病人血内有多种抗体(抗小胆管抗体、抗线粒体抗体、抗平滑肌抗体、抗核抗体等),激活了以 T 淋巴细胞为介导的细胞免疫功能,也可能是一种自身免疫性疾病。

(四)营养不足缺乏

胆碱、甲硫氨酸缺乏时,可以引起肝脂肪变性。这是因为肝内脂肪的运输须先转变为磷脂(主要为卵磷脂),而胆碱是卵磷脂的必需组成部分。甲硫氨酸供给合成胆碱的甲基。当这些物质缺乏时,脂肪从肝中移除受阻,造成肝的脂肪变性。

(五)胆道阻塞

胆道阻塞(如结石、肿瘤、蛔虫等)使胆汁淤积,如时间过长,可因滞留的胆汁对肝细胞的损害作用和肝内扩张的胆管对血窦压迫造成肝缺血,而引起肝细胞变性和坏死。

(六)其他

肝癌对肝组织的破坏以及血液循环障碍,如慢性心力衰竭时,引起肝淤血和缺氧。

二、分类

可分为急性和慢性肝功能衰竭两种类型:病毒及药物等所致的急性重症肝炎是急性肝功能衰竭的代表病,起病急骤、进展快、病死率高。发病数小时后出现黄疸,很快进入昏迷,有明显的出血倾向并常伴发肾功能衰竭。慢性肝功能衰竭多见于各种类型肝硬化的失代偿期和部分肝癌的晚期,病程较长,进展缓慢,呈迁延过程。常在诱因如消化道出血、碱中毒、感染等作用下发展为肝性脑病。

第二节 肝功能衰竭对机体的影响

一、物质代谢障碍

肝脏是物质代谢的中心,因此,当肝功能不全,特别是肝功能衰竭时,可出现多种代谢紊乱。

(一)低糖血症

肝脏是合成和储存糖原、氧化葡萄糖和产生能量的场所,肝糖原在调节血糖浓度以及维持其稳定中起重要作用。当肝细胞发生弥漫性的严重损害时,由于肝糖原合成障碍及贮存减少,使肝糖原储备明显减少;受损肝细胞内质网葡萄糖-6-磷酸酶活性降低,肝糖原转变为葡萄糖过程障碍;肝细胞灭活胰岛素功能降低,使血胰岛素含量增加,表现为空腹时血糖降低。当血糖低于 $60\sim70$ mg/dL 时,就会出现低血糖症,此时病人感到软弱、疲乏、头晕。低血糖性昏迷常见于急性坏死、肝硬化及肝癌的晚期。

（二）脂类代谢障碍

肝脏参与脂类的消化、吸收、运输、分解与合成等过程。肝内脂肪酸是在线粒体内进行分解的。通过 β-氧化反应，脂肪酸被氧化为乙酰辅酶 A，并产生大量能量；肝脏还能合成甘油三酯和脂蛋白，参与磷脂和胆固醇的代谢等。因此，当肝功能受损时，肝内脂肪氧化障碍或脂肪合成增多，而又不能有效地运出，中性脂肪在肝细胞内堆积导致脂肪肝。此外，当肝细胞受损时，血浆胆固醇的酯化作用减弱，血浆胆固醇酯浓度下降，将胆固醇转化为胆汁酸的能力下降，引起脂类吸收障碍，可出现脂肪泻、厌油等。

（三）低蛋白血症

肝脏与蛋白质代谢的关系极为密切，它是人体蛋白质合成和分解的主要器官，也是血浆蛋白质（包括血浆白蛋白、凝血因子以及多种酶类）的重要来源。因此在肝硬化发生时，由于有效肝细胞总数减少和肝细胞代谢的障碍，白蛋白合成可减少一半以上，以致出现低白蛋白血症，这也是肝性腹水发病的主要机制之一。应激时急性期反应蛋白产生不足，机体防御功能下降。此外，肝脏受损时，某些氨基酸在肝内的分解代谢障碍，导致其在血浆中的含量升高，出现血浆氨基酸失衡，如芳香族氨基酸明显升高而支链氨基酸水平降低。

二、水、电解质代谢紊乱

（一）水肿

肝硬化等严重肝功能不全患者晚期可出现体液的异常积聚，称为肝性水肿。主要表现为腹水形成。随着病情进一步加重，可出现尿少，下肢浮肿。肝性水肿的发生机制主要与下列因素有关：① 肝硬化时，肝细胞、纤维组织的增生及异常吻合支的形成，使门静脉压增高。② 肝功能降低引起低蛋白血症使血浆胶体渗透压下降。导致组织间液生成增多。③ 肝硬化时，肝静脉受挤压扭曲，闭塞引起肝窦内压增高。淋巴循环障碍，组织间液经肝表面渗入腹腔形成腹水。④ 肝脏损害及门脉高压等因素造成血液淤积，有效循环血量减少，肾血流减少，可进一步导致醛固酮和抗利尿激素增多，引起钠水潴留，为促进肝性腹水形成的全身性因素。

（二）低钾血症和低钠血症

肝功能衰竭时，患者常发生低钾血症和低钠血症。低钾血症的发生与醛固酮的作用增强有关，肝功能受损时，醛固酮灭活减弱；同时，因严重肝脏疾患常伴有腹水，导致有效循环血量减少引起醛固酮分泌增加，醛固酮含量增加导致钾随尿排出增多而引起低钾血症。低钾血症以及继发的代谢性碱中毒可诱发肝性脑病。低钠血症则由水潴留引起。在肝功能障碍时，ADH 释放增加、灭活减弱，肾脏排水减少导致稀释性低钠血症。

三、胆汁排泌功能障碍

肝脏的分泌和排泄功能，主要表现为肝细胞对胆汁酸的分泌、胆红素的排泄以及对药物和毒物的排泄作用。因此当肝功能受损时，常因肝脏对胆红素的摄取、酯化、排泄障碍，导致高胆红素血症，患者常伴有皮肤、黏膜及内脏器官等黄染的临床表现，称为黄疸

(jaundice)。由于肝细胞内胆汁器严重的结构与功能障碍致使对胆酸摄取、转运和排泄功能障碍，导致肝内胆汁淤积、反流入血，常表现为黄疸、瘙痒。

四、凝血功能障碍

正常情况下，凝血与抗凝血保持着动态平衡，若平衡失调则发生出血或血栓形成。肝脏在这一动态平衡的调节中起着重要作用，因为肝脏几乎合成全部的凝血因子（除凝血因子Ⅳ为无机钙离子外），及血管内壁上的抗凝血酶如蛋白C、抗凝血酶Ⅲ。此外，许多激活的凝血因子和纤溶酶原激活物等也由肝细胞清除。因此，多种严重肝病常伴有凝血和（或）纤维蛋白溶解异常，易发生出血倾向或出血。

> **病例 15-1**
>
> 男，47岁，肝硬化5年。1天前进食硬食物时出现呕血，经治疗后好转，半天前出现睡眠障碍，并出现幻听和言语不清。
>
> **分析：**
> 1. 针对该病人最可能的诊断是什么？
> 2. 试分析呕血在该病发病中所起的作用。

五、免疫功能障碍

库普弗细胞有很强的吞噬能力，能吞噬血中的异物、细菌、内毒素及其他颗粒物质。这种吞噬能力在纤维粘连蛋白协助下会变得更加强大。门静脉中的细菌约有99％在经过肝窦时被吞噬。因此，库普弗细胞是肝脏抵御细菌、病毒感染的重要屏障。

（一）细菌感染与菌血症

库普弗细胞能产生超氧阴离子以杀灭细菌，产生干扰素以抗病毒，还能合成补体成分和其他细胞毒性物质。补体系统和循环中的吞噬细胞是防御感染的关键。在严重肝功能障碍时，由于补体不足以及血浆纤维连接蛋白减少，库普弗细胞的吞噬功能受损，故感染的几率增加。感染所致的死亡率可达20％～30％。肝病并发感染常见于菌血症、细菌性心内膜炎、尿道感染等。

（二）肠源性内毒素血症

肠道革兰氏阴性细菌释放内毒素，在正常情况下小量间歇地进入门静脉，或漏入肠淋巴并转漏至腹腔，在进入肝脏后迅速被库普弗细胞吞噬而被清除，故不能进人体循环。在严重肝病情况下往往出现肠源性内毒素血症（intestinal endotoxemia）。其原因与下列因素有关：① 通过肝窦的血流量减少：严重肝病时，肝小叶正常结构遭到破坏，肝窦走行和排列失去常态，又由于门脉高压形成，出现肝内、外短路。由于部分血液未接触库普弗细胞，内毒素便可通过肝进入体循环；② 库普弗细胞功能抑制：如伴有淤积性黄疸的肝病患者，肝内淤积的胆汁酸和结合胆红素可抑制库普弗细胞功能，使内毒素血症得以发生；③ 内毒素从结肠漏出过多：结肠壁发生水肿时漏入腹腔的内毒素增多；④ 内毒素吸收过多;严重肝病时肠黏膜屏障可能受损,有利于内毒素吸收入血。

六、生物转化功能障碍

对于体内物质代谢中产生的各种生物活性物质、代谢终末产物,特别是来自肠道的毒性分解产物(如氨、胺类等),以及由外界进入体内的各种异物(药物、毒物等),机体或将它们直接排出体外,或先经生物转化作用(氧化、还原、水解、结合等反应)将其转变成水溶性物质再排出。因此,当肝功能衰竭时,毒物、药物及各种生物活性物质的生物转化效率降低。

值得注意的是,正常有些激素是肝脏内破坏的(称为肝脏对激素的灭活作用),例如雌激素、抗利尿激素、醛固酮等。雌激素在体内降解主要是在肝内进行,雌激素在羟化酶作用下,生成雌三醇,黄体酮被还原为孕二醇。雌三醇和孕二醇在肝内与葡萄糖醛酸或硫酸盐结合,随胆汁和尿排出。动物实验及人体研究证明,肝脏受损害后,对激素的灭活作用减退,使体内及尿内的雌激素含量增加。有些肝病,(如门脉性肝硬化)患者,血与尿中的雌激素都增加,并出现蜘蛛痣(皮肤上以小动脉为中心及其向周围放射状毛细血管组成的一种小血管扩张现象)、肝掌(手掌充血发红)。蜘蛛痣及肝掌的出现,与肝脏的灭活作用减退,体内雌激素增多有关。此外,雌激素破坏减少,男子出现乳房发育,睾丸萎缩;女子可出现月经失调。肝脏损害时,尤其是肝硬化患者,对抗利尿激素和醛固酮的灭活作用减弱,体内抗利尿激素和醛固酮增多是引起水肿及腹水的原因之一。

第三节 肝性脑病的发病机制

一、肝性脑病的概念

肝性脑病(hepatic encephalopathy,HE)是指继发于严重肝脏疾患的中枢神经系统机能障碍所呈现的精神、神经综合病征。它包括从轻度的精神、神经症状、到陷入深度昏迷的整个过程。肝性脑病临床可分为四期,见表 15-1。

表 15-1 肝性脑病临床分期

分期	精神症状	病理体征
一期 (前驱期)	性格改变(欣快或沉默少言,烦躁或淡漠)	扑翼样震颤(让患者平举两上肢,两手呈扑翼样抖动)
二期 (昏迷前期)	精神错乱,行动异常,定向障碍(具体时间、地点、人物辨识不清)	扑翼样震颤、肌张力增强
三期 (昏睡期)	昏睡可唤醒,明显精神错乱	扑翼样震颤、肌张力增强
四期 (昏迷期)	昏迷,一切反应消失,可有阵发性抽搐	无扑翼样震颤,可有病理反射

肝性脑病常见于急性或亚急性重型肝炎(重型病毒性肝炎、中毒),肝硬化和肝癌的晚期以及一部分门-体分流手术后的病人,上述情况造成的肝功能严重损害和门体分流是导致肝性脑病的重要原因。肝功能受到严重损害,不能消除血液中有毒的代谢产物;由于门腔静脉分流术或自然形成的侧支循环,使门静脉中的有毒物质不经过肝脏这个起屏障作用的重要脏器,而进入体循环,从而引起中枢神经系统代谢紊乱。

急性型肝性脑病,起病急骤,迅速出现躁动、谵妄以至昏迷,大多数短期内死亡。多见于重型病毒性肝炎及中毒性肝炎引起的广泛而急剧的肝细胞破坏。

慢性型肝性脑病,起病较缓,往往有明显的诱因(如上消化道出血),常在慢性肝疾患(如肝硬化)或门腔静脉分流术后的基础上发生。

二、肝性脑病的发病机制

目前认为肝性脑病的发生与严重肝脏疾病和门-体侧支循环形成和(或)手术分流时的物质代谢障碍和肝脏解毒功能障碍有关,即由于物质代谢障碍和毒性物质侵入神经系统导致脑细胞的代谢和功能发生障碍,从而引起肝性脑病的发生。迄今为止,共提出的肝性脑病发病机制的学说主要有:氨中毒学说、假性神经递质学说、血浆氨基酸失衡学说和 γ-氨基丁酸学说。兹分述如下:

(一)氨中毒学说

临床上 60%~80%的肝硬化和肝性脑病患者可检测到血氨增高,且血氨的升高往往与临床症状相平行。相反,经降血氨治疗后,患者肝性脑病的症状明显得到缓解,表明血氨增高对肝性脑病的发生发展起十分重要的作用。正常情况下,血氨主要来源于肠道内含氮物质的分解,通过鸟氨酸循环生成尿素而被解毒(图 15-1),合成的尿素再由肾排出体外。当肝脏功能严重受损时,血氨产生增多,尿素合成发生障碍,致使血氨水平升高;增高的血氨通过血脑屏障进入脑组织,主要干扰脑细胞的功能和代谢,从而引起脑功能障碍,这就是氨中毒学说(ammonia intoxication hypothesis)的基本论点。

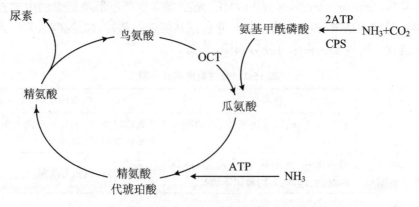

OCT:鸟氨酸氨基甲酰转移酶　CPS:氨基甲酰磷酸合成酶

图 15-1　肝脏合成尿素的鸟氨酸循环

1. 血氨升高的原因

（1）血氨清除不足。① 肝功能不全时，由于代谢障碍，ATP 供给不足以及肝内多酶系统受损害，导致鸟氨酸循环障碍，尿素合成能力降低；② 肝硬化时，由于门静脉高压，门-体侧支循环形成，由肠道吸收进入门静脉血的氨，绕过肝脏经侧支循环直接流入体循环。

（2）血氨生成增多。肝功能障碍时，许多因素可引起血氨生成增多，其中以肠道产氨增多为主。门脉高压时，可因胃肠道黏膜瘀血水肿或胆汁分泌减少，而使消化吸收功能减弱，胃肠运动迟缓，未经消化的蛋白成分在肠道潴留；同时胆汁分泌减少使细菌丛生，肠菌分泌的氨基酸氧化酶和尿素酶增多，致使肠内蛋白质及其含氮的分解产物，受细胞作用（腐败），产氨增多，特别在进食高蛋白膳食或上消化道出血时，将更加重血氨的升高。肝性脑病患者昏迷前，出现明显的躁动不安、震颤等肌肉活动增强的表现，肌肉组织中腺苷酸分解产氨增强；另外，肝功能不全晚期常伴有肾功能障碍，血液中尿素和非蛋白氮类含量高于正常，经肠壁弥散入肠腔的尿酸增加，再经肠菌分解产氨增多。

除上述因素外，肠腔的 pH 值影响血氨的吸收。当肠腔中 pH 值偏低，氨与 H^+ 结合成不易被吸收的 NH_4^+ 随粪便排出。据此临床常给病人口服乳果糖，在肠腔中分解成乳酸和醋酸，降低 pH 值，即所谓的酸透析。

2. 氨对脑组织的毒性作用

氨可以自由通过血脑屏障进入脑内。血氨增高，氨入脑增多。一般认为，氨影响脑组织的生理功能并导致肝性脑病发生的机制可能与下列作用环节有关（图 15-2）：

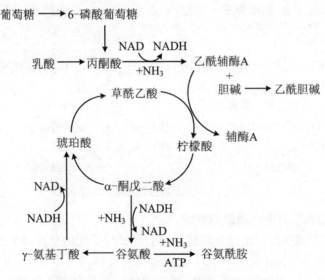

图 15-2　氨对脑能量代谢及神经递质的影响

（1）干扰脑细胞的能量代谢。氨可抑制丙酮酸脱羧酶，使乙酰辅酶 A 减少，影响三羧酸循环；氨可与三羧酸循环的中间代谢物 α-酮戊二酸结合，生成谷氨酸，进一步与氨结合形成谷氨酰胺。反应过程中消耗了 NADH 和 ATP。由于血氨升高干扰了脑细胞葡萄糖生物氧化的正常进行，使脑中的 ATP 量减少，脑组织生理活动因而受到影响并出现肝性脑病。

（2）影响神经递质的产生和神经递质间的相互平衡。导致兴奋性神经递质如乙酰胆碱和谷氨酸减少、抑制性神经递质如谷氨酰胺和 γ-氨基丁酸增多，加深对中枢的抑制作用。

（3）干扰神经细胞的功能及其电活动。主要是干扰神经细胞膜上 Na^+-K^+-ATP 酶的活性，使 K^+ 内流减少，干扰神经元的兴奋和传导过程。

（二）假性神经递质学说

临床和实验研究发现，部分肝性脑病患者血氨正常或降氨治疗的效果差，这说明肝性脑病可能还存在其他一些因素的作用。于是有研究者对氨中毒学说的观点提出了怀疑，并认为肝性脑病的发生可能与中枢神经系统正常的神经递质被假性神经递质所取代有关。假性神经递质学说认为，肝性昏迷的发生是由于假性神经递质在脑干网状结构的神经突触部位堆积，使神经突触部位冲动的传递发生障碍，从而引起神经系统的功能障碍而导致昏迷的。

1. 假性神经递质及其生成

假性神经递质（false neurotransmitter）是指结构与正常神经递质极为相似，能与正常神经递质竞争结合同一受体，但缺乏或具有极弱的传递信号的能力，这样的一类由芳香族氨基酸代谢产生的物质，如苯乙醇胺和羟苯乙醇胺，称为假性神经递质（图 15-3）。食物中的芳香族氨基酸如苯丙氨酸及酪氨酸，在肠道细菌氨基酸脱羧酶的作用下分别生成苯乙胺和酪胺，正常情况下在肝脏经单胺氧化酶系统分解。当肝功能障碍时未被降解，进入体循环，通过血-脑屏障进入脑组织，在非特异 β-羟化酶作用下生成苯乙醇胺和羟苯乙醇胺。

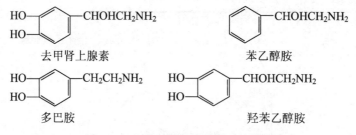

图 15-3　正常及假性神经递质的结构

2. 假性神经递质对中枢功能的影响

去甲肾上腺素和多巴胺是脑干网状结构上行激动系统的重要神经递质，对维持大脑皮层的兴奋性，即保持机体觉醒状态十分重要。假性神经递质增多，可竞争性地取代去甲肾上腺素和多巴胺，而被神经元摄取、储存、释放，但其生理作用较正常神经递质弱得多，进而使网状结构上行激动系统功能障碍，导致大脑皮层从兴奋转入抑制，出现意识障碍和昏迷。

（三）血浆氨基酸失衡学说

研究发现，在肝性昏迷发生之前或发生之中，脑内假性神经递质和（或）抑制性神经递质增多。这种变化与血浆中氨基酸的改变有关。血浆支链氨基酸/芳香族氨基酸之比值在正常人、狗和大鼠接近 3～3.5，而肝性脑病患者血中氨基酸含量有明显的改变，表现为支链氨基酸(亮氨酸、异亮氨酸、缬氨酸)减少，而芳香族氨基酸(苯丙氨酸、酪氨酸、色氨酸)增多，两者比值为 0.6～1.20。若用中性氨基酸混合液将此比值矫正到 3～3.5，中枢神经系统功能即会得到改善。

1. 支链氨基酸降低、芳香族氨基酸增多的机制

血中支链氨基酸的减少主要与血胰岛素增多有关。胰岛素具有促进肌肉和脂肪组织摄取、利用支链氨基酸的功能，在肝脏灭活。当肝功能障碍或有门-体分流时，肝对胰岛素的灭活明显减弱，导致血浆胰岛素含量升高。因此，支链氨基酸在胰岛素含量增加后其摄取和利用增加，血中的含量减少。血中芳香族氨基酸增加除与肝功能障碍时芳香族氨基酸在肝内转化为糖的能力减弱有关外，尚与胰岛素/胰高血糖素的比值下降有关。实际上在肝功能障碍时，二者在血中均有增加，但以胰高血糖素增高更为显著，二者比值下降。由于胰高血糖素具有增强组织蛋白分解代谢的作用，致使大量芳香族氨基酸由肝脏和肌肉释放入血，而肝脏又失去降解芳香族氨基酸的能力，从而导致血中芳香族氨基酸增高。

2. 血浆氨基酸失衡对中枢的毒性作用

芳香族氨基酸和支链氨基酸均为电中性氨基酸，二者借助同一载体通过血脑屏障。在肝功能严重障碍时，血浆中高浓度的芳香族氨基酸将抑制脑细胞对支链氨基酸的摄取，竞争进入脑细胞增多。脑内酪氨酸、苯丙氨酸和色氨酸增多时，或通过抑制酪氨酸羟化酶，或通过抑制多巴脱羧酶使多巴胺和去甲肾上腺素合成减少，同时在芳香族氨基酸脱羧酶作用下，分别生成酪胺和苯乙胺，并经 β-羟化酶作用，最终生成假性神经递质苯乙醇胺和羟苯乙醇胺。

总之，苯丙氨酸、酪氨酸、色氨酸大量进入脑细胞，使假性神经递质生成增多，并抑制多巴胺和去甲肾上腺素的合成，最终导致肝性脑病发生。血浆氨基酸失衡学说认为脑中的假性神经递质不单纯来自肠道，而脑组织本身在芳香族氨基酸浓度很高的情况下也可以合成假性神经递质。此外，肝性脑病的发生可能是由于假性神经递质的蓄积取代了正常神经递质，也可能是由于脑内去甲肾上腺素合成受抑制，亦可能是由于两者综合作用的结果。因此，血浆氨基酸失衡学说是假性神经递质学说的补充和发展。

（四）GABA 学说

GABA(γ-amino butyric acid)被认为是哺乳动物最主要的抑制性神经递质。1980 年 Schafer 等首先在家兔实验性肝性脑病中发现外周血清 GABA 水平升高。在发生肝性昏迷的动物和患者均发现 GABA 受体数量增多。

γ-氨基丁酸主要来源于肠道，由谷氨酸经肠道细菌脱羧酶催化形成，被肠壁吸收经门静脉入肝，被肝脏摄取、清除。肝功能衰竭时，GABA 将会过多地通过肝脏或绕过肝脏进入体循环，使血中 GABA 浓度增高，通过通透性增强的血脑屏障进入中枢神经系统，导致突触后神经元膜上的 GABA 受体增加并与之结合，使氯离子通道开放，氯离子进入神经细胞内增多，神经元静息电位呈超极化状态，引起突触后抑制，造成中枢神经系统功能抑制。

　　除上述因素在肝性脑病发病中起重要作用外,许多蛋白质和脂肪的代谢产物如硫醇、短链脂肪酸、酚等对肝性脑病的发生、发展也有一定作用。总之,目前还没有一种机制能圆满地解释临床上所有肝性脑病的发生机制,可能是多种毒物共同作用的后果,其确切机制有待于进一步研究。

三、肝性脑病发生的常见诱因

　　凡是能增加体内毒性物质生成和(或)加重脑代谢、功能障碍的因素,都可成为肝性脑病的诱因。

　　1. 消化道出血

　　肝硬化患者常伴有食管下端和胃底部静脉曲张,最易发生上消化道出血。血液流入胃肠道,导致血氨及其他有毒物质明显增高。加上失血后低血容量、缺血、缺氧,加重肝脏和脑功能障碍,诱发肝性脑病。

　　2. 碱中毒

　　肝功能不全时,体内易发生呼吸性和代谢性碱中毒,促进氨的生成与吸收,引起血氨增高。

　　3. 感染

　　肝功能不全时,由于肝脏库普弗细胞功能减弱,常伴发严重感染及内毒素血症。细菌及其毒素加重肝实质损伤;体内分解代谢增强导致产氨增多及血浆氨基酸失衡。

　　4. 肾功能障碍

　　肝功能不全晚期常伴发肝肾综合征,一旦发生,使经肾脏排出的毒性物质减少,血中有毒物质增多。

　　5. 高蛋白饮食

　　肝功能不全时,肠道对蛋白质的消化吸收功能降低,若一次摄入较多蛋白质,蛋白被肠道细菌分解,产生大量氨及有毒物质,吸收入血增多,诱发肝性脑病。

　　6. 镇静剂

　　安定及巴比妥类镇静药能增强 GABA 的抑制效应,促进或加重肝性脑病。

病例 15-2

　　王某,男,患肝硬化 5 年,平时状态尚可。1 天前进食不洁肉食后,出现高热、频繁呕吐和腹泻,继之出现说胡话,扑翼样震颤,最后进入昏迷。

分析:

　　试分析该患者发生肝性脑病的诱发因素。

第四节　肝性脑病的防治原则

　　肝性脑病是肝功能不全发展至晚期失代偿阶段的最终临床表现,死亡率高。鉴于肝性脑病的发病机制较为复杂,而且其发病是多因素综合作用的结果,因此防治措施也应是综合性的,其中清除和预防诱因是防治肝性脑病的易行而有效措施,同时防治并发症也尤为重要。

一、消除诱因

谨防诱因的出现,无论对尚未发生肝性脑病的肝功能严重障碍的患者,或是已经发生肝性脑病的病例,都是十分重要的。主要措施有:避免进食粗糙、坚硬或刺激性食物,预防上消化道出血,一旦出血应及时止血,同时给以泻药或清洁灌肠,使积血迅速全部排出;严格限制蛋白质摄入量,在限制蛋白质的同时可增加葡萄糖和维生素等营养物质;防治便秘,以减少肠道有毒物质吸收入血;纠正碱中毒;慎用镇静剂和麻醉剂,即使使用最低量,也要警惕药物蓄积的可能。

二、降低血氨

多年来临床上常用谷氨酸、精氨酸等药物来降低血氨。谷氨酸的作用在于可结合氨生成谷氨酰胺;精氨酸的作用则在于维持鸟氨酸循环,促进尿素合成,但效果均不理想。应用口服乳果糖来控制肠道产氨,可减少氨的吸收。应用肠道不吸收或很少吸收的抗生素,以抑制肠道菌群繁殖。

三、增强正常神经递质的功能

补充正常神经递质,使其与脑内假性神经递质竞争,从而恢复正常的神经系统功能。目前多采用左旋多巴,因为它易于通过血脑屏障进入中枢神经系统,并转变为正常神经递质多巴胺而发挥效应。

此外,也可应用含有高支链氨基酸、低芳香族氨基酸再加精氨酸的混合氨基酸制剂,通过恢复血氨基酸平衡来治疗肝性脑病。应用苯二氮䓬受体拮抗剂,此类药物可阻断GABA 的毒性作用。

第五节　肝肾综合征

一、概念及分类

严重急、慢性肝功能不全患者,在缺乏其他已知肾功能衰竭病因的临床、实验室及形态学证据的情况下,可发生一种原因不明的肾功能衰竭。表现为少尿、无尿、氮质血症等,将这种继发于严重肝功能障碍的肾功能衰竭称为肝肾综合征(hepatorenal syndrome,HRS)。肝肾综合征是肝功能不全独特的综合征,亦是一种极为严重的并发症,其发生率较高。

根据肾损害和功能障碍的特点将肝肾综合征分为功能性肝肾综合征(functional

hepatorenal syndrome)和器质性肝肾综合征(parenchymal hepatorenal syndrome)。功能性肝肾综合征以严重的肾脏低灌流为特征,临床表现为少尿、低钠尿、高渗透压尿、氮质血症等。一旦肾灌流量增多,则肾功能迅速恢复。若功能性肝肾综合征得不到及时治疗或持续时间较长,可因肾小管缺血、缺氧,发生器质性肝肾综合征,其主要病理变化是肾小管坏死。

二、肝肾综合征的发生机制

肝肾综合征的发病机制较为复杂,主要是肾血流量减少、外周动脉扩张,肾小球滤过率降低所致。随着近年来对肝功能不全的研究进展,逐渐揭示了门脉高压、腹水形成、消化道出血、感染及血管活性物质平衡紊乱等,在肝肾综合征的发病中起着重要的作用。

（一）有效循环血容量减少

严重肝功能不全患者,常合并门脉高压、腹水,使大量血液淤积在门脉系统所属的内脏血管床内;而消化道出血、感染、利尿、腹腔放液等均可使有效循环血量下降,肾灌注量减少,肾小球毛细血管血压降低,导致肾小球有效滤过压减小而发生少尿。

（二）血管活性物质的作用

肝功能不全时,由于有效血容量减少,使平均动脉压降低,导致肾血流减少,其结果引起血管活性物质的变化,作用于肾血管使肾血流发生重新分布,即皮质肾单位的血流明显减少,而较大量的血流转入近髓肾单位,最终造成肾小球滤过率下降,肾小管对钠、水的重吸收增加。这可能是发生功能性肝肾综合征的重要原因。

1. 交感神经系统活动增强

肝功能不全时,由于有效血容量减少,反射性使交感神经系统兴奋,由此可继发肾交感神经活动增强。交感神经系统活动增强不仅造成肾灌流减少使肾小球滤过率降低,同时引起肾内血流重分配使肾小球滤过分数增加,导致近曲小管对钠、水的重吸收增多,进一步加重钠、水潴留。

2. 肾素-血管紧张素-醛固酮系统活性增强

有效血容量下降、肾血流减少及交感神经兴奋等均可激活肾素-血管紧张素-醛固酮系统,使醛固酮分泌增多,加之肝功能障碍对醛固酮的灭活减少,而加重醛固酮在体内蓄积。AngⅡ增高促进肾血管收缩,肾小球滤过率降低;高醛固酮血症则促进钠、水潴留。

3. 激肽系统活性降低

激肽原经激肽释放酶水解为缓激肽,缓激肽具有明显的拮抗 AngⅡ对肾血管的收缩作用。由于肝功能不全时激肽释放酶的生成减少,使肾内缓激肽及其他激肽类等肾内扩血管物质相对缺乏,使缩血管物质效应明显增强。

4. 前列腺素类与血栓素 A_2 平衡失调

肾脏是产生前列腺素类(prostaglandins,PGs)的主要器官,其代谢产物 PGE_2 和前列环素(prostacyclin,PGI_2)具有强烈的扩血管作用,并可使血小板解聚。血栓素 A_2(thromboxaneA_2,TXA_2)主要在血小板内合成,具有强烈的缩血管作用及促使血小板集聚的作用。正常情况下,PGs 及 TXA_2 的产生和释放处于动态平衡,以维持血管张力和血小板的功能。当肝功能不全时，由于肾缺血使肾脏合成 PGs 减少；而血小板易发生集聚反应，释放 TXA_2 增多，导致肾内缩血管因素占优势，使肾血管收缩，加重肾缺血。

5. 假性神经递质蓄积

当严重肝功能不全时，会有假性神经递质在外周神经系统蓄积，并取代外周神经末梢的正常神经递质-去甲肾上腺素，引起皮肤、肌肉等组织内的小动脉扩张，从而加重肾缺血，诱发肝肾综合征。

6. 内毒素血症

肝功能障碍时，因肝脏清除内毒素功能障碍而发生内毒素血症，存活者的内毒素血症一旦消失，肾功能随之改善。内毒素血症在功能性和器质性肝肾综合征的发生发展中起重要的作用。其作用机制可能是：内毒素使交感神经兴奋，儿茶酚胺释放增加，肾动脉发生强烈收缩，导致肾缺血；内毒素损伤血管内皮细胞并刺激 TXA_2 生成增多，造成肾微血管内凝血，引起肾功能障碍及肾小管坏死等。

综上所述，肝功能衰竭时所发生的肾血管收缩因素可归纳为两大类：一类是肝功能严重障碍时产生的毒质如内毒素不能及时经肝脏清除；一类是低血容量与门脉高压引起的有效循环血容量减少。通过交感-肾上腺髓质系统和肾素-血管紧张素系统激活以及舒血管物质减少共同导致肾血管持续收缩，最终形成肾小球滤过率降低、肾血流重分布致肝肾综合征。

病例 15-3

患者，男，62 岁，20 年前患过甲型肝炎，后治愈。5 年前出现进食时上腹部不适感加重，症状反复持续至今。1 天前在饭店进食大量肉类后出现恶心、呕吐，进而出现神志恍惚、烦躁不安。急诊入院。查体：神志恍惚，步履失衡，烦躁不安，皮肤、巩膜黄染，颈静脉怒张。腹稍隆，肝可触及，质硬，边缘较钝。食道钡餐显示食道下段静脉曲张。化验：血氨 120 $\mu g/dL$。

分析：

1. 患者可能患什么疾病？说明依据及发生机制。
2. 患者主要临床表现是如何产生的？

思考题

1. 简述肝功能衰竭对机体的影响。
2. 肝性脑病的氨中毒学说主要内容是什么？
3. 为什么说氨基酸失衡学说是假性神经递质学说的补充和发展？
4. 肝性脑病的常见诱因有哪些？
5. 什么是肝肾综合征？简述其发生机制。

（杨 帆 李 伟）

第十六章　肾功能衰竭

肾脏是机体重要的排泄与内分泌器官,具有排泄体内代谢产物、药物、毒物和解毒产物以及调节体内水、电解质、酸碱平衡的功能。此外,肾脏还能分泌肾素、前列腺素、促红细胞生成素、1,25-二羟维生素 D_3(1,25-$(OH)_2VD_3$),并灭活甲状旁腺激素和胃泌素等,借以调节机体的重要生理功能。因此肾脏又是一个多功能器官,它在维持人体内环境的稳定性中起着重要的作用(图 16-1)。

当各种病因引起肾功能严重障碍时,人体内环境就会发生紊乱,其主要表现为代谢产物、药物和毒物在体内蓄积,水、电解质和酸碱平衡紊乱,并伴有尿量和尿质的改变以及肾脏内分泌功能障碍等一系列病理生理变化,这就是肾功能不全(renal insufficiency)或肾功能衰竭(renal failure)。

肾功能不全与肾功能衰竭只是程度上的差别,没有本质上的区别。前者是指肾脏功能障碍由轻到重的全过程,后者则是肾功能不全的晚期阶段。但在实际应用中,这两个概念又往往是通用的。根据发病的急缓和病程长短,可将肾功能衰竭分为急性和慢性两类。急、慢性肾功能衰竭发展到严重阶段即出现尿毒症。

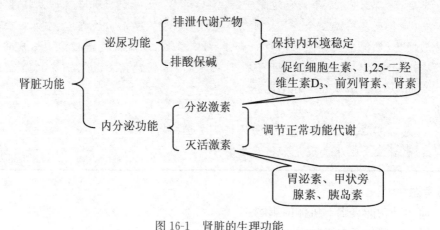

图 16-1　肾脏的生理功能

第一节　肾功能衰竭的基本发病环节

各种病因引起肾功能衰竭的基本环节是肾小球滤过功能障碍、肾小管功能障碍和肾脏的内分泌功能障碍。

一、肾小球滤过功能障碍

肾脏滤过功能以肾小球滤过率(glomerular filtration rate,GFR)来衡量,正常约为125 mL/min。GFR受肾血流量、肾小球有效滤过压及肾小球滤过膜的面积和通透性等因素的影响。

(一)肾血流量减少

正常成人两肾共重仅 300 g 左右,但其血液灌流量却高达心输出量的 20%～30%,即两侧肾脏的血液灌流量约为 1200 mL/min。其中约 94% 的血液流经肾皮质,6% 左右的血液流经肾髓质。实验证明,当全身平均动脉压波动在 10.7～24 kPa(80～180 mmHg)时,通过肾脏的自身调节,肾脏血液灌流量仍可维持相对恒定。但当平均动脉压低于8.0 kPa(60 mmHg)(例如在休克时)时,肾脏血液灌流量即明显减少,并有肾小动脉的收缩,因而可使 GFR 减少,并可使肾小管因缺血缺氧而发生变性、坏死,从而加重肾功能不全的发展。此外,肾脏内血流分布的异常,也可能是造成肾功能不全的重要原因。其主要表现为肾皮质血流量明显减少,而髓质血流量并不减少,甚至可以增多,这可见于休克、心力衰竭等。

(二)肾小球有效滤过压降低

肾小球有效滤过压＝肾小球毛细血管血压－(肾小球囊内压＋血浆胶体渗透压)(图 16-2)。在大量失血、脱水等原因引起休克时,由于全身平均动脉压急剧下降,而肾小球毛细血管血压也随之下降,故肾小球有效滤过压降低,GFR 减少。此外,肾小球入球及出球小动脉的舒缩状态,也会影响肾小球有效滤过压及滤过率。当入球小动脉舒张或出球小动脉收缩时,可提高肾小球毛细血管血压,故 GFR 增多;反之,当入球小动脉收缩或出球小动脉舒张时,则会降低肾小球毛细血管血压而使 GFR 减少。

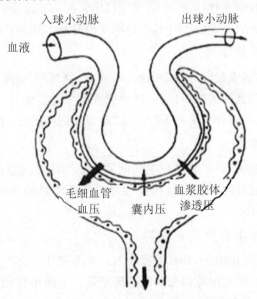

图 16-2　肾小球有效滤过压示意图

肾小球囊内压一般比较恒定,然而在尿路梗阻、管型阻塞肾小管以及肾间质水肿压迫肾小管时,则会引起囊内压升高,肾小球有效滤过压降低,原尿形成减少。

血浆胶体渗透压与血浆白蛋白含量有关。血浆胶体渗透压的变化对肾小球有效滤过压的影响并不明显。因为血浆胶体渗透压下降后,组织间液的形成增多,可使有效循环血量减少,进而通过肾素-血管紧张素系统使肾脏入球小动脉收缩而降低肾小球毛细血管血压。可见在血浆胶体渗透压下降时,肾小球有效滤过压不会发生明显改变。而在大量输入生理盐水,引起循环血量增多和血浆胶体渗透压下降时,则会造成肾小球有效滤过压及 GFR 增高,出现利尿效应。

(三)肾小球滤过面积减少

成人两肾约有 200 万个肾单位,肾小球毛细血管总面积估计约为 $1.6\ m^2$,接近人体总体表面积,因而能适应每天约 180 L 的肾小球滤过量。在病理条件下,如慢性肾炎引起肾小球大量破坏后,因肾小球滤过面积极度减少,可使 GFR 明显减少而导致肾功能衰竭。

(四)肾小球滤过膜通透性改变

肾小球滤过膜具有三层结构,由内到外为:内皮细胞,基底膜和肾小球囊脏层上皮细胞(足细胞)。滤过膜通透性的大小与其结构和电荷屏障有关。当炎症、缺氧和免疫复合物沉积等因素破坏滤过膜完整性或降低其负电荷时,可导致通透性增高,这是引起蛋白尿和血尿的重要原因。

二、肾小管功能障碍

肾小管具有重吸收、分泌和排泄的功能。在肾缺血、缺氧、感染及毒物作用下,可以发生肾小管上皮细胞变性甚至坏死,从而导致泌尿功能障碍。此外,在醛固酮、抗利尿激素、利钠激素及甲状旁腺激素作用下,也会发生肾小管的功能改变。

由于肾小管各段的结构和功能不同,故各段受损时所出现的功能障碍亦各异。

(一)近曲小管功能障碍

近曲小管上皮细胞能重吸收原尿中的水、葡萄糖、氨基酸、磷酸盐、蛋白质、钠、钾等,因此,近曲小管重吸收功能障碍时,可引起肾小管性酸中毒。此外,近曲小管具有排泄功能,能排泄对氨马尿酸、酚红和青霉素等物质,故排泄功能障碍时,上述物质在体内潴留。

(二)髓袢功能障碍

髓袢通过对 NaCl 的重吸收,形成肾髓质间质的高渗状态,此高渗状态是造成尿液浓缩的重要生理条件。当髓袢功能障碍,如慢性肾盂肾炎使肾髓质高渗状态破坏时,可出现多尿、低渗尿或等渗尿。

(三)远曲小管和集合管功能障碍

远曲小管在醛固酮的作用下,具有重吸收 Na^+ 和分泌 H^+、K^+ 和 NH_3 的功能。远曲小管功能障碍可导致钠、钾代谢障碍和酸碱平衡紊乱。远曲小管和集合管在髓质高渗区受 ADH 的调节而完成肾脏对尿浓缩与稀释功能。集合管的功能障碍可引起肾性尿崩症。

三、肾脏内分泌功能障碍

(一)肾素-血管紧张素-醛固酮系统

肾素由近球细胞分泌。全身平均动脉压降低、脱水、肾动脉狭窄、低钠血症、交感神经紧张性增高等,可分别通过对入球小动脉壁牵张感受器、致密斑钠受体以及直接对近球细胞的作用而引起肾素释放增多。肾素进入血液循环后,即使由肝细胞生成的血管紧张素原分解成为血管紧张素 I;后者在转化酶的作用下形成血管紧张素 II(angiotensin II,Ang II);血管紧张素 II 在血管紧张素酶 A 的作用下,分解而形成血管紧张素Ⅲ。Ang II 具有明显的收缩血管和促进肾上腺皮质分泌醛固酮的作用。在休克、脱水等肾前性因素的作用下,肾素-血管紧张素-醛固酮系统活性即可增加,从而可提高平均动脉压,促进钠水潴留,因而具有代偿意义。但如血管紧张素形成过多,作用延续过久,则也可因肾脏血管的过度收缩而使肾小球血液灌流量和 GFR 显著减少,从而造成肾脏泌尿功能严重障碍。肾脏疾病如肾小球肾炎、肾小动脉硬化症等,均可使肾素-血管紧张素系统活性增强,从而引起肾性高血压,醛固酮分泌过多,则是造成体内钠、水潴留的重要发病因素。

(二)促红细胞生成素

促红细胞生成素(erythropoietin,EPO)是由肾脏皮质形成的一种激素,具有促进骨髓造血干细胞分化成原始红细胞,加速幼红细胞增殖分化,促进血红蛋白合成等作用。因此当肾脏疾病使 EPO 形成减少时,就可引起贫血,这是慢性肾炎引起贫血的重要原因之一。

(三)1,25-二羟维生素 D_3

维生素 D_3 本身并无生物学活性,它在体内首先必须在肝细胞微粒体中经 25-羟化酶系统羟化而生成 25-(OH)-D_3,然后,25-(OH)-D_3 在肾脏近曲小管上皮细胞线粒体中,经 1-羟化酶系统进一步羟化生成 1,25-$(OH)_2$-D_3,才具有生物学活性。1,25-$(OH)_2$-D_3 进入血液循环后,就能作用于远隔靶组织而显示其生理功能,例如促进肠道对钙、磷的吸收,促进成骨作用等等。因此可以把肾脏形成 1,25-$(OH)_2$-D_3 看成是肾脏的内分泌功能。在慢性肾功能衰竭时,由于肾脏生成 1,25-$(OH)_2$-D_3 减少,故肠道对钙的吸收减少,因而可发生低钙血症。这种低钙血症用维生素 D 治疗并无效果。

第二节　急性肾功能衰竭

急性肾功能衰竭(acute renal failure,ARF)是指各种原因引起肾脏泌尿功能在短期内急剧降低,以致不能维持内环境稳定,从而引起水、电解质和酸碱平衡紊乱以及代谢产物蓄积的综合征。主要表现为肾小球滤过率(GFR)迅速下降,尿量和尿成分的改变、氮质血症、高钾血症和代谢性酸中毒等。

一、病因与分类

通常将急性肾功能衰竭的病因分为三类：肾前性、肾性和肾后性(图 16-3)。

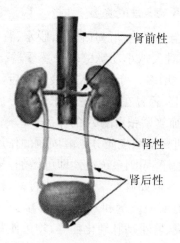

图 16-3　急性肾功能衰竭的分类

(一)肾前性急性肾功能衰竭

任何原因引起的肾脏血液灌流量急剧减少而导致的泌尿功能障碍,此时肾脏无器质性病变,如肾灌流量及时恢复,则肾功能也随即恢复正常。但若肾缺血持续过久,导致肾小管缺血性坏死,即可转为肾性 ARF。

1. 细胞外液大量丢失

创伤、外科手术、消化道出血、产后大出血等;经胃肠道丢失:剧烈的呕吐、腹泻、胃肠引流等;经肾丢失:糖尿病、利尿剂使用不当、肾上腺皮质功能不全等;经皮肤丢失:大量出汗、大面积烧伤等。

2. 心输出量减少

严重心力衰竭、心肌梗死、严重心律失常、心包填塞等。

3. 血管床容积扩张

败血症、过敏性休克、麻醉、应用降压药物等。

(二)肾性急性肾功能衰竭

由于各种原因引起肾实质病变而产生的急性肾功能衰竭。最常见的原因是持续性肾缺血和肾毒物引起的急性肾小管坏死。

1. 急性肾小管坏死

持续肾缺血、肾中毒,如:重金属、某些抗生素、磺胺类药物、蛇毒、血红蛋白和肌红蛋白及内毒素等。

2. 肾小球或肾血管疾病

急性肾小球肾炎、急进性肾炎、恶性小动脉肾硬化症等。

3. 急性间质性病变

过敏性:磺胺类、头孢菌素、吲哚美辛等、急性肾盂肾炎等。

（三）肾后性急性肾功能衰竭

由于下泌尿道（从肾盏到尿道口任何部位）梗阻引起的急性肾功能衰竭。多见于尿路阻塞，如结石、肿瘤等，常为双侧阻塞，前列腺肥大、输尿管狭窄等。肾后性 ARF 早期无肾器质性损伤，若能及时解除梗阻，则肾功能也随即恢复正常。

病例 16-1

　　男，47 岁. 因呕吐、腹泻、低热而就诊。应用庆大霉素治疗后，发现尿量减少，伴乏力、头晕。实验室检查尿蛋白阳性，血清钾 7.0 mmol/L。

分析：

　　1. 该病例最可能的诊断是什么？

　　2. 最应采取的治疗手段是什么？

二、发病机制

尽管各种原因引起的急性肾功能衰竭的发病机制有所不同，但其都有肾小球滤过率（glomerular filtration rate，GFR）降低，因此，GFR 降低被认为是 ARF 发生的关键环节。GFR 降低不仅与肾小球的功能紊乱有关，而且还涉及肾小管、肾血管的功能障碍。下面主要阐述少尿型急性肾功能衰竭的发病机制（图 16-4）。

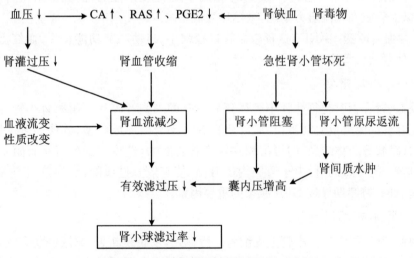

图 16-4　急性肾功能衰竭发病机制示意图

（一）肾缺血（肾血流灌注不足）

持续性肾缺血是 ARF 初期的主要发病机制。造成肾缺血主要与肾灌注压降低、肾血管收缩和肾血液流变学变化有关。

1. 肾灌注压下降

肾血流量有自身调节（主要是前列腺素系统），当动脉血压在 10.7～21.3 kPa（80～

160 mmHg)范围内变动时,肾血管通过自身调节,使肾血流量和 GFR 保持稳定。当全身血压下降到 6.7～9.3 kPa(50～70 mmHg)时,肾血流失去自身调节,肾血液减少 1/2,GFR 降低 2/3;当全身血压下降至 5.33 kPa(40 mmHg)时,肾血液灌注量和 GFR 几乎降为零。肾前性 ARF 时,动脉血压常低于 80 mmHg,肾血管失去自身调节肾血流量减少,肾小球毛细血管血压下降使肾小球有效滤过压减小,导致少尿或无尿。

2. 肾血管收缩

(1)肾素-血管紧张素系统激活。有效循环血量降低,交感神经兴奋的直接刺激等均可引起肾素分泌增加,继而血管紧张素Ⅱ增加,使肾血管收缩,从而导致 GFR 降低。

(2)儿茶酚胺增加。休克或严重创伤时,机体交感-肾上腺髓质系统兴奋,血中儿茶酚胺急剧增加。因皮质肾单位的入球小动脉对儿茶酚胺敏感性高,故肾皮质外层血流量明显减少。

(3)肾髓质间质细胞合成前列腺素减少。肾缺血、肾中毒时,肾髓质间质细胞合成的具有显著舒血管作用的前列腺素 E_2(PGE$_2$)减少,而血栓素 A_2(thromboxane A_2,TXA$_2$)相对增加,结果导致肾血管痉挛、收缩,阻力增加并且微血管内血栓形成和阻塞。

3. 血液流变学的变化

(1)血液黏滞度升高。ARF 时,血中纤维蛋白原增多、红细胞聚集及其变形能力下降、红细胞破裂及血红蛋白释出、血小板聚集等均可引起血液黏滞度升高,影响肾小球毛细血管床的微循环状态,造成 GFR 下降。

(2)白细胞与肾血管阻力。ARF 时,由于白细胞变形能力降低,黏附血管壁能力增高,造成微血管阻塞血流阻力增加,微循环灌流量减少。

(3)微血管改变。ARF 时,肾微血管口径缩小、自动调节功能丧失、血红蛋白附壁,这些变化使肾微血管痉挛、增厚,加重肾缺血。

(二)肾小管阻塞

肾缺血、肾毒物引起急性肾小管坏死后脱落的细胞及碎片可阻塞肾小管,溶血性疾患或挤压综合征使大量血红蛋白、肌红蛋白在肾小管内形成管型,其他如多发性骨髓瘤本周蛋白、磺胺等药物结晶,均可沉积在肾小管管腔内,造成广泛的肾小管阻塞,使原尿不易通过,形成少尿;同时,由于管腔内压升高,使有效滤过压降低,导致 GFR 降低。管型阻塞是 ARF 持续期导致 GFR 减少的重要因素。

(三)肾小管原尿反流

肾缺血、肾毒物引起肾小管上皮细胞广泛坏死,基底膜断裂,原尿经断裂的基底膜扩散到肾间质,直接造成尿量减少,而且回漏的原尿能引起肾间质水肿,压迫肾小管和肾小管周围的毛细血管。肾小管受压,阻塞加重,阻碍原尿在肾小管内通过并造成囊内压升高,使肾小球有效滤过压进一步降低;毛细血管受压,使肾小管供血进一步减少,导致肾损伤加重,形成恶性循环。

(四)肾组织细胞损伤

肾内各种细胞(包括肾小管细胞、内皮细胞、系膜细胞等)受损而出现的代谢、功能及形态结构的紊乱是 ARF 时 GFR 持续降低、内环境紊乱的基本机制。

1. 受损细胞

(1) 肾小管细胞。肾小管细胞损伤在 ARF 的发生发展中起重要作用。根据病理特征不同可将 ARF 时肾小管细胞损伤分为两类：① 坏死性损伤，有小管破裂性损伤和肾毒性损伤两种形式。前者表现为肾小管上皮细胞坏死、脱落，基底膜被破坏，虽然病变累及肾小管各段，但并非每个肾单位都出现损伤，见于肾中毒和肾持续缺血。后者主要累及近球小管，上皮细胞呈大片状坏死，可累及所有肾单位，但基底膜完整，主要见于肾中毒。② 凋亡性损伤，其病理特征表现为微绒毛消失，细胞核染色质边集，出现凋亡小体。与坏死性损伤不同，细胞凋亡常发生在远端肾小管。

(2) 内皮细胞。血管内皮细胞肿胀、功能受损均促进 ARF 的发生与发展。内皮细胞受损的结构与功能特征包括：① 内皮细胞肿胀，血管管腔变窄，血流阻力增加，肾血流减少；② 内皮细胞受损激活血小板和凝血，毛细血管内微血栓形成；③ 肾小球内皮细胞窗变小，甚至减少可直接影响其超滤系数 (K_f)，致 GFR 降低；④ 内皮细胞释放舒血管因子减少，而释放缩血管因子增多均可加强肾血管的持续收缩，使 GFR 降低。

(3) 系膜细胞。缺血或中毒促进许多内源性及外源性的活性因子释放。如 Ang Ⅱ 等，这类物质多数可引起系膜细胞收缩。庆大霉素、硝酸铀等毒物亦可直接促进系膜细胞收缩。系膜细胞收缩可导致肾小球血管阻力增加、滤过面积减少和 K_f 降低，进而促进 GFR 持续降低。

2. 细胞损伤的机制

ARF 时，肾小管细胞可因缺血、毒物或二者的共同作用引起损伤。细胞内 ATP 储备不足是缺血性损伤的主要因素。细胞 ATP 不足引起依赖 ATP 的膜转运系统功能变化，导致细胞内游离钙增高、活性氧的损伤及磷脂酶的异常激活等。

三、临床表现及病理生理学基础

少尿型急性肾功能衰竭的发生发展可分为三个阶段，即少尿期、多尿期和恢复期。

(一) 少尿期

是病情最危重阶段，内环境严重紊乱，平均少尿期为 10～14 天。一般认为，少尿持续时间越长，病情越重，预后越差。

1. 尿的变化

(1) 尿量减少。通常表现为少尿(24 h 尿量少于 400 mL)或无尿(24 h 尿量少于 100 mL)。其机制为肾缺血和肾小管阻塞致 GFR 减少及原尿反流等。

(2) 低比重尿。由于肾小管上皮细胞受损，其重吸收水和钠的功能障碍，故尿比重降低，常固定于 1.010～1.020。

(3) 尿钠增高。肾小管上皮细胞对钠的重吸收障碍，致尿钠排出增多。

(4) 血尿、蛋白尿、管型尿。由于肾小球滤过功能障碍和肾小管上皮坏死脱落，尿中可出现红细胞、蛋白质、白细胞和各种管型。

2. 水中毒

由于少尿、体内分解代谢增强致内生水增多以及输入葡萄糖溶液过多等原因，可发生体内水潴留,并引起稀释性低钠血症,细胞外液呈低渗状态,水分向细胞内转移引起细胞内水肿,严重时患者可出现心功能不全、脑水肿和肺水肿而成为 ARF 的重要死因之一。

3. 高钾血症

高钾血症是 ARF 患者在少尿期最危险的并发症,是少尿期一周内病人死亡的主要原因。高钾血症可引起传导阻滞和诱发心律失常,严重时出现心室颤动或心脏骤停。引起高钾血症的原因是:① 少尿或无尿使尿钾排出减少;② 组织损伤及分解代谢增强,钾从细胞内释出;③ 酸中毒时,钾从细胞内转移至细胞外;④ 摄入含钾高的食物或药物,输入库存血等。

4. 代谢性酸中毒

其形成与以下因素有关:① GFR 降低,使酸性产物排出减少而在体内蓄积;② 肾小管泌 H^+ 及 NH_3 的能力降低,$NaHCO_3$ 重吸收减少;③ 机体分解代谢增强,体内固定酸产生增加。酸中毒可抑制心血管及中枢神经系统,并可促进高钾血症的发生。

5. 氮质血症

正常人血中有九种非蛋白含氮化合物,其中尿素、尿酸和肌酐必须通过肾排出体外。ARF 时由于肾脏泌尿功能障碍,GFR 下降,这三种化合物在体内堆积,使血中非蛋白质氮(nonprotein nitrogen,NPN)的含量显著升高,其中以尿素在血中浓度升高为主,故临床上常用血尿素氮(Blood urea nitrogen,BUN)作为氮质血症的指标。BUN 的正常平均值为 3.57~7.14 mmol/L(10~20 mg/dL)。ARF 少尿期一开始,血中 NPN 即明显增高,如合并感染、中毒、烧伤、创伤或摄入过多高蛋白饮食时,可加重氮质血症。

值得提出的是,BUN 并非是反映肾功能的灵敏指标,由于肾脏具有强大的代偿能力,只要还有 30% 的功能肾单位,BUN 就可以维持正常水平。换而言之,若血中 BUN 水平明显升高时,这就说明此时肾功能已严重受损。

(二)多尿期

当 ARF 得到及时而正确的治疗后,受损的肾小管得以再生与修复,患者每天尿量超过 400 mL 即进入多尿期,说明病情趋向好转,此期可持续 2 周。产生多尿的机制是:肾血流量和肾小球滤过功能逐渐恢复;肾小管上皮细胞虽已开始再生修复,但其重吸收功能尚不完善,原尿不能充分浓缩;肾间质水肿消退,肾小管阻塞解除;少尿期滞留的尿素经肾小球滤过增多,引起渗透性利尿。

多尿期早期由于 GFR 仍明显低于正常,内环境紊乱仍继续存在。GFR 及内环境紊乱直到多尿期后期才逐渐恢复,但肾小管浓缩功能尚未完全恢复,由于大量水、电解质的丧失,易发生脱水、低钾血症、低钠血症等,应注意及时补充。此外,多尿期患者抵抗力明显低于正常,易合并感染和其他器官功能障碍。

(三)恢复期

多尿期与恢复期无明显界限。此期患者的尿量基本恢复正常,代谢产物的潴留和水、电解质、酸碱平衡紊乱得到纠正,但肾小管浓缩功能完全恢复正常需要较长时间。肾功能恢复正常约需要 3 个月到 1 年时间。ARF 是一个自限性的病理过程,一旦病因去除,则坏死的肾小管上皮细胞可通过修复再生,是有可能逆转的器官衰竭。少数患者由于肾小管上皮细胞破坏严重和修复不全,可能转变为慢性肾功能衰竭。

非少尿型 ARF 的病理损害较轻,患者临床表现一般较轻,病程较短,并发症少,病死率低,预后较好。

四、急性肾功能衰竭的防治原则

(一)预防

1. 合理用药

慎用有肾毒性的药物。

2. 预防发生休克,积极抢救休克

正确处理可能引起休克的各种原发病,如已发生休克并伴有功能性急性肾功能不全时,应及时采取有效的抗休克措施,迅速恢复有效循环血量。

(二)治疗

1. 病因学治疗

尽可能明确引起 ARF 的病因,及时采取措施消除或逆转。如解除尿路梗阻、清除肾毒物、治疗肾炎等。

2. 纠正水和电解质紊乱

对功能性肾功能不全应充分扩容,而对器质性肾功能不全,在少尿期应严格控制输液量,量出而入,宁少勿多,防止水中毒的发生。多尿期注意补液及钾、钠等电解质,以防脱水、低钾和低钠。

3. 处理高钾血症

4. 控制氮质血症

限制蛋白质的摄入量,可静脉滴注葡萄糖及必需氨基酸以减轻体内蛋白质分解和促进蛋白质的合成。采用透析疗法以排出 NPN。

5. 纠正代谢性酸中毒

6. 透析治疗

包括腹膜透析和血液透析,能有效纠正水、电解质和酸碱平衡紊乱,排出有毒物质,提高治愈率,降低死亡率,目前主张早做、多做。

病例 16-2

患者,男,68 岁,因浮肿、无尿入院。入院前因上呼吸道感染多次使用庆大霉素和复方新诺明而出现浮肿,尿量进行性减少。查体:眼睑浮肿,双下肢可凹性水肿。化验:尿蛋白(++),尿比重 1.015,尿钠 64 mmol/L,血肌酐 809 μmmol/L,尿素氮 16.2 mmol/L。

分析:

请对该患者做一初步诊断,并说明诊断依据。患者少尿、无尿的原因和机制是什么?

第三节　慢性肾功能衰竭

任何疾病(包括肾脏及某些全身性疾病),如能使肾单位发生进行性破坏,则在数月、数年或更长的时间后,残存的肾单位不能充分排出代谢废物和维持内环境稳定,因而体内出现代谢废物的潴留和水、电解质与酸碱平衡紊乱以及肾内分泌功能障碍,这种情况称之为慢性肾功能衰竭(chronic renal failure,CRF)。

一、病因

凡能引起肾实质慢性破坏的疾患均能引起CRF。

1. 肾小球疾病

其中以慢性肾小球肾炎是引起CRF最常见的原因(约占50%～60%)。

2. 肾小管间质疾病

如慢性肾盂肾炎、尿酸性肾病、多囊肾、肾结核、放射性肾炎等。

3. 肾血管疾病

如高血压性肾小动脉硬化、结节性动脉周围炎、糖尿病性肾小动脉硬化症等。

4. 尿路慢性梗阻

如肿瘤、前列腺肥大、尿路结石等。

5. 其他

某些肾毒性物质(如重金属、工业溶剂等)、肾外伤等。

二、发病过程

由于肾脏有强大的储备和代偿能力,因而CRF的病程进展是进行性加重的,根据肾功能变化及内环境紊乱的程度,CRF可分为代偿期和失代偿期,其中失代偿期又包括:肾功能不全期、肾功能衰竭期和尿毒症期。

(一)代偿期(肾储备功能降低期)

肾脏具有强大的储备力,两侧肾共有200万肾单位,其中只要有50万肾单位保持正常,即可维持内环境的稳定。在慢性肾脏疾病的开始阶段,肾实质破坏较轻,未受损的肾单位发挥其代偿功能,因此,肾泌尿功能基本正常,尚能维持内环境的稳定,血中尿素氮和肌酐维持在正常范围,病人无临床症状。此期内生肌酐清除率(临床上常用此来代表GFR)在正常值的30%以上。但肾脏适应能力降低,在突然增加肾脏调节负荷(如感染、创伤、失血等情况)时,因组织蛋白分解加强,或肾血流减少,而发生内环境紊乱。

(二)失代偿期

由于肾实质进一步受损,其储备功能和适应代偿功能逐渐下降,残存的肾单位已不能维持机体内环境的稳定,而逐渐出现肾功能不全以至肾功能衰竭的症状,最终以尿毒症告终。

此期包括肾功能不全期、肾功能衰竭期、尿毒症期(表 16-1)。

1. 肾功能不全期

此期内生肌酐清除率降至正常值的 25％～30％,肾脏已不能维持内环境的稳定,血清肌酐和尿素氮的浓度均升高,并出现代谢性酸中毒、多尿、夜尿和贫血等。

2. 肾功能衰竭期

此期内生肌酐清除率降至正常值的 20％～25％,临床表现明显,病人出现较重的氮质血症、严重的贫血、酸中毒、低钙血症、高磷血症、多尿、夜尿,并伴有尿毒症的部分中毒症状。

3. 尿毒症期

内生肌酐清除率降至正常值的 20％以下,内环境严重紊乱,常发生肾毒性脑病、多器官功能紊乱,出现全身性的严重中毒症状。

表 16-1　慢性肾功能衰竭的发展阶段

时　期	内生肌酐清除率	氮质血症	临床表现
代偿期	＞正常值的 30％	无	内环境基本稳定,无临床症状
失代偿期			
肾功能不全期	正常值的 25％～30％	轻或中度	多尿、夜尿、酸中毒、轻度贫血与乏力等
肾功能衰竭期	正常值的 20％～25％	较重	夜尿多、严重代谢性酸中毒、严重贫血、低钙血症、高磷血症、水、钠潴留、尿毒症的部分中毒症状:轻度的胃肠道症状和精神神经症状等
尿毒症期	＜正常值的 20％	严重	全身性严重中毒症状、明显的水、电解质和酸碱平衡紊乱、继发性甲状旁腺功能亢进等

三、发病机制

CRF 是慢性渐进性加重的发病过程,且无论原发病因是否持续存在,健存肾单位亦不断丧失,最终导致机体内环境紊乱并发展成尿毒症,对于其发病机制仍不甚清楚,一般采用 Bricker 提出的三种学说来解释。

(一)健存肾单位学说

在慢性肾疾病时,很多肾单位不断遭受破坏而丧失其功能,残存的部分肾单位轻度受损或仍属正常,称之为健存肾单位。Bricker 认为 CRF 是因为健存肾单位不断减少所致。慢性肾脏疾病或累及肾脏的全身性疾病可不断损伤肾单位,以致丧失其功能,在代偿期,健存肾单位发生代偿性肥大,通过增强其功能来进行代偿,维持内环境稳定。随着疾病的进展,健存肾单位日益减少以致无法代偿时,临床上出现肾功能不全的症状。

(二)矫枉失衡学说

该学说认为,慢性肾脏疾病晚期,随着健存肾单位和 GFR 的进行性减少,体内某些溶质(如磷)增多,为了排出体内过多的溶质,机体通过代偿性反应,可分泌某些体液因子(如甲状旁腺素 PTH)来提高磷在单个肾单位的排泄率。这种体液因子的适应性分泌增多虽然通过加强上述某种溶质的排泄而使其在体内的滞留得到了"矫枉",但这种体液因子分泌增多会对机体其他一些生理功能产生不良影响(如 PTH 的溶骨作用),使内环境产生另外一些"失衡",例如肾性骨营养不良、皮肤瘙痒与神经传导障碍等。

（三）肾小球过度滤过学说

部分肾单位功能丧失后,健存肾单位的肾小球毛细血管血压和血流量增加,从而导致单个健存肾单位的 GFR 增多。长期负荷过重会导致肾小球发生纤维化和硬化,肾单位出现继发性破坏,进而促进肾功能不全的发生,最终导致代偿失调,内环境紊乱乃至多器官功能失调。

应当指出:健存肾单位学说是矫枉失衡学说的基础,而肾小球过度滤过学说又是矫枉失衡学说的补充与发展,三者关系密切。

四、机能及代谢的变化

（一）泌尿功能障碍

1. 尿量的变化

(1) 夜尿。正常成人每日尿量约为 1500 mL,白天尿量约占总尿量的 2/3,夜间尿量只占 1/3。CRF 患者早期即有夜间排尿增多的症状,甚至超过白天尿量,称为夜尿。其具体机制尚不清楚,可能与平卧后肾血流量增加导致原尿生成增多及肾小管对水的重吸收减少有关。

(2) 多尿。24 小时尿量超过 2000 mL 称为多尿。慢性肾功能衰竭早期,24 h 尿量一般在 2000～3000 mL。其形成机制:① 肾小球过度滤过:健存肾单位血流增加,滤过加强,原尿生成增多,肾小管内尿流速度加快,与肾小管接触的时间缩短,肾小管来不及充分重吸收;② 渗透性利尿:健存肾单位滤过率增加,原尿中尿素等溶质浓度增加,产生渗透性利尿;③ 尿浓缩功能降低:慢性肾盂肾炎患者由于髓袢病变受损,其主动重吸收 NaCl 减少,髓质间质不能形成高渗环境;④ 集合管对 ADH 反应性降低。

(3) 少尿。CRF 患者晚期,当健存肾单位极度减少,尽管残存的单个肾单位生成尿液仍多,但每日终尿量可少于 400 mL。

2. 尿渗透压的变化

临床上,由于测定方法简便,常用尿比重来判断尿渗透压的变化。正常人尿比重的变动范围在 1.002～1.035。在早期 CRF 患者,肾浓缩能力减退而稀释功能正常,因而出现低渗尿。随着病情发展,肾浓缩和稀释功能均丧失,终尿的渗透压接近血浆晶体渗透压,尿比重固定在 1.008～1.012,尿渗透压为 266～300 mmol/L,称为等渗尿。

3. 尿液成分的变化

(1) 蛋白尿。很多肾疾患可使肾小球滤过膜通透性增强,致使肾小球滤出蛋白增多;或肾小球滤过功能正常,但因肾小管上皮细胞受损,使滤过的蛋白重吸收减少;或两者兼而有之。

（2）血尿和脓尿。一些慢性肾疾病如肾小球肾炎，基底膜出现局灶性溶解破坏，通透性增高而导致血液中的红、白细胞从肾小球滤过，出现血尿和脓尿。

（二）氮质血症

CRF 时，由于 GFR 下降，含氮的代谢终产物如尿素、肌酐、尿酸等在体内堆积，使血中 NPN 的含量显著升高（>28.6 mmol/L，相当于>40 mg/dL），称为氮质血症（azotemia）。

1. 血浆 BUN

在 CRF 早期，当 GFR 减少到正常值的 40% 以前，BUN 仍在正常范围内。当 GFR 减少到正常值的 20% 以下时，血中 BUN 可高达 71.4 mmol/L（>200 mg/dL）。由此可见，BUN 浓度的变化并不是反映肾功能改变的敏感指标，而且 BUN 值还与外源性（蛋白质摄入量）及内源性（感染、肾上腺皮质激素、胃肠道出血等）尿素负荷的大小有关，因此根据 BUN 值判断肾功能变化时，应考虑这些尿素负荷的影响。

2. 血浆肌酐（Creatinine）

血浆肌酐浓度与外源性的蛋白质摄入无关。与 BUN 相似，肌酐浓度的变化，只是在 CRF 晚期才明显升高。因此临床上必须同时测定血浆肌酐浓度和尿肌酐排泄率，计算出肌酐清除率（creatinine clearance rate）（尿中肌酐浓度×每分钟尿量/血浆肌酐浓度），其与 GFR 的变化具有平行的关系，可反映 GFR，故与肾功能密切相关。

3. 血浆尿酸氮

CRF 时，血浆 BUN 虽有一定程度的升高，但较尿素、肌酐为轻，这主要与肾远曲小管分泌尿酸增多和肠道尿酸分解增强有关。

（三）水、电解质及酸碱平衡紊乱

1. 水代谢障碍

CRF 时水代谢障碍的特点是肾脏对水负荷变化的调节适应能力减退。多尿如不及时补充水，会导致脱水；水补充过多，会造成水潴留，甚至发生水中毒；肾单位极度减少时，GFR 明显下降，因少尿而导致水肿的发生。因此 CRF 时必须严格观察和调整水的出入量。

2. 钠代谢障碍

CRF 时的钠代谢障碍，一方面可以继发于水代谢障碍而表现为血钠过高或过低；另一方面肾脏对钠平衡的调节适应能力降低。

3. 钾代谢障碍

CRF 早期，由于尿量不减少，血钾可长期维持正常水平。CRF 患者虽然 GFR 已降低，但由于醛固酮分泌增多及肾小管上皮细胞 $Na^+ - K^+ - ATP$ 酶活性增强，远曲小管代偿性分泌钾增多，故血钾得以维持正常水平。值得注意的是，CRF 时尿中排钾量固定，和摄入量无关，因此，长期使用排钾性利尿剂、厌食、呕吐、腹泻等还可导致低钾血症。CRF 晚期，由于少尿、摄入富含钾的食物、输入库存血、酸中毒、感染等则可引起高钾血症。低钾血症和高钾血症均可影响神经肌肉的应激性及心血管系统，可引起心律失常，严重时可危及生命。

4. 钙磷代谢障碍

（1）高血磷。人体正常时 $60\%\sim80\%$ 的磷是由尿液排出的。在 CRF 早期，尽管存在 GFR 的降低，但是血磷可维持基本正常。这是因为 GFR 下降时，肾脏排磷减少，血磷暂时性升高，又由于钙磷乘积为一常数，血中游离钙减少，其可刺激甲状旁腺分泌甲状旁腺激素（parathyroid hormone，PTH），PTH 可抑制肾小管对磷的重吸收，使肾脏排磷增多。CRF 后期，健存肾单位太少，GFR 极度下降（低于 30 mL/min），继发性 PTH 分泌增多已不能维持磷的充分排出，故血磷显著升高，且 PTH 分泌增多又加强了溶骨作用，骨磷释放增多，使血磷进一步升高，形成恶性循环。

（2）低血钙。CRF 出现低血钙的原因是：① 由于钙磷乘积为一常数，CRF 时血磷升高，导致血钙下降；② 血磷升高时，肠道排磷增加，在肠内与食物中的钙结合成难溶解的磷酸钙，妨碍钙吸收；③ 血磷升高可刺激甲状旁腺 C 细胞分泌降钙素，抑制肠道对钙的吸收；④ 由于肾功能障碍，肾小管将肝合成的 25 -(OH)VD_3 羟化为 1,25(OH)$_2$$VD_3$ 的功能减退，肠钙吸收减少；⑤ 肾功能障碍，体内某些毒性物质的滞留使肠黏膜损伤，影响钙的吸收。

低钙血症时神经肌肉的应激性增高，可出现手足搐搦，但由于 CRF 患者一般常有酸中毒，使血中结合钙趋于解离，故血钙浓度得以维持，且酸中毒时对神经肌肉的应激性有抑制作用，故治疗时应避免过快纠正酸中毒而引起的手足搐搦。

5. 代谢性酸中毒

CRF 患者产生酸中毒主要是由于：① 肾小管上皮细胞 NH_3 生成障碍使 H^+ 分泌减少所致。由于泌 H^+ 减少，$Na^+ - H^+$ 交换也减少，故 $NaHCO_3$ 重吸收也减少；② 当 GFR 降至正常人的 20% 以下时，血浆中固定酸不能由尿中排出，特别是硫酸、磷酸等在体内积蓄；③ 继发性 PTH 分泌增多，抑制近曲小管上皮细胞碳酸酐酶活性，使近曲小管排氢和重吸收 HCO_3^- 减少。

（四）肾性高血压

因肾实质病变引起的血压升高称为肾性高血压。研究发现，有部分患者用低盐饮食和透析除去体内过剩的细胞外液后，即可控制高血压；另一部分患者即使用透析除去体内过剩的钠和水后，仍有高血压。其发生机制可能与下列因素有关：

1. 肾素-血管紧张素系统的活动增强

部分肾疾病患者，由于肾相对缺血，激活肾素-血管紧张素系统，使 AngⅡ增多，它可收缩小动脉使外周阻力增加，引起高血压，称为肾素依赖性高血压。此类患者限制钠盐摄入及应用利尿剂，不能收到良好的降压效果，且情况更差。

2. 钠水潴留

CRF 时，肾泌尿功能降低导致钠、水在体内潴留，血容量和心输出量增加，产生高血压，此种高血压称为钠依赖性高血压。对病人限制钠盐摄入和使用利尿剂，可收到较好效果。

3. 肾分泌的抗高血压物质减少

正常肾髓质能合成多种血管舒张物质，如前列腺素 E_2 和 A_2、缓激肽等，当肾实质破坏时，这些物质分泌减少，导致血压升高。

（五）肾性骨营养不良

CRF 发展过程中所发生的骨病称为肾性骨营养不良,其包括儿童的肾性佝偻病和成人的骨质软化、纤维性骨炎、骨质疏松、骨囊性纤维化,其发病机制包括:① 钙磷代谢障碍和继发性甲状旁腺功能亢进;② 维生素 D 代谢障碍;③ 酸中毒。

（六）肾性贫血

慢性肾脏疾病经常伴有贫血,其发生机制是:① 促红细胞生成素产生减少,使骨髓干细胞形成红细胞受到抑制,红细胞生成减少;② 血液中毒性物质蓄积,如甲基胍可抑制骨髓造血功能;③ 大量毒性物质潴留,红细胞膜上钠泵活性受到抑制,导致钠不能排出,红细胞处于高渗状态,细胞膜脆性增加,易于溶血;④ 肠道对铁吸收减少以及胃肠道出血造成铁的丢失;⑤ CRF 患者常有出血倾向,经常出血可加重贫血。

（七）出血倾向

约 20% 的慢性肾功能衰竭患者,在疾病过程中存在出血现象,其中以鼻出血和胃肠道出血最为常见。患者血小板总数正常或略减少,且其存活时间亦正常。目前认为,出血是由于血小板功能异常而非数量减少所引起。血小板功能异常表现在:CRF 患者的血小板黏附性和聚集性降低,且与血清肌酐浓度有相关性;某些毒性物质抑制血小板第三因子释放有关,因而凝血酶原激活物生成减少。

病例 16-3

　　患者李某,女,30 岁,患慢性肾小球肾炎 8 年。近年来,尿量增多,夜间尤甚。本次因妊娠反应严重,呕吐频繁,进食困难而急诊入院。入院检查,血清 $[K^+]$ 3.6 mmol/L,内生性肌酐清除率为正常值的 24%,pH 7.39,$PaCO_2$ 5.9 kPa(43.8 mmHg),HCO_3^- 26.3 mmol/L,Na^+ 142 mmol/L,CL^- 96.5 mmol/L。

分析:

　　该患者有无肾功能衰竭? 判断依据是什么?

第四节　尿　毒　症

急性和慢性肾功能不全发展到最严重的阶段,代谢终产物和内源性毒性物质在体内潴留,水、电解质和酸碱平衡发生紊乱以及某些内分泌功能失调,从而引起一系列自体中毒症状,称为尿毒症(uremia)。

一、机体功能和代谢变化

在尿毒症期,除泌尿功能障碍,水、电解质和酸碱平衡紊乱、氮质血症以及贫血、出血、高血压等进一步加重外,还出现各系统的功能障碍和物质代谢紊乱。

（一）神经系统

主要表现为尿毒症性脑病和周围神经病变。

1. 尿毒症性脑病

中枢神经系统早期常有疲劳、乏力、头痛、头晕、表情淡漠、理解能力和记忆力减退等。严重时可出现烦躁不安、肌肉颤动、肌张力增加、抽搐，最后发生嗜睡、昏迷。其发生机制可能与下列因素有关：① 某些毒性物质蓄积，使 $Na^+ - K^+ - ATP$ 酶活性降低，能量代谢障碍，造成脑细胞内钠含量增加，导致脑水肿形成；② 肾性高血压所致脑血管痉挛，缺氧和毛细血管通透性增高，可引起脑神经细胞变性和脑水肿。

2. 周围神经病变

表现为下肢乏力、麻木、刺痛及灼痛，运动无力，腱反射减弱，最终引起运动障碍。病理形态变化为神经脱髓鞘和轴索变化，其原因是尿毒症患者体内胍基琥珀酸或 PTH 增多，抑制了神经中的转酮醇酶，故髓鞘发生变性而表现为外周神经症状。

（二）消化系统

消化系统的症状是尿毒症患者最早出现和最突出的症状。早期表现为厌食，以后出现恶心、呕吐、腹泻、口腔黏膜溃疡以及便血等症状。这些症状与以下因素有关：① 肠道排出尿素增多，尿素受尿素酶分解生成氨，刺激胃黏膜产生炎症以至溃疡发生有关；② 肾功能严重受损使胃泌素灭活减少，加之 PTH 增多又刺激胃泌素释放，故胃泌素增加，刺激胃酸分泌，促使溃疡发生。

（三）心血管系统

约有 50% CRF 和尿毒症患者死于充血性心力衰竭和心律失常，其主要机制是尿毒症期常有明显的钠、水潴留、高血压以及重度贫血、高血钾、酸中毒等。晚期可出现尿毒症性心包炎，多为纤维蛋白性心包炎，可能是尿毒症毒性物质直接刺激心包所致。

（四）呼吸系统

尿毒症时的酸中毒使呼吸加深加快，严重时由于呼吸中枢兴奋性降低，可出现潮式呼吸或深而慢的 Kussmaul 呼吸。由于尿素经唾液酶分解成氨，故患者呼出气体有氨味。尿素刺激胸膜形成纤维素性胸膜炎，严重患者由于心力衰竭、低蛋白血症、钠水严重潴留以及毒性物质所致的肺毛细血管通透性增高等可以导致肺水肿。

（五）代谢紊乱

1. 糖耐量降低

CRF 患者常有糖耐量降低，但空腹血糖正常，不出现尿糖。这可能与尿毒症毒素的作用使胰腺 β 细胞释放胰岛素减少以及外周组织对胰岛素反应降低有关。

2. 蛋白质代谢障碍

尿毒症患者食欲低下和饮食限制，同时毒性物质使肝脏蛋白合成减少而分解增加，造成负氮平衡和低白蛋白血症。其特点是：人血 白蛋白和运铁蛋白减少，必需氨基酸水平降低。

3. 脂肪代谢障碍

患者常有高脂血症，主要是血清甘油三酯增高，其可促进动脉粥样硬化的发生。这是由于胰岛素拮抗物质使肝合成甘油三酯增加,也可能与脂蛋白酶活性降低致使甘油三酯清除率降低有关。

(六) 免疫功能降低

临床上有 60% 的尿毒症患者常有严重感染,并成为主要死因之一,这可能是免疫功能低下所致,主要表现为细胞免疫反应明显受到抑制,而体液免疫反应正常或稍减弱。其机制可能是尿毒症时毒性物质潴留,抑制了淋巴细胞分化和成熟,减弱了中性粒细胞的吞噬和杀菌能力。

(七) 内分泌紊乱

除肾脏内分泌功能发生障碍外,还可出现体内其他内分泌紊乱,如继发性甲状旁腺功能亢进,性激素紊乱和性功能障碍等,其中性功能障碍是尿毒症患者的一个常见的临床表现。女性患者可出现月经不调,受孕后自然流产;男性患者则常有阳痿、精子生成减少或活力下降等表现,其具体机制不详。

(八) 皮肤与黏膜变化

尿毒症患者肤色较黑,有弥漫性黑色素沉着,皮肤上可有尿素结晶,称为尿素霜。此外,患者常感皮肤瘙痒,可能与毒性物质刺激皮肤感觉神经末梢及继发性甲状旁腺功能亢进所致皮肤钙沉积有关。

二、发病机制

在肾功能衰竭时,许多蛋白质代谢产物不能由肾脏排出而蓄积在体内,可引起中毒症状,这类物质称为尿毒症的毒性物质。除毒性物质作用外,尿毒症患者的症状可能还与水、电解质、酸碱平衡紊乱及某些内分泌功能障碍有关。

目前已从尿毒症患者血中分离到 200 多种代谢产物或毒性物质,其中很多可引起尿毒症症状,称为尿毒症毒素。

(一) 甲状旁腺激素

尿毒症时出现的许多症状和体征均与 PTH 含量增加密切相关。PTH 能引起尿毒症的大部分症状和体征:① PTH 可引起肾性骨营养不良;② PTH 增多可引起皮肤瘙痒;③ PTH 增多可刺激胃酸分泌,促使溃疡发生;④ 血浆 PTH 持久异常增高,可引起周围神经和中枢神经系统的损害;⑤ PTH 可增加蛋白质的分解,使含氮物质在血内大量蓄积;⑥ PTH 可引起高脂血症与贫血。

(二) 胍类化合物

胍类化合物是体内精氨酸的代谢产物,正常情况下精氨酸在肝内通过鸟氨酸循环生成尿素等。CRI 晚期,这些物质的排泄发生障碍,精氨酸通过另一途径生成甲基胍和胍基琥珀酸。

甲基胍是毒性最强的小分子物质,给动物注射大剂量甲基胍,可出现呕吐、腹泻、肌肉痉挛、嗜睡等尿毒症症状。胍基琥珀酸的毒性比甲基胍弱,它能抑制脑组织的转酮醇酶的活性,引起脑病变。

（三）尿素

尿素在尿毒症发生中的作用一直存在争议。近年来研究发现，尿素的毒性作用与其代谢产物——氰酸盐有关。氰酸盐与蛋白质作用后产生氨基甲酰衍生物。突触膜蛋白发生氨基甲酰化后，高级神经中枢的整合功能可受损，产生疲乏、头痛、嗜睡等症状。

（四）胺类、中分子物质

胺类包括脂肪族胺、芳香族胺和多胺。这些胺可抑制某些酶（如 $Na^+ - K^+ - ATP$ 酶）的活性，可引起恶心、呕吐、蛋白尿和溶血，抑制 EPO 的生成，增加微血管通透性，促进肺水肿和脑水肿的发生，故胺类在尿毒症发病中的作用已引起广泛重视。中分子物质是指分子量在 $500 \sim 5000$ D 的一类物质。这些物质可引起中枢及周围神经病变和降低细胞免疫功能等。

综上所述，尿毒症的临床症状和体征繁多，难以用单一毒性物质去解释，因此，尿毒症是各种毒性物质和代谢障碍等综合作用的结果。

三、防治尿毒症的病理生理基础

（一）明确病因，积极防治原发病

某些原发病经过适当治疗后，可改善肾功能并防止肾实质继续破坏，从而缓解病情。

（二）寻找和去除促进 CRF 进展的因素

如合理安排病人休息，加强护理，预防和控制感染等；避免使用血管收缩药物和肾毒性药物。

（三）积极治疗并发症

如降压、治疗贫血、预防出血、控制氮质血症、纠正水、电解质和酸碱平衡紊乱。

（四）合理膳食

限制蛋白摄入，予以低钠饮食。

（五）透析和肾移植

透析疗法包括血液透析（人工肾）和腹膜透析。采用透析可延长患者寿命。其主要根据膜平衡原理，血液透析是将病人血液与含有一定化学成分的透析液同时引入透析器内，在透析膜的两侧流过，两侧可透过半透膜的分子便作跨膜移动，达到动态平衡，从而使尿毒症病人体内蓄积的毒素得以清除。腹膜透析所利用的半透膜就是腹膜。肾移植是目前治疗尿毒症最有效的方法。

病例 16-4

患者,女,35 岁。患"肾小球肾炎"、反复浮肿 20 年,尿闭 1 天急诊入院。近 3 年来夜尿明显,尿量约 3000 mL/d。全身骨痛并逐渐加重。最近 10 天来尿少、浮肿加重,食欲锐减、恶心呕吐、腹痛。全身瘙痒、四肢麻木轻微抽搐。实验室检查:血磷 1.9 mmol/L,血钙 1.3 mmol/L。尿蛋白+,RBC 10~15/Hp,WBC 0~2/Hp,上皮 0~2/Hp,颗粒管型 2~3/LP。X 线检查:骨质变薄、稀疏。

分析:

1. 分析该患者夜尿增多的机制。

2. 分析该患者骨质变薄稀疏的机理。

3. 请根据该患者的表现及检查结果,做一初步诊断。

思考题

1. 简述肾功能衰竭的基本发病环节。

2. 为什么肾小球滤过率降低是急性肾功能衰竭的关键因素?

3. 试述急性肾功能衰竭少尿期的临床表现及其病生机制。

4. 慢性肾功能衰竭的常见病因有哪些?

5. 简述慢性肾功能衰竭的发展阶段及其临床特点。

6. 什么是肾性高血压? 其发生机制与哪些因素有关?

7. 何谓尿毒症? 尿毒症对神经系统有何影响?

8. 简述肾性贫血的发生机制。

(许 敏 李菲菲)

第十七章 高 血 压

血压(blood pressure)是指血管内充盈的血液对血管壁的侧应力,它是维持血液在血管系统中循环流动的重要因素,包括动脉血压、静脉血压和毛细血管血压。动脉血压过高易造成血管壁损伤和心室射血阻力增大,引起许多器官的继发性病变。保持合适的动脉血压,是维持组织、器官功能稳定的重要条件,血压调控的最终目的是维持体液稳态并保证血液灌流量与器官、组织的代谢活动和功能状态相适应。

生理状态下,人体血压也会有一定范围的波动,以适应组织器官代谢、功能改变对灌流量的需求。无论是正常血压者还是高血压者,昼夜 24 小时内血压往往是不一样的。上午九、十点钟时血压高,以后逐渐下降,于晚间睡眠中血压降至最低点,这种差值可达 40 mmHg。睡醒时血压可上升 20 mmHg 左右,起床走动后血压进一步升高,此时最易诱发冠心病而猝死。此外,血压可因吸烟、饮咖啡、饮酒、体力活动、精神紧张、情绪激动等因素引起一时改变。所以测定血压时,必须避免上述因素的影响,注意测压场所应在安静而一致的环境条件下,才能保证测量血压的准确。血压的生理性波动幅度较小,即便有较大幅度的血压变化也是间断性和短时的。血压的持续升高对机体不利,易造成生命重要器官的严重损伤,甚至威胁到生命。

第一节 高血压的基本概念和分类

高血压(hypertension)是以动脉血压持续升高为主要特征的一类临床综合征。安静状态未服抗高血压药物情况下,持续血压升高,即为高血压。世界卫生组织(World Health Organization, WHO)和世界高血压联盟(International Society for Heart Research, ISHR) 1999 年制定的高血压判断标准,将动脉收缩压≥140mmHg 或(和)动脉舒张压≥90 mmHg,定为高血压(见表 17-1)。正常血压与高血压之间并无明确的统计学或生物学界限,高血压的诊断标准是依据对血压持续长期升高所引起靶器官损害相对危险性的认识而人为划定的,血压保持在正常范围的较低水平(收缩压＜120 mmHg 及舒张压＜80 mmHg)时,靶器官损害的相对危险性最小,称为血压的理想水平。随着临床医学的发展高血压的诊断防治标准也在不断修改。2003 年,美国高血压预防、评估和治疗联合委员会在高血压治疗新指南(JNCⅦ)中提出,收缩压在 120～139 mmHg,舒张压在 80～89 mmHg 为前高血压(prehypertensive),即应注意改善生活方式,采取措施预防高血压的发展。中国高血压防治指南(2010 年修订版)认为一般高血压患者,应将血压降至 140/90 mmHg 以下;65 岁及以上的老年人的收缩压应控制在 150 mmHg 以下,如能耐受还可进一步降低;伴有肾脏疾病、糖尿病或病情稳定的冠心病的高血压患者治疗更宜个体化,一般可以将血压降至 130/80 mmHg 以下,脑卒中后的高血压患者一般降压目标为<140/90 mmHg。

表 17-1　WHO 及 ISHR 关于成年人高血压的诊断标准(1999)

类 别	收缩压(mmHg)	舒张压(mmHg)
理想血压	<120	<80
正常血压	<130	<85
正常高值	130～139	85～89
1 级高血压(轻度)	140～159	90～99
亚组:临界高血压	140～149	90～94
2 级高血压(中度)	160～179	100～109
3 级高血压(重度)	≥180	≥110
单纯收缩期高血压	≥140	<90
亚组:临界收缩期高血压	140～149	<90

注:当收缩压和舒张压分属于不同分级时,以较高的级别作为标准。

按照不同的标准,可将高血压从不同角度分类:

一、原发性与继发性高血压

根据病因通常可将高血压分为原发性高血压和继发性高血压两大类。

(一)原发性高血压

是指原因不明的高血压,占 90% 以上。目前尚难根治但能被控制。

(二)继发性高血压

血压升高有明确的病因,占 5%～10%。这种高血压可能是由于其他疾病引起的血压增高,如肾脏疾病、内分泌疾病如肾上腺肿瘤或增生和其他原因导致,血压增高只是疾病的一个主要症状,称为继发性高血压。

二、急进型与缓进型高血压

根据高血压的发展速度可将高血压分为缓进型与急进型高血压。

(一)缓进型高血压

最常见,起病隐匿,占 95% 以上。开始时多无症状,往往体检时被发现,此型分为三期:① 一期高血压:靶器官无或基本无损伤,眼底一级改变。② 二期高血压:靶器官结构改变,但功能仍保持正常,眼底二级改变。③ 三期高血压:靶器官功能异常,眼底三～四级改变。

(二)急进型高血压

多见于 40 岁以下的青、壮年人,起病急骤,发展迅速,舒张压迅速升到 130 mmHg 以上,病情严重,短期内迅速出现心、脑或肾衰竭,多数病人在数个月至数年内死亡。

（三）急症高血压

1. 高血压危象

短期内血压明显升高,并出现头痛、烦躁、心悸、恶心呕吐、面色苍白或潮红,严重者出现昏厥、心绞痛和呼吸困难等。

2. 高血压脑病

血压突然明显升高,出现头痛、眩晕或昏厥、视力模糊、癫痫样抽搐、失明、失语、呕吐和意识障碍,甚至昏迷。

三、收缩期与舒张期高血压

根据收缩压和舒张压升高的情况可将高血压分为收缩期高血压和舒张期高血压。

（一）收缩期高血压

仅出现收缩期血压升高,而舒张期血压正常甚至低于正常。多见于老年人动脉粥样硬化及动脉壁顺应性降低时。

（二）舒张期高血压

见于外周血管硬化,阻力较高时,主要表现为舒张压升高。但舒张压升高的同时往往伴有收缩压的轻度升高。

第二节 高血压的病因和发病机制

一、原发性高血压

（一）原发性高血压的原因

关于原发性高血压（Essential Hypertension,EH）的病因尚不完全明确,目前认为是一种由多基因决定的遗传易感性与多种环境因素共同作用所引起的。

1. 遗传因素

大量流行病调查资料和动物实验都显示,高血压与遗传因素密切相关。

不同种族高血压的患病率常不同,世界上有20多个种族几乎无高血压,我国汉族高血压的患病率高于藏族等少数民族。双亲均为高血压患者,其子女患高血压的概率约为50%;双亲无高血压病史者,子女发病概率仅约为3%。高血压为遗传相关性疾病,因这种遗传仅使子女容易发生高血压,而子女是否发生高血压与子女后天生活环境因素有重要关系。在遗传表型上,不仅血压升高发生率体现出遗传性,而且在血压升高程度、并发症发生率和与高血压发生密切相关的个体因素上,如肥胖、摄盐量等,也都体现出遗传相关性。

实验资料显示EH存在遗传异质性（heterogeneity）,即在临床上症状相似的不同

EH 患者,其遗传学表现可完全不同。这种不同,造成了对 EH 遗传因素研究的困难。目前多数学者认为 EH 是多基因遗传,高血压家族有多个基因位点异常,但也不排除特殊患者可能呈单基因显性遗传。研究发现,EH 的遗传异常主要表现为,肾排钠功能障碍和细胞膜对 Na^+、Ca^{2+} 等离子的转运异常。遗传因素导致患者体内容易发生钠潴留和血管平滑肌细胞(vascular smooth muscle cell, VSMC)对缩血管调节反应增高,易发生血压升高。

2. 环境与生活因素

已被公认与高血压发生密切相关的主要环境生活因素有:精神紧张与心理压力过重;肥胖;体力活动过少;食盐摄入过多,钾、钙摄入不足;吸烟与饮酒等。而肥胖、饮酒、性格还与遗传有关。在这些不良环境与生活因素长期作用下,不仅可直接引起血压调节稳态紊乱,还使得与高血压密切相关的遗传性缺陷显现,从而导致机体血压调控的适应性改变,共同作用于血压调节的某个环节而引起高血压。

(二)原发性高血压的发生机制

从影响因素分析,心输出量增加或外周血管阻力增高都可引起血压升高。但经长期研究发现,参与血压正常生理调节的机制不等同于高血压的发病机制。长期研究证实,绝大多数高血压患者心输出量正常或轻度降低,仅少部分高血压患者在早期有心输出量的轻度增加,但到中后期其心输出量也恢复正常或有一定程度降低。因而,引起高血压患者血流动力学异常的关键因素是外周血管阻力的持续、进行性增高。其外周血管阻力升高的基本环节有:

1. 神经内分泌系统调节紊乱

(1) 交感神经系统活动增强。交感神经系统活动增强是部分患者血压升高的始动因素。研究者观察到情绪易激动、性格内向敏感、长期从事紧张度高的职业者易患高血压。精神、心理刺激可引起机体应激反应,持续的应激状态使交感-肾上腺髓质系统兴奋性持续升高,血浆缩血管物质浓度维持在高水平,出现心率增快、心肌收缩力增强,及肾血管收缩和近曲小管重吸收增强使钠水潴留,同时容量血管收缩,使回心血量增多(图 17-1)。这种改变特别在高血压的早期,被认为是部分患者诱发血压升高的启动因素。临床实践证实,合理的心理治疗对早期高血压患者有很好的疗效。

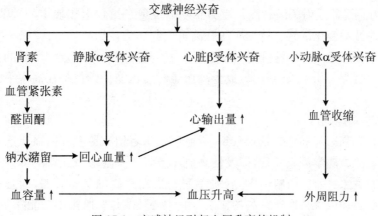

图 17-1 交感神经引起血压升高的机制

但并非原发性高血压患者血中肾上腺素和去甲肾上腺素含量均升高。而且，即使升高，其程度（一般升高 20％～25％）也远不足以导致高血压（一般须高于正常的 3.4 倍才能引起高血压）；单用交感神经抑制药也多不能完全控制高血压。说明交感神经系统活动增强在高血压的发生中虽然可能起一定作用，但并非起决定性作用。

精神-神经因素虽与高血压发生有关，但并非唯一重要因素，因为远非所有长期处于精神应激环境中的人都发生高血压病；反之，发生高血压病者也不一定有精神应激史。另外，由于本类因素引起的血压升高多为一时性的，目前多数人认为精神-神经因素在原发性高血压发生的始动机制中所起的作用较在维持机制中所起的作用为大。

（2）肾素-血管紧张素系统（RAS）的调节反应增强。研究发现，原发性高血压时血浆肾素活性升高者约占 20％，正常者 60％，降低者 10％～20％。过去认为 RAS 只有在肾素升高组高血压的发生中可能起一定作用，而在血浆肾素水平正常者及低肾素水平者中不起作用。但新近的研究则不能排除 RAS 在其他两组中的作用，因为：① 应用 RAS 抑制药，尤其是血管紧张素转换酶抑制药（angiotensin converting enzyme inhibitor，ACEI）治疗高血压病时，不但对高肾素型有效，且对其他型都有效。目前已证明，除肾脏产生肾素影响血浆 RAS 水平外，心肌、血管平滑肌等组织也存在完整的局部 RAS。血浆平滑肌的 RAS 也具较强的收缩血管加压作用。高血压时局部 RAS 活性升高并不影响血浆肾素的水平，但对高血压的发生却起着一定作用；② 因高血压病患者血管对加压物质（包括血管紧张素）反应性增高，故即使肾素活性正常甚至低于正常时，对本病患者仍可能起着加压作用。目前认为本系统在高血压病尤其对高血压的维持起着较重要的作用。RAS 活性抑制剂及阻断剂，已成为目前抗高血压治疗的主要药物之一。

（3）血管平滑肌对各种缩血管刺激的反应性增强。原发性高血压患者及其子女的阻力血管对缩血管调节的反应性增强，而对扩血管调节的反应性降低。而且，在血压升高前就存在这种血管反应性的异常变化。目前认为，引起血管对缩血管调节反应性增高的因素主要是：遗传的性格类型；基因表达改变引起的交感神经末梢 NE 贮存量增多，以及小动脉壁缩血管活性物质受体数量与亲和力增高；离子转运异常所致的 VSMC 对缩血管调节反应性增强；血管壁组织中缩血管类活性物质如 ET-1、Ang Ⅱ、TXA_2 等生成增多，而扩血管类活性物质如 NO、心房钠尿肽（ANP）、PGI_2 等相对不足。

（4）压力感受器反射阈值升高。压力感受器反射是维持血压稳定的调节机制之一，对血压的快速波动变化敏感。持续血压升高可引起压力反射感受器改建（压力感受反射重调定），对牵张刺激的敏感性降低，使兴奋压力感受器产生降压效应所需的血压阈值相应升高。压力感受器反射阈值升高，成为高血压时血压能持续保持在高水平的维持因素之一。

2. 肾排钠功能降低

动物实验和临床肾移植中都观察到，当血压正常者植入原发性高血压患者肾脏后会发生高血压。流行病学调查发现，原发性高血压患者子女在血压正常时体内已存在肾排钠功能降低的现象。研究资料表明，肾脏不只是血压升高的受累脏器，而且在高血压的发病环节中起启动或维持血压升高的作用。其中心环节是肾脏排钠功能降低。

（1）肾排钠功能遗传性缺陷的表现。已证实的原发性高血压患者与遗传有关的肾功

能异常主要表现为 ① 肾内血流动力学异常；② 肾小管上皮细胞 Na^+ 转运机制异常，使 Na^+ 重吸收增多而排 Na^+ 减少；③ 存在肾小球滤过膜面积减小现象；④ 肾血管对缩血管调节反应性增高等。血压增高是机体对肾排钠功能障碍的一种代偿机制，但其长期存在又引起机体新的自稳态紊乱。

（2）肾排钠功能缺陷在 EH 发病中的作用。肾排钠功能降低可能引起体内 Na^+ 潴留，从而激活阻力血管自身调节机制，使血管壁局部缩血管活性物质与扩血管活性物质的平衡发生紊乱；小动脉和微动脉平滑肌细胞内 Na^+ 增多，使 Na^+ - Ca^{2+} 交换障碍导致细胞内 Ca^{2+} 浓度升高，引起血管平滑肌对缩血管调节的反应性增强；细胞内 Na^+ 浓度增高使静息膜电位负值减低，使平滑肌的兴奋性也增高；Na^+ 潴留可刺激具有缩血管效应的内源性毒毛花苷（strophan thinklnjection）的分泌，它虽可以抑制肾小管重吸收钠，却使总外周阻力增大。这些效应的最终结果是使血压维持在高水平。

对 EH 患者的研究证实，即便那些盐敏感性高血压者，其体内细胞外液总钠量并无明显增多，肾排钠功能降低引起的 Na^+ 潴留主要发生在细胞内，只是导致外周血管阻力（peripheral vascular resistance, PVR）升高的中间机制。肾排钠功能降低与细胞膜离子转运障碍相辅相成，导致 PVR 增高，从而在 EH 的发生、发展中起重要调控作用。

3. 细胞膜离子转运障碍

研究发现，家族性自发性高血压大鼠（spontaneously hypertensive rats, SHR）和 EH 患者，VSMC 及多种细胞膜都存在离子转运障碍，细胞内的［Na^+］和［Ca^{2+}］增高，而［K^+］降低。这种细胞膜离子转运障碍是由遗传性和获得性因素决定的。

血管平滑肌细胞有许多特异性的离子通道，载体和酶，组成细胞膜离子转运系统，维持细胞内外 Na^+、K^+、Ca^{2+} 浓度的动态平衡。细胞膜离子转运系统异常包括钠泵活性降低、Na^+、K^+ 协同转运缺陷、细胞膜通透性增强、钙泵活性降低，导致细胞内 Na^+、Ca^{2+} 浓度升高，膜电位降低，激活平滑肌细胞兴奋-收缩耦联，使血管平滑肌收缩反应性增强，平滑肌增生肥大，血管阻力增高，血压升高。

（1）细胞膜 Na^+ 转运障碍。主要表现在膜的钠、钙离子运转异常。细胞对钠的运转有四个系统，即① Na^+ - K^+ 泵：为主动的运转系统；② 被动性运转，决定于细胞内外 K^+、Na^+ 离子梯度；③ Na^+ - K^+ 同向运转；④ Na^+ - Li^+ 逆向运转。

原发性高血压患者不仅有遗传性的细胞膜 Na^+ - K^+ 泵活性降低，部分患者体内还存在内源性钠泵抑制物（如内源性毒毛花苷），Na^+ - K^+ 协同转运活性降低而 Na^+ - Li^+ 对向转运和 H^+ - Na^+ 转运活性增强等多种细胞膜 Na^+ 转运异常现象。由于细胞膜 Na^+ 转运障碍，造成细胞内 Na^+ 潴留，激活 Na^+ - Ca^{2+} 反向交换使细胞内 Ca^{2+} 浓度增高，并使静息膜电位降低，引起 VSMC 对缩血管调节反应性增强。

（2）细胞膜 Ca^{2+} 转运障碍。Ca^{2+} 作为第二信使参与细胞的分化、代谢、分泌和运动等多种活动的调节。原发性高血压患者细胞内 Ca^{2+} 增多，除继发于细胞内钠升高外，还与膜对钙的运转系统异常有关，主要表现在 ① SHR 大鼠和原发性高血压者红细胞和血管平滑肌细胞膜对 Ca^{2+} 的通透性增加，故 Ca^{2+} 内流加强；② 质膜对 Ca^{2+} 的结合力决定于细胞膜表面多种 Ca^{2+} 结合蛋白的量及其与 Ca^{2+} 的亲和力。SHR 大鼠和原发性高血压患者可能由于结合蛋白量减少和/或亲和力降低，从而导致膜结合钙减少而胞浆中的游离钙增加;③ ATP 依赖性钙泵运转障碍:现证明 SHR 大鼠的血管平滑肌肌膜、心肌肌浆网以及红细胞等都有 ATP 依赖性钙泵的运转障碍,从而不能把胞浆中的 Ca^{2+} 分别转运到细胞外和肌浆网中,结果使 Ca^{2+} 在胞浆中增加。血管平滑肌细胞内游离钙的增多,被认为是原发性高血压发生机制的最后共同途径。现认为膜对钠、钙离子运转的障碍是遗传因素决定的膜功能异常的表现,而高血压病可能是一种细胞膜病。

4. 胰岛素抵抗(Insulin Resistance)

中心性肥胖是引起 EH 的主要危险因素之一,肥胖是使 EH 变得顽固而难治的重要影响因素。研究发现,EH 伴有明显的代谢障碍,其中心环节是胰岛素抵抗,血浆胰岛素含量不低,但其促使外周组织利用葡萄糖的能力降低,则为胰岛素抵抗,主要表现为高胰岛素血症和肥胖。组织细胞对胰岛素反应性降低,则引起继发性高胰岛素血症。正常情况下,胰岛素具有收缩和舒张的双重作用。高胰岛素血症和胰岛素抵抗引起高血压的主要机制是胰岛素的扩血管效应缺陷,不能抗衡它的缩血管效应,目前认为主要是:组织对胰岛素敏感性降低,使得胰岛素通过 VEC 诱导 NO 生成的扩血管效应减弱;而另一方面,高胰岛素可提高交感神经系统兴奋性并抑制 Ca^{2+} 泵活性,而提高 VSMC 对缩血管调节的反应性;促进肾小管对 Na^+ 重吸收及增强 AngⅡ作用;促进 VSMC 增殖等,以至引起血压升高。

已发现 EH 患者体内存在一些与胰岛素抵抗有关的异常改变:肌肉组织中对胰岛素敏感的Ⅰ型肌纤维减少,而对胰岛素不敏感的Ⅱ型肌纤维增多;脂肪组织对胰岛素敏感度降低;肾对胰岛素的清除能力降低;肌肉组织中毛细血管密度减少,影响胰岛素和葡萄糖向组织运送;肥胖者的大脂肪细胞能分泌对抗胰岛素作用的物质等。

5. 血管重塑(Vascular Remodeling)

机体的扩血管因子和缩血管因子是动态平衡的,共同实现对血管张力的调控。原发性高血压患者的内皮细胞功能受损,血管对依赖内皮发挥扩血管作用的介质的反应性降低,而对缩血管因子的反应性增强,从而使血管张力增大。并且缩血管因子具有促平滑肌生长作用,结果可导致血管由功能改变(张力升高)发展为结构改变(血管重塑)。持续管腔内压力、流量变化及血管壁的损伤,可引起血管壁结构发生适应性改变,即血管改建(vascular remodeling)。血管改建在高血压维持和进展中发挥相当重要的作用。长期血压持续增高所诱发的血管改建,主要表现为 VSMC 增殖、肥大,管壁间质成分增多,使血管口径减小,易致内皮损伤,后期小动脉壁发生变性(透明样变、玻璃样变)等,并伴有微动脉和毛细血管数量减少。结果导致小动脉管壁增厚、血管本身的滋养障碍,管腔缩小,对缩血管调节反应增强,而血管顺应性降低。

血管重塑主要是管内压力持续增高的应力刺激、生物活性物质的促生长作用和膜离子转运异常共同作用的结果,是机体对血压长期增高的一种适应代偿性变化,但结果造成 PVR 的进一步持续增高,组织灌流减少。这种改变在高血压的维持和发展及继发器官损伤中都起着重要作用。

VSMC 既是多种生物活性物质的靶细胞,又是这些活性物质的合成细胞,多种生物活性物质对 VSMC 的效应,是通过 VEC 的传递、放大或转换而实现的。近年研究发现,VEC 功能失调在 EH 发生、发展中发挥着重要的调控作用。已知的一些与 EH 发生有关的遗传因素和后天因素,以及血压升高使 VEC 所受到的切变力增大,都可引起 VEC 功能失调。主要表现为 VEC 分泌的缩血管活性物质增多,而分泌的扩血管活性物质相对减少,同时生成、释放氧自由基等损伤性物质增多。这些活性物质的平衡紊乱和分泌损伤因子增多,在血管重塑中起重要作用。而由此引起的血压升高,又加重血管内皮功能失调。结果导致小动脉管壁增厚、管腔缩小,对缩血管调节反应增强,而血管顺应性降低。

总之,血压的调控是一个复杂系统,原发性高血压即是在遗传因素与环境因素的共同作用下,导致这一调控系统异常,引起 PVR 进行性升高的病理现象。经长期研究发现,EH 的发病机制呈现如下特征:① 原发性高血压的发病机制不等同于参与血压生理调节的机制;② 不同患者之间的病因和发病机制不尽相同;③ 病程长,不同阶段的参与机制有所不同;④ 血压的波动性特征使 EH 的准确发病时间模糊,始动机制难以确定。由于患者引起 PVR 进行性升高的主要机制都会有较大差异,因而对 EH 患者应遵循个性化的治疗原则。

二、继发性高血压

有些疾病在发展过程中会引起体内参与血压调节机制的某个环节发生紊乱,从而导致血压升高,其发生的原因和机制不同,主要取决于原发疾病,不管引起继发性高血压的始动机制如何,肾对钠水排泄能力的降低,是维持各种继发性高血压的重要机制,故利尿,排钠对不同种类的继发性高血压(secondary hypertension)都有明显的降压效果。

(一) 肾性高血压

肾疾患时出现的高血压是继发性高血压中最常见的一种,是由肾实质或(和)肾血管疾病引起的高血压,其发病机制主要为:

1. 钠水潴留

严重的肾疾患使肾单位大量破坏,丧失功能的肾单位失去了排水、排钠能力,而剩余的肾单位又不能充分代偿,结果造成钠水潴留,循环血量增加和心输出量增大,产生高血压。此时采用利尿剂可有效地降低血压。

2. 肾素-血管紧张素系统激活

严重的肾疾患导致肾灌流减少、肾缺血,从而使肾小球近球细胞释放肾素增多,激活肾素-血管紧张素系统,导致体内缩血管活性物质 Ang Ⅱ 等浓度升高。肾素-血管紧张素系统激活引起的升压机制主要是使血管收缩,外周阻力增大。此时用血管紧张素转换酶抑制剂可使血压下降。

3. 肾分泌的舒血管物质减少

严重肾疾病使由肾生成的激肽、前列腺素等扩血管活性物质减少,也参与了肾性高血压的发病。

上述三种机制,在肾性高血压的发病中因肾疾患的种类、部位和程度不同而有变化。一般来说,肾血管疾患时以第二种机制为主;肾实质性病变时,尤其是伴有肾功能不全时以第一、第三种机制为主;在慢性肾疾患时,三种机制往往同时发挥作用。

（二）内分泌性高血压

内分泌性高血压是指因疾病引起体内与血压调节有关的激素类物质释放增多，引起的血压增高。该类高血压常见于肾上腺疾病，主要包括：

1. 嗜铬细胞瘤

嗜铬细胞瘤多发生于肾上腺髓质。由于嗜铬瘤细胞大量分泌和释放去甲肾腺素和肾上腺素，使小血管收缩和心输出量增加，故可导致血压升高。这种血压升高多为阵发性的，即当缺氧、麻醉、肌肉活动、性活动或肾上腺部位受刺激时，就可激发瘤细胞释放这些物质而血压突然升高，并多伴有心悸、出汗、烦躁、头痛、胸前区痛和血糖升高等临床表现；当血中此类物质含量降低时，血压也随之下降。但也有少数患者血压呈持续性升高。应用 α-肾上腺素拮抗剂可使血压恢复正常，用 β 肾上腺素受体拮抗剂可有效地控制心输出量增加和其他临床表现。

2. 原发性醛固酮增多症

原发性醛固酮增多症，多见于肾上腺皮质球状带肿瘤或双侧肾上腺皮质增生时。血压升高主要是由于醛固酮分泌过多导致血容量和心输出量的增加。血容量增加可抑制肾近球小体细胞的肾素分泌，故血浆肾素低于正常，此和继发性醛固酮增多症有些不同（后者肾素活性升高）。另外，由于醛固酮促进肾远曲小管的 $Na^+ - K^+$ 交换使排钾增加，故常导致低钾血症。

3. 皮质醇增多症

皮质醇增多症是由于肾上腺皮质分泌过量的糖皮质激素（主要是皮质醇）所致。该症如由肾上腺皮质肿瘤所引起，称为 Cushing 综合征；本症约有 80％ 伴有高血压。血压升高的主要机制是：糖皮质激素可① 促进 Na^+ 的潴留和增加血浆容量；② 刺激肾素的合成，激活 RAS；③ 加强血管对加压物质（如去甲肾上腺素）的反应。如果伴有盐皮质激素（去氧皮质酮、醛固酮）增加时，则更使钠水潴留加重。

4. 肾上腺某些酶的先天性缺陷

常见的是 11-β 羟化酶和 17-α 羟化酶的缺乏。当前一种酶缺乏时，皮质醇生成减少，反馈性地促进 ACTH 分泌增加，使去氧皮质酮（DOC）生成增多，结果是钠水潴留、血压升高；同时因 17-羟孕烯醇酮增多，使雄性激素的生成也增多，故女性患者常出现男性化。当后一种酶缺乏时，因 17-羟孕烯醇酮的减少，不但反馈性地促进 ACTH 分泌增加，从而引起高血压，并且雄性激素生成也减少，故男性患者出现女性化（图 17-2）。

（三）妊娠高血压

妊娠高血压是指妊娠 20 周以后，出现高血压、蛋白尿、浮肿等症状，严重时威胁到母婴安全。其发病机制尚未完全阐明。

先兆子痫高血压是妊娠期特发的高血压，多发生在妊娠的后期，伴有蛋白尿和/或水肿。主要是由于胎盘组织供血绝对减少（因血液循环障碍）和/或相对减少（因胎盘组织增大）从而导致胎盘缺血的结果。此时 ① 缺血的胎盘可产生较多的肾素和血管紧张素类物质（患者子宫和胎盘中含量较正常妊娠者高）；② 胎盘组织产生的抗 RAS 的减压物质减少。正常妊娠的胎盘所产生的减压物质（如前列腺素）能和 RAS 保持对抗性的动态

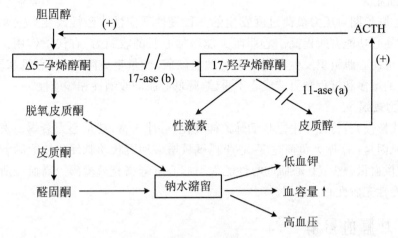

11 - ase(a)示 11 - β 羟化酸缺乏影响部位；

17 - ase(b)示 17 - α 羟化酶缺乏影响部位；(＋)反馈性兴奋

图 17-2　11 - β 羟化酶和 17 - α 羟化酶缺乏时发生高血压机理示意图

平衡,从而抵消 RAS 的加压效应。先兆子痫高血压时,因胎盘减压物质产生减少,故可使两者失去平衡;③ 可产生和释放组织因子(凝血因子Ⅲ)而引起 DIC,当肾小球微血管中出现 DIC 时,可导致小球滤过率严重减少而发生水潴留。

（四）主动脉狭窄引起的高血压

高血压可由于主动脉狭窄所引起。例如可见于先天性主动脉狭窄。此时,心脏收缩代偿性加强,而射出的血液又不能顺利通过狭窄部,致使大量血液蓄积在容量有限的狭窄部近心端的主动脉及其分支中,因而使狭窄部近心端的上肢以上的动脉血压升高,而下肢血压不高;尤其当运动时,由于心输出量的增加,可使其收缩压突然升高,此外,曾有人提出主动脉缩窄时,起源于缩窄部远心端的肾动脉可能因血灌流不足而引起肾缺血,从而促使肾素的分泌增多,但尚无有力的根据。

继发性高血压还可见于甲状腺功能亢进、颅脑外伤和长期口服雌激素类避孕药等原因所引起的血压增高。

第三节　高血压对机体的影响

一、对心脏的影响

1. 心脏的高功能状态

主要表现为前负荷增加、心肌收缩力增强和心输出量增多。这是高血压时心脏最早发生的一种适应代偿性变化,能使心脏在较高的射血阻力下,保证机体各重要器官的血液供应。

2. 心肌肥大

这是心脏长期对压力负荷过度发生的一种慢性适应性代偿性改变。主要表现为向心性肥大,使心功能有所提高。心肌肥大能增加心肌的收缩力,有代偿作用。但如心肌过度肥大,可使心肌组织发生不同程度的缺血缺氧,能量生成障碍;而心肌基质成分(如胶原纤维)的增多和沉积则可造成心室重建,降低心肌的收缩性和顺应性。

3. 心力衰竭

如果代偿失调,将会发生冠状动脉粥样硬化、心律失常,甚至心力衰竭。发生心力衰竭的主要原因是:① 压力负荷过度、心肌耗氧量增多和冠状动脉硬化使冠脉管腔狭窄和阻塞,冠脉供血量减少;② 心肌向心性肥大引起心脏舒张充盈障碍。高血压所致的心力衰竭多为慢性充血性心力衰竭。

二、对脑的影响

1. 脑血管自身调节障碍(高血压脑病)

是因脑血管在血压持续性升高时,发生自身调节失控而导致的一种可逆性脑血管综合征。血压急剧升高超过脑血管的自身调节上限时,脑血管的调节机制失效,随着血压增高使脑灌流量急骤增多,引起脑水肿和斑点状出血等病理变化;导致颅内压增高综合征,称为高血压脑病。主要表现为剧烈头痛、呕吐、抽搐、意识模糊、视力障碍等。

2. 脑小血管阻塞

脑的微动脉在长期痉挛和高血压的机械性冲击的作用下,可发生纤维性坏死、管腔阻塞,出现直径为 $0.5 \sim 15$ mm 大小的小灶性空腔病变。

3. 高血压性脑出血

脑小动脉和微动脉在高压长期作用下,发生机械性扩张,造成动脉瘤或动脉壁纤维性坏死。如血压突然进一步升高,即可引起这些小血管破裂出血(脑出血)。为高血压常见的致命性脑并发症。

4. 动脉粥样硬化与脑血栓形成

主要发生于较大的脑血管,这虽然不是由高血压所引起的,但高血压可促进本病变的发生和发展。由于动脉粥样硬化,致使管腔狭窄,可引起脑缺血。如在这些病变的基础上形成脑血栓阻塞血管,则出现支配区脑组织坏死,患者突然出现失语、偏瘫、半身感觉缺失、同侧偏盲。

三、对肾脏的影响

1. 高血压引起肾脏病变

持续性高血压可引起肾脏的小动脉和微动脉硬化、纤维组织增生,促进肾脏的大血管发生粥样硬化和血栓形成,使肾脏缺血、肾单位萎缩和纤维化,轻者使肾功能降低,重者可引起肾功能衰竭。

2. 肾病变加重高血压

肾性高血压时,又可通过肾脏小血管的功能和结构改变,加重肾缺血,激活肾素-血管紧张素系统。肾小球滤过率降低,导致水、钠潴留,又可加重高血压。

四、对视网膜血管的影响

高血压时,视网膜血管出现不同程度的改变和损害,如血管痉挛,随着病程的进展视网膜血管发生硬化,当血压急剧增高时可出现渗出和出血等。严重时还发生视神经盘水肿,故检查眼底血管的变化可作为评定高血压严重程度的一项重要参考指标。

第四节　高血压防治的病理生理基础

高血压是常见多发病,重在预防。

一、预　防

（一）一级预防

对已有高血压危险因素（高盐饮食、肥胖、吸烟、酗酒和精神紧张）存在但尚未发生高血压的个体或人群的预防称为一级预防。其具体措施有:① 减肥,控制体重;② 合理膳食,低盐饮食（每日摄盐量以不超过 6 g 为宜）,进食足量新鲜蔬菜、豆制品、乳制品,保障钾和钙的摄入,减少膳食中脂肪摄入（膳食中脂肪量控制在总热量的 1/4 以下）,提倡少饮酒或戒酒;③ 调整工作、生活节奏,避免精神紧张;④ 增加运动,运动不仅有利于减轻体重和改善胰岛素抵抗,并能改善中枢神经系统稳态和提高心血管系统适应调节能力。

（二）二级预防

对于临床性高血压及有高血压家族史的子女应采取个体二级预防措施。如严密随访观察,控制饮食质量,避免精神刺激,加强体育锻炼,必要时服用适当的调压药等。对于继发性高血压的预防,关键在于防治原发病。

二、治　疗

高血压发病的基本环节是外周阻力升高和/或心输出量与血容量增加。因此,治疗高血压的基本原则是降低外周阻力和/或心输出量与血容量。

（一）降低外周血管阻力

可采用交感神经递质阻断剂、血管扩张药及抗 RAAS 的药物等。它们可以通过不同的环节来降低外周血管阻力,起到降低血压的效果。

（二）减少血容量

可用利尿药减少血容量,对容量依赖性高血压有较好的降压效果。常用的药物是利尿剂、β受体阻滞剂、钙通道阻滞剂、血管紧张素转换酶抑制剂（ACEI）和血管紧张素 Ⅱ 受体阻滞剂等五大类。高血压降压治疗的原则为:

（1）个性化治疗。

（2）坚持长期系统治疗。

（3）联合用药和尽量选用长效药。

对继发性高血压,则应依据其不同的发病原因,选用不同的针对性治疗方案。

病例 17-1

　　患者男性,60岁,嗜酒、肥胖。近一个月反复头昏头痛,连续多次测定血压,数值均维持于 BP 200/100 mmHg 左右。

分析:

　　1. 该患者最可能的诊断是什么?

　　2. 你的诊断依据是什么?

思考题

　　1. 试述高血压是如何分类、分级的。

　　2. 遗传因素对原发性高血压是如何影响的?

　　3. 原发性高血压的发病机制是什么? 呈现哪些特征?

　　4. 试述交感神经引起血压升高的机制。

　　5. 简述肾性高血压的发病机制。

　　6. 分析高血压对心脏和脑功能的影响。

（周淑艳　张根葆）

中英文对照词汇表

病理生理学　pathophysiology

病理过程　pathological process

综合征　syndrome

实验病理学　experimental pathology

人类基因组计划　human genome project，HGP

疾病　disease

亚健康　sub-health

病因学　etiology

病因　cause of disease

诱因　predisposition

自稳态　homeostasis

分子病理学　molecular pathology

脑死亡　brain death

细胞内液　intracellular fluid，ICF

细胞外液　extracellular fluid，ECF

心房利钠肽　atrial natriuretic peptide，ANP

脱水　dehydration

水中毒　water intoxication

水肿　edema

低钾血症　hypokalemia

高钾血症　hyperkalemia

低镁血症　hypomagnesemia

酸碱平衡　acid-base balance

酸碱平衡紊乱　acid-base disbalance

挥发酸　volatile acid

碳酸酐酶　carbonic anhydrase，CA

固定酸　fixed acid

尿液的远端酸化作用　distal acidification

标准碳酸氢盐　standard bicarbonate，SB

实际碳酸氢盐　actual bicarbonate，AB

缓冲碱　buffer base，BB

碱剩余　base excess，BE

阴离子间隙　anion gap，AG

代谢性酸中毒　metabolic acidosis

呼吸性酸中毒　respiratory acidosis

代谢性碱中毒　metabolic alkalosis

呼吸性碱中毒　respiratory alkalosis

缺氧　hypoxia

氧分压　partial pressure of oxygen

血氧含量　oxygen content

血氧容量　oxygen capacity

血氧饱和度　oxygen saturation

发绀　cyanosis

肠源性紫绀　enterogenous cyanosis

乏氧性缺氧　hypoxic hypoxia

血液性缺氧　hemic hypoxia

循环性缺氧　circulatory hypoxia

组织性缺氧　histogenous hypoxia

发热　fever

过热　hyperthermia

内生致热原　endogenous pyrogen，EP

应激　stress

热休克蛋白　heat shock protein，HSP

急性期反应　acute phase response，APR

全身适应综合征　general adaptation syndrome，GAS

应激性溃疡　stress ulcer

感染性休克　infectious shock

创伤性休克　traumatic shock

低血容量性休克　hypovolemic shock

过敏性休克　anaphylactic shock

多器官功能障碍综合征　multiple organ dysfunction syndrome，MODS

多系统器官功能衰竭　multiple system organ failure，MSOF

急性呼吸窘迫综合征　acute respiratory distress syndrome，ARDS

组织因子　tissue factor，TF

组织型纤维蛋白溶酶原激活剂　Tissue-type plasminogen activator，t-PA

纤维蛋白降解产物 fibrin degradation product，FDP

缺血–再灌注损伤 ischemia-reperfusion injury，IRI

自由基 free radical

氧自由基 oxygen free radical

钙超载 calcium overload

无复流现象 no-reflow phenomenon

心肌顿抑 myocardial stunning

细胞信号转导 cellular signal transduction

G蛋白偶联受体 G protein coupling receptor，GPCR

膜受体 membrane receptor

核受体 nuclear receptor

受体酪氨酸蛋白激酶 receptor tyrosine protein kinase，RPTK

受体上调 receptor down-regulation

受体下调 receptor down-regulation

受体增敏 receptor hypersensitivity

受体减敏 receptor hyposensitivity

遗传性受体病 genetic receptor disease

自身免疫性受体病 autoimmune receptor disease

家族性高胆固醇血症 familial hypercholesterolemia，FH

非胰岛素依赖性糖尿病 non-insulin dependent diabetes mellitus，NIDDM

细胞增殖 cell proliferation

细胞周期 cell cycle

周期素 cyclin

细胞凋亡 apoptosis

心力衰竭 heart failure

心功能不全 cardiac insufficiency

压力负荷 pressure load

后负荷 afterload

容量负荷 volume load

前负荷 preload

充血性心力衰竭 congestive heart failure

低输出量性心力衰竭 low output heart failure

高输出量性心力衰竭 high output heart failure

完全代偿 complete compensation

心肌肥大 myocardial hypertrophy

向心性心肌肥大 concentric hypertrophy

离心性心肌肥大 eccentric hypertrophy

并联性增生 parallel hyperplasia

串联性增生 series hyperplasia

心肌重构 myocardial remodelling

呼吸困难 dyspnea

端坐呼吸 orthopnea

夜间阵发性呼吸困难 paroxysmal nocturnal dyspnea

心性哮喘 cardic asthma

呼吸衰竭 respiratory failure

吸气性呼吸困难 inspiratory dyspnea

呼气性呼吸困难 expiratory dyspnea

弥散障碍 diffusion impairment

通气与血流比例失调 ventilation-perfusion imbalance

静脉血掺杂 venous admixture

功能性分流 functional shunt

无效腔样通气 dead space like ventilation

解剖分流 anatomic shunt

急性呼吸窘迫综合征 acute respiratory distress syndrome，ARDS

慢性肺源性心脏病 chronic cor pulmonale

肺性脑病 pulmonary encephalopathy

肝功能衰竭 hepatic failure

肠源性内毒素血症 intestinal endotoxemia

肝性脑病 hepatic encephalopathy，HE

氨中毒学说 ammonia intoxication hypothesis

假性神经递质 false neurotransmitter

肝肾综合征 hepatorenal syndrome，HRS

急性肾功能衰竭 ARF，acut renal insufficiency

慢性肾功能衰竭 chronic renal failure，CRF

氮质血症 azotemia

矫枉失衡 trade-off

健存肾单位 intect nephron

尿毒症 uremia

高血压 hypertension

前高血压 prehypertensive

原发性高血压 essential hypertension，EH

遗传异质性 heterogeneity

血管紧张素转换酶抑制剂 angiotensin converting enzyme inhibitor，ACEI

内源性毒毛花苷 strophan thinklnjection

外周血管阻力　peripheral vascular resistance,PVR

家族性自发性高血压大鼠　spontaneously hypertensive rats,SHR

胰岛素抵抗　insulin resistance

继发性高血压　secondary hypertension

血管改建　vascular reconstruction

血管重塑　vascular remodeling

参 考 文 献

［1］ 王建枝,殷莲华.病理生理学[M].8 版.北京:人民卫生出版社,2013.

［2］ 杨惠玲,潘景轩,吴伟康.病理生理学[M].2 版.北京:人民卫生出版社,2012.

［3］ 张根葆.病理生理学[M].合肥:中国科学技术大学出版社,2012.

［4］ 王万铁,商战平.病理生理学[M].北京:科学技术文献出版社,2015.

［5］ 王迪浔,金惠铭.人体病理生理学[M].北京:人民卫生出版社,2008.

［6］ 吴立玲.病理生理学[M].2 版.北京:北京大学医学出版社,2005.

［7］ 张根葆,杨勤.病理生理学[M].北京:高等教育出版社,2014.

［8］ 石增立,张建龙.病理生理学(案例版)[M].2 版.北京:科学出版社,2015.

［9］ 翟中和,王喜忠,丁明孝.细胞生物学[M].4 版.北京:高等教育出版社,2011.

［10］ 牛春雨,张根葆,王莞.病理生理学[M].3 版.北京:人民军医出版社,2009.

［11］ 蒋春雷,路长林.应激医学[M].上海:上海科技出版社,2006.

［12］ 金惠铭.病理生理学[M].2 版.上海:复旦大学出版社,2010.

［13］ 殷凯生.呼吸衰竭[M].北京:科学出版社,2010.

［14］ Garcovich M, Zocco M A, Roccarina D, et al. Prevention and treatment of hepatic encephalopathy: focusing on gut microbiota[J]. World J Gastroenterol, 2012,18(46):6693-6700.

［15］ HolecekM. Branched-chain amino acids and ammonia metabolism in liver disease: therapeutic implications[J]. Nutrition, 2013,29(10):1186-1191.

［16］ Sheasgreen C, Lu L, Patel A. Pathophysiology, diagnosis, and management of hepatic encephalopathy[J]. Inflammopharmacology,2014,22(6):319-326.

［17］ Hausenloy D J, Yellon D M. Ischaemic conditioning and reperfusion injury[J]. Nat Rev Cardiol, 2016, 13(4):193-209.

［18］ Tagami T, Matsui H, Horiguchi H, et al. Antithrombin and mortality in severe pneumonia patients with sepsis-associated disseminated intravascular coagulation: an observational nationwide study[J]. Journal of Thrombosis & Haemostasis,2015,12(9):1470-1479.

［19］ Ikezoe T. Thrombomodulin/activated protein C system in septic disseminated intravascular coagulation[J]. British Journal of Industrial Relations,2015,3(1):590-592.

［20］ Venugopal A. Disseminated intravascular coagulation[J]. Indian Journal of Anaesthesia,2014,15(5):603-608.